基于CiteSpace的卫生事业管理可视化研究

罗超 叶伟坚 编著

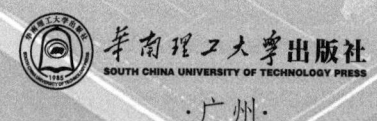

·广州·

图书在版编目（CIP）数据

基于 CiteSpace 的卫生事业管理可视化研究 / 罗超，叶伟坚编著. -- 广州：华南理工大学出版社，2025.7. --ISBN 978 - 7 - 5623 - 8062 - 7

Ⅰ．R19

中国国家版本馆 CIP 数据核字第 20259GP503 号

基于 CiteSpace 的卫生事业管理可视化研究

罗超　叶伟坚　编著

出 版 人：房俊东
出版发行：华南理工大学出版社
（广州五山华南理工大学 17 号楼，邮编 510640）
http://hg.cb.scut.edu.cn　E-mail: scutc13@scut.edu.cn
营销部电话：020-87113487　87111048（传真）
策划编辑：吴兆强
责任编辑：刘文峰
责任校对：王洪霞
印 刷 者：广州小明数码印刷有限公司
开　　本：787mm×1092mm　1/16　印张：15.25　字数：320 千
版　　次：2025 年 7 月第 1 版　印次：2025 年 7 月第 1 次印刷
定　　价：45.00 元

版权所有　盗版必究　　印装差错　负责调换

本研究得到广东省2024年教育科学规划项目《生命文化教育新形态：数智化驱动的医学人文教育新质发展研究》（项目编号：2024GXJK533），2024年度省级质量工程与教学改革项目《"数字生命"技术的伦理风险及治理体系研究》（编号：GD2024SKFC35），《建"微"知著：医学人文学微专业课程的质性审视与构建策略研究》（项目编号：1JG24102）的资助。

前　言

卫生事业管理是政府根据卫生事业发展规律，对卫生组织体系、系统活动和社会措施进行计划、组织及控制的过程，其在保障公众健康、优化资源配置、应对突发公共卫生事件及促进卫生事业发展等方面发挥着重要作用。随着全球卫生事业的不断发展和变化，卫生事业管理作为现代社会公共事业的重要组成部分，其理论研究和实践探索也在不断深化和扩展。特别是在信息技术的推动下，卫生事业管理的研究方法和工具发生了显著变化。在此背景下，本书以卫生事业管理研究的相关文献为基础，借助 CiteSpace（引文空间）可视化软件，系统梳理当前我国卫生事业管理领域的研究热点、演进趋势与前沿方向，以期为政策制定者、行业从业者及研究学者提供数据支持与决策依据。

CiteSpace 可视化软件是由美国德雷塞尔大学计算机与情报学院的陈美超教授带领团队开发的一款可视化软件。CiteSpace 可视化软件以 Jave 语言为底层技术基础，基于共引分析理论和寻径网络算法，对特定领域的文献进行计量分析。CiteSpace 可视化软件通过不同角度如关键词、核心作者及权威机构等识别科学文献并进行可视化分析，既帮助研究学者综合归纳不同学派、不同视角的学术文献，呈现出科学知识的结构、关联、演进与分化等，也有利于研究学者识别该领域需要重点关注的信息和核心议题，揭示该领域当前的研究热点和未来的发展方向。近年来，CiteSpace 可视化软件凭借其便捷的操作程序和中心突出、结构分明的可视化图谱，得到学术界的普遍认可与广泛应用。

本书使用的软件版本为 CiteSpace 5.5.R2，时间切片（Time slicing）设置为 1，网络裁剪设置为 Path finder 和 Pruning the merged network，最终绘制出卫生事业管理相关知识图谱，用于展示和分析卫生事业管理研究的演进趋势和热点走向。本书具体的研究路线如下：第一，利用中国知网数据库收集卫生事业管理研究相关文献，并对文献进行人工筛选，保障数据的准确性与完整性；第二，借助 CiteSpace 可视化软件，考察卫生事业管理研究的整体发展态势，识别该领域的核心作者及研究机构；第三，运用共词分析与聚类分析技术，揭示卫生事业管理研究的研究热点及演进态势；第四，结合研究现状与发展趋势，探讨未来卫生事业管理研究潜在的研究方向与重点。

希望本书的出版能够为卫生事业管理领域的学者提供有价值的参考，同时也希望本书能够激发更多学者深化 CiteSpace 可视化软件在卫生事业管理领域的应用与探索，共同推动卫生事业管理研究的发展与进步。在此，我们衷心感谢所有参与本书研究与编写过程的作者、编辑和工作人员，特别是为本书提供支持和帮助的各位同行与专家。最后，尽管作者力求完美，但书中难免存在不足之处，敬请广大读者批评指正。

著　者

2025 年 3 月

目 录

第1章 卫生档案管理 1
    1.1 引言 1
    1.2 数据来源 1
    1.3 研究结果 1
    1.4 结论与启示 8

第2章 卫生改革 11
    2.1 引言 11
    2.2 数据来源 11
    2.3 研究结果 11
    2.4 研究结论 18

第3章 卫生技术人员 21
    3.1 引言 21
    3.2 数据来源 21
    3.3 结果 22
    3.4 研究结论 28

第4章 卫生健康 31
    4.1 引言 31
    4.2 数据来源 31
    4.3 研究结果 31
    4.4 研究结论 38

第5章 卫生事业发展 41
    5.1 引言 41
    5.2 数据来源 41
    5.3 研究结果 41
    5.4 研究结论 48

第6章 卫生资源配置 ·············· 50
6.1 引言 ·············· 50
6.2 数据来源 ·············· 50
6.3 研究结果 ·············· 50
6.4 研究结论 ·············· 57

第7章 药品质量管理 ·············· 60
7.1 引言 ·············· 60
7.2 数据来源 ·············· 60
7.3 研究结果 ·············· 60
7.4 研究结论 ·············· 67

第8章 医疗卫生机构 ·············· 70
8.1 引言 ·············· 70
8.2 数据来源 ·············· 70
8.3 研究结果 ·············· 70
8.4 研究结论 ·············· 77

第9章 医疗卫生事业 ·············· 79
9.1 引言 ·············· 79
9.2 数据来源 ·············· 79
9.3 研究结果 ·············· 80
9.4 研究结论 ·············· 86

第10章 医院感染管理 ·············· 89
10.1 引言 ·············· 89
10.2 数据来源 ·············· 89
10.3 研究结果 ·············· 89
10.4 研究结论 ·············· 96

第11章 应急管理 ·············· 99
11.1 引言 ·············· 99
11.2 数据来源 ·············· 99
11.3 研究结果 ·············· 99
11.4 研究结论 ·············· 106

第12章 初级卫生保健 ·············· 109
12.1 引言 ·············· 109

		12.2 数据来源	109
		12.3 研究结果	109
		12.4 研究结论	116

第 13 章 公共卫生管理 ······ 119
    13.1 引言 ······ 119
    13.2 数据来源 ······ 119
    13.3 研究结果 ······ 119
    13.4 研究结论 ······ 126

第 14 章 社区卫生服务 ······ 128
    14.1 引言 ······ 128
    14.2 数据来源 ······ 128
    14.3 研究结果 ······ 129
    14.4 研究结论 ······ 135

第 15 章 突发公共卫生事件 ······ 138
    15.1 引言 ······ 138
    15.2 数据来源 ······ 138
    15.3 研究结果 ······ 139
    15.4 研究结论 ······ 145

第 16 章 居家养老 ······ 147
    16.1 引言 ······ 147
    16.2 数据来源 ······ 147
    16.3 研究结果 ······ 147
    16.4 研究结论 ······ 154

第 17 章 社区养老 ······ 156
    17.1 引言 ······ 156
    17.2 数据来源 ······ 156
    17.3 研究结果 ······ 156
    17.4 研究结论 ······ 163

第 18 章 农村养老 ······ 165
    18.1 引言 ······ 165
    18.2 数据来源 ······ 165
    18.3 研究结果 ······ 165

18.4 研究结论……172

第19章 养老机构……174
19.1 引言……174
19.2 数据来源……174
19.3 研究结果……175
19.4 研究结论……181

第20章 互助养老……184
20.1 引言……184
20.2 数据来源……184
20.3 研究结果……185
20.4 研究结论……191

第21章 养老服务……194
21.1 引言……194
21.2 数据来源……194
21.3 研究结果……194
21.4 研究结论……201

第22章 养老保障……204
22.1 引言……204
22.2 数据来源……204
22.3 研究结果……205
22.4 研究结论……211

第23章 养老产业……214
23.1 引言……214
23.2 数据来源……214
23.3 研究结果……215
23.4 研究结论……221

后记……224

第1章 卫生档案管理

1.1 引言

卫生档案作为医疗卫生机构的重要信息资源,包括大量的医疗数据、患者信息和公共卫生事件记录等关键信息,其既是记录公民健康状况和医疗服务过程的重要凭证,也是国家卫生事业发展的基础性信息资源[1]。做好卫生档案管理工作对于维护公民健康权益、提高医疗卫生服务质量、促进卫生事业可持续发展具有重要意义[2]。近年来,随着国内医疗卫生事业的快速发展和人民群众健康需求的日益增长,卫生档案管理工作面临着前所未有的挑战与机遇。一方面,医疗技术和医疗设备的不断进步,使得医疗数据的产生速度和处理需求急剧增加,对卫生档案管理的存储能力、处理速度和信息安全提出了更高要求。另一方面,随着健康中国战略和医疗体制改革的持续推进,卫生档案管理在促进医疗资源优化配置、提升医疗服务质量和效率、保障患者权益等方面的作用日益凸显,为档案管理工作提供了广阔的发展空间。

当前,国内卫生档案管理领域的研究呈现出蓬勃发展的态势。学者们围绕卫生档案管理的信息化、标准化、智能化等方面展开了深入研究,并取得了丰硕的研究成果。基于此,本文基于中国知网(CNKI)数据库2000—2024年卫生档案管理文献数据,运用统计分析与文献计量法,梳理国内卫生档案管理研究20多年来的发文数量与发文作者合作情况,并利用关键词共现、关键词突现、关键词战略图系统分析卫生档案管理的研究热点与演进趋势,以期为卫生档案管理领域的研究人员提供参考和借鉴,进而推动该领域研究的发展与进步。

1.2 数据来源

本文基于中国知网数据库进行文献检索,检索主题词设置为"卫生档案管理",时间范围限制在2000—2024年,检索日期为2024年12月29日,数据类型选择了能够充分反映研究主题、特征和发展趋势的核心期刊,经过筛选,去掉会议记录、图书信息、通知等相关性较低的文献后,得到有效文献共907篇。在下载时保存为RefWorks格式,并运用CiteSpace可视化软件进行格式转化,作为本文的数据使用。

1.3 研究结果

1.3.1 年度发文量分析

通过文献发表时间的分析可了解研究领域受学者关注的程度。一般来说,发文数量与研究领域的知识积累程度和发展成熟度成正比。如果某一时间段内的发文量增加，可能意味着该研究领域取得了新的研究突破或热点问题吸引了更多研究者。本文对来自中国知网数据库的卫生档案管理研究发文数量进行统计，绘制了文献年度发文数量图（见图1-1）。

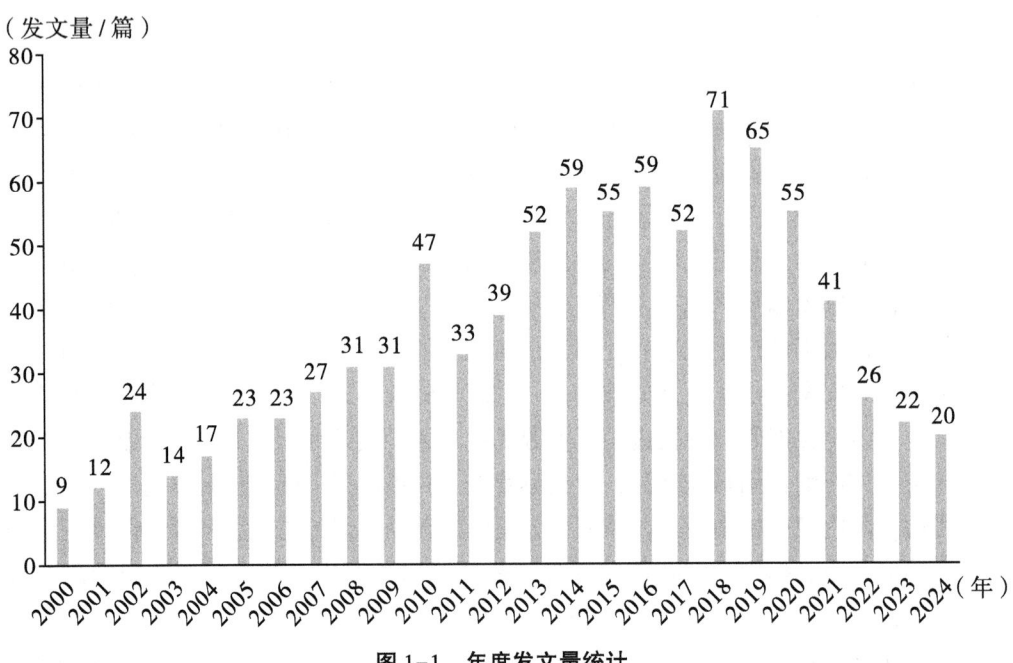

图1-1 年度发文量统计

如图1-1所示，从发文数量上可将卫生档案管理研究分为3个阶段：

第一阶段是2000—2009年，这一阶段为卫生档案管理的起步阶段，发文数量缓慢上升，最高的发文数量为31篇。在此期间，国内医疗卫生系统开始逐步引入信息化技术，但整体信息化水平相对较低，卫生档案管理也处于从传统管理方式向信息化管理方式过渡的初始阶段，因而发文数量相对较低。研究内容有卫生监督档案的规范化管理[3]、食品卫生档案管理的发展现状[4]等。

第二阶段是2010—2019年，这一阶段属于卫生档案管理研究的快速上升期，发文数量明显上升，并在2018年达到最高点71篇。随着信息技术的飞速发展，电子健康档案概念逐渐兴起并获得了深入关注。医疗机构开始大力推进信息化建设，电子病历系统、数字化档案存储技术等得到了广泛应用，推动了卫生档案管理方式的创新。研究内容有卫生监督机构档案管理信息化建设的有效措施[5]、公共卫生档案管理的创新模式[6]等。

第三阶段是2020—2024年，这一阶段为该领域的下降期，发文数量逐年下降，且近两年的下降幅度较为明显。随着基础理论和应用技术研究的逐渐成熟，卫生档案管理研究逐渐向更深层次和更具挑战性的方向发展，如人工智能在档案管理中的深度应用、基于区块链的档案安全共享机制等，因研究周期较长，导致发文数量开始减少。

1.3.2 关键词热点分析

关键词能够概括文献的主题概念，是分析文献研究主题的重要载体。共词分析的基本原理是对一组词两两统计它们在同一组文献中出现的次数，通过这种共现次数来测度它们之间的亲疏关系，借以反映学科领域内研究的热点分布、前沿及变化情况[7]。CiteSpace可视化软件能够提取出研究领域的关键词，帮助我们掌握该领域研究的核心内容和关键信息。因此，本文借助 CiteSpace 可视化软件，在节点类型中选择 keyword，设置选择标准中 Top N 的值为 50，生成关键词共现网络知识图谱（见图1-2）与关键词频次统计表（见表1-1），从而找出卫生档案管理的研究热点。

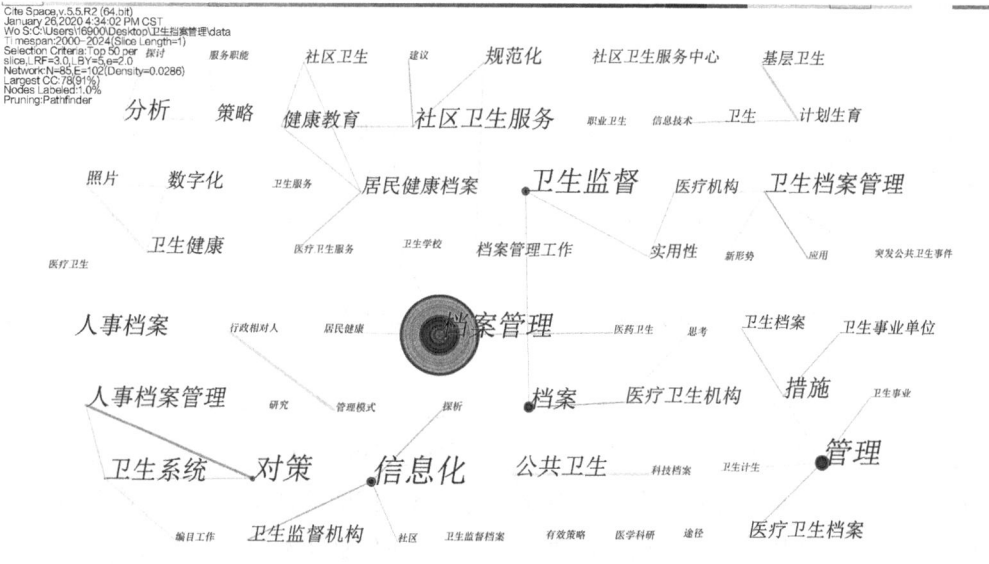

图 1-2　关键词共现网络知识图谱

表 1-1　关键词频次统计表

序号	关键词	频次	中心性	序号	关键词	频次	中心性
1	档案管理	232	0.3	8	问题	18	0.53
2	管理	75	0.32	9	公共卫生	16	0.1
3	档案	61	0.21	10	医疗卫生	15	0.3
4	卫生监督	44	0.56	11	健康档案	14	0.15
5	信息化	44	0.26	12	人事档案	13	0.05
6	对策	33	0.48	13	人事档案管理	13	0.2
7	卫生系统	22	0.09	14	信息化建设	12	0.15

续上表

序号	关键词	频次	中心性	序号	关键词	频次	中心性
15	规范化	10	0.12	23	卫生档案管理	8	0.13
16	现状	10	0.22	24	社区卫生服务中心	8	0.03
17	职业卫生	9	0.1	25	创新	8	0.02
18	突发公共卫生事件	9	0.2	26	卫生计生	8	0
19	策略	9	0.04	27	卫生档案	7	0
20	医疗卫生档案	9	0.08	28	社区卫生服务	6	0.24
21	卫生防疫	8	0.08	29	健康教育	6	0.13
22	措施	8	0.17	30	医疗机构	5	0.17

根据图 1-2，卫生档案管理领域的研究热点主要聚焦以下几方面：

（1）档案管理。关键词包括人事档案管理、卫生档案管理、档案管理工作等。卫生档案管理是指对医疗卫生机构在从事医疗、预防、保健等活动中形成的具有保存价值的各种档案材料，进行收集、整理、统计等一系列活动的总称。卫生档案管理的主要内容包括病历档案、公共卫生档案、医疗科研档案、财务档案等。

（2）医疗卫生。与之相关的关键词有医疗卫生档案、医疗卫生机构、医疗卫生、医疗卫生服务等。医疗卫生档案可以将医疗卫生服务工作的全过程反映出来，在提高医疗卫生服务工作质量的同时，减少了医疗卫生服务方面的人力成本及资源浪费[8]，促进了医疗卫生机构的可持续发展。

（3）信息化。关键词有信息化建设、信息技术、信息化、数字化等。在信息化时代背景下，信息技术以其强大的数据处理能力和便捷的信息传递方式，为各行各业带来了革命性的变革。特别是在卫生档案管理领域，借助信息技术对卫生档案信息进行收集、管理和使用，在卫生档案管理工作中加强对信息技术的推广应用，形成方便查阅和利用的档案信息资源，有利于切实提高卫生系统档案管理工作水平[9]。

（4）健康档案。与之类似的关键词包括健康教育、健康档案、居民健康档案、卫生健康档案等。卫生健康档案是维护个人健康、提高医疗质量、加强公共卫生管理的重要基础。随着医疗信息化和大数据技术的不断发展，其应用前景将更加广阔。

1.3.3 关键词聚类分析

聚类时间线视图侧重于勾画聚类之间的关系和某个聚类中文献的历史跨度，将同一聚类的节点按照时间顺序排布在同一水平线上，可以直观地展现出该聚类的历史成果[10]。在时间线图谱中，节点大小表示该关键词出现的频次，节点所处的年份表示该关键词首次出现的时间，节点间的连线表示不同关键词同时出现在一篇文章中，预示着不同时段间的传承关系。因此，本文利用 CiteSpace 可视化软件绘制关键词聚类时间线知识图谱（见图1-3），进而更加清晰地了解卫生档案管理研究主题热点的演进过程。

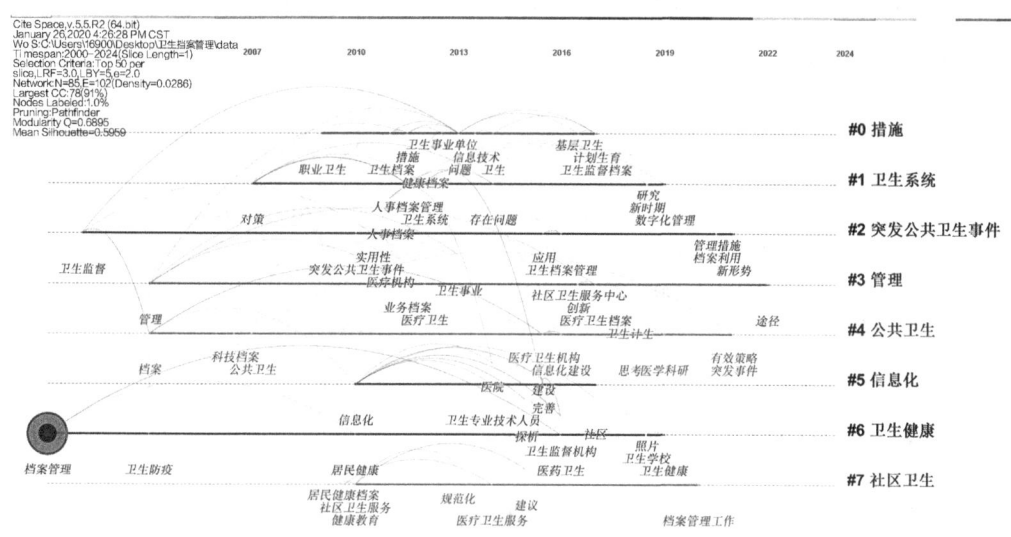

图1-3 关键词聚类时间线知识图谱

从关键词聚类上看，卫生档案管理研究的关键词共聚成了8个类别，按照规模排序依次为#0措施、#1卫生系统、#2突发公共卫生事件、#3管理、#4公共卫生、#5信息化、#6卫生健康、#7社区卫生。有关聚类的知识图谱中，聚类的模块值Q的大小与节点的疏密情况相关，由于$Q=0.6895$，接近0.7，说明该网络结构聚类效果较好。平均轮廓值S大小能够用来衡量聚类的同质性，鉴于$S=0.5959$大于0.5，表明同质性较高，聚类结果高度可信。

从关键词演进上看，关键词在2001年开始出现，为档案管理。且关键词集中出现在2007—2020年，其余年份出现的关键词数量较少。从聚类上看，在聚类这一类别中，研究内容由职业卫生、健康档案向基层卫生与卫生监督档案转变。卫生监督工作档案主要分为日常工作档案和监督档案[11]。日常工作档案详细记录了卫生监督机构日常运作的各个方面，体现了机构的管理水平和运作效率。而监督档案则专注于具体的卫生监督活动，是卫生监督执法的重要依据，直接反映了卫生监督工作的成效和公共卫生安全的保障情况。二者相辅相成，共同构成了卫生监督工作全面、系统的档案体系。在卫生系统类型中，研究由卫生系统、人事档案管理转向新时期、数字化管理。卫生系统档案数字化管理是时代发展的必然结果，卫生系统档案管理工作应当积极向数字化方向进行转变[12]。在突发公共卫生事件中，研究内容由早期的卫生监督、医疗机构逐步向新形势、档案利用等方向发展。

1.3.4 关键词突现分析

突现（Bursts）是指在一段时间内频繁出现并且与特定主题相关的关键词。突现词在学术研究中具有重要意义，因为其反映了特定主题或领域的研究热点和趋势。通过关键词突现分析，能够窥探某个时间段内的研究重点，以此判断卫生档案管理领域的研究动向与研究热点。而 CiteSpace 可视化软件提供了突现检测的功能，用以发现一个术语或关键词兴起和衰落的过程。因此，本文利用 CiteSpace 可视化软件绘制了卫生档案管理相关研究关键词突现知识图谱（见图 1-4）。

关键词	年份	强度	开始年	终结年	2004—2024
档案	2004	7.6735	2004	2014	
卫生防疫	2004	3.8002	2004	2007	
社区卫生服务	2004	2.2067	2010	2015	
卫生档案	2004	3.4382	2011	2014	
管理	2004	5.0655	2011	2014	
健康档案	2004	3.0546	2012	2014	
医疗卫生	2004	2.3321	2012	2015	
卫生事业单位	2004	2.242	2013	2014	
现状	2004	2.2034	2013	2018	
信息化	2004	4.8783	2014	2015	
人事档案	2004	2.2214	2014	2017	
卫生监督机构	2004	2.1891	2016	2018	
创新	2004	3.2761	2017	2019	
社区卫生服务中心	2004	3.2761	2017	2019	
人事档案管理	2004	2.6623	2018	2019	
卫生计生	2004	3.785	2018	2019	
卫生系统	2004	4.1452	2019	2021	
数字化管理	2004	2.5887	2019	2020	
突发公共卫生事件	2004	3.6113	2020	2021	
公共卫生	2004	4.0419	2020	2021	
档案管理	2004	15.645	2022	2024	

图 1-4　关键词突现知识图谱

图 1-4 显示了自 2004 年以来卫生档案管理研究的 21 个突现词。在突现图谱中，强度越大，说明关键词在其突现期间内的热度越高。图谱中的条块表示每个突现词兴起和消失的时间过程，持续时间越长，表明该突现词在研究领域的重要程度和被关注度越高。从突现强度上看，档案管理的强度最高，高达 15.645，在突现词中领先非常明显。档案的强度排在第 2 位，达到 7.6735。其他高于 4 的突现词还有管理、信息化、卫生系统和公共卫生。基层公共卫生档案管理是指对基层医疗机构及其他组织机构内各项活动形成的具有保存价值的原始记录，是一项非常繁杂而系统的管理工作，也是保障人民群众身体健康和生命安全的基础性工作[13]。

从持续时间上看，持续时间最长的突现词是档案，长达 11 年。而其余突现词的持续事件均相对较短,其中,持续时间为6年的突现词包括现状与社区卫生服务。社区卫生服务的档案管理规范化是提升社区卫生服务质量与效率的重要基础。需要明确档案管理的目标、原则、流程和责任分工,确保档案管理工作的有序开展。也需利用现代信息技术手段,实现档案的电子化存储和管理,提高档案的检索效率和安全性。此外,还需定期组织档案管理人员参加专业培训,提高档案管理知识和技能水平。从研究趋势上看,档案管理逐渐成为该领域的研究重点。

1.3.5 关键词战略分析

关键词战略图能够帮助研究人员进一步判断卫生档案管理的研究热点与趋势。以2000—2024年卫生档案管理研究的关键词频次为横轴,关键词中心性为纵轴,以(125,0.3)为交叉点,绘制关键词战略图的坐标体系(见图1-5)。根据赵曙明等(2019)[14]对关键词战略图的定义,将战略图四个象限具体划分为主流领域、高潜热点、孤岛领域、边缘地带。

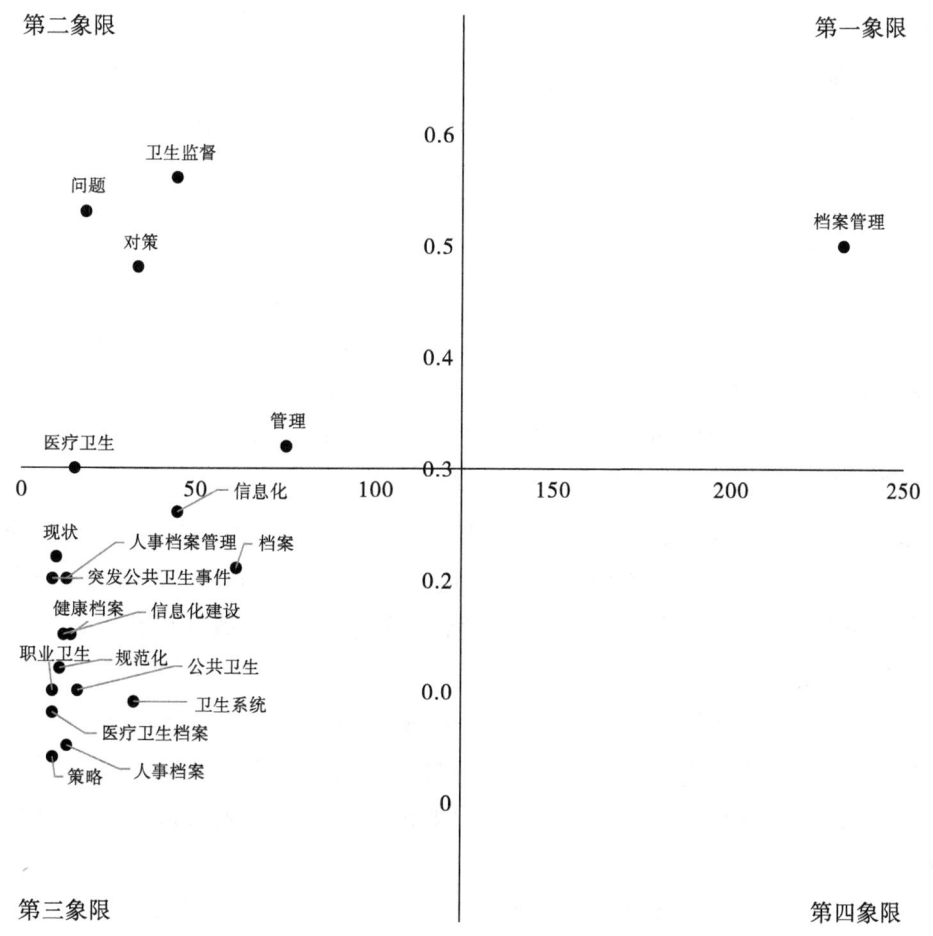

图1-5 国内突发公共卫生事件研究主题热点战略图

第一象限：这一象限的关键词具有高频次高中心度的特点，属于主流领域。此象限只有一个关键词为档案管理，频次为232，中心性为0.5。

第二象限：该象限的关键词具有低频次高中心度的特点，属于高潜热点，包含的关键词有卫生监督、对策、问题、管理，这些主题在该领域的研究中虽然频次较低，但具有较高的中心度，表明它们与其他主题密切相关，具有较高的研究潜力。卫生监督档案管理是对卫生监督机构在执法监督活动中形成的各种文件材料进行收集、整理、归档、保管的工作过程。卫生监督档案管理是卫生监督工作中的重要组成部分，对于提高卫生监督工作的效能和质量具有重要意义。

第三象限：可以看到绝大部分关键词均处于这一象限中，此象限的关键词特点是低频次低中心度，属于孤岛领域。一部分关键词研究逐渐减少，包括策略、规范化、职业卫生等；但有一部分关键词可能成为潜在的热点，像信息化建设、健康档案、人事档案管理等。人事档案管理工作作为卫生系统人才工作经历、学习培训经历、晋升调动经历等的重要依据，对于卫生系统更好地进行人员分配、晋升、调动等提供了重要参考[15]。

第四象限：该象限的关键词具有高频次、低中心性的特征，属于边缘地带，这一象限的关键词虽然发展比较成熟，但缺乏与其他主题的联系，只有结合其他热点主题才可能受到关注。而关键词并没有在此象限出现。

1.4 结论与启示

本文基于信息CiteSpace可视化软件，通过年度发文量统计、关键词共现、关键词聚类时间线、关键词突现、关键词战略等方式，从科学计量学的角度梳理了中国知网数据库中的2000—2024年卫生档案管理研究的前沿热点与演进历程，以期为我国未来的卫生档案管理研究提供参考与借鉴，研究发现：

第一，根据年度发文量，卫生档案管理研究数量总体呈现先升后降的态势。分阶段来看，2000—2009年为起步期，发文数量较低，增长速率较慢；2010—2019年为繁荣期，发文数量显著上升；2020—2024年属于下降期，发文数量开始下降。

第二，根据关键词共现图谱，国内卫生档案管理的研究内容主要围绕档案管理、医疗卫生、信息化、健康档案等四个方面。关键词聚类结果显示，该领域研究主要围绕#0措施、#1卫生系统、#2突发公共卫生事件等8个集群展开。在关键词演进趋势上，卫生档案管理领域的关键词在2001年开始出现，且大部分关键词分布在2007—2020年。

第三，关键词突现结果显示，该领域共出现21个最具有引用激增性的突现词，突现强度较高的有档案、公共卫生等，持续时间较长的突现词则包括档案、现状与社区卫生服务等。

第四，从关键词战略图上看，大部分关键词处于孤岛领域的第三象限，具有低频次低中心度的特点，第四象限中没有关键词出现；第一象限只存在一个关键词，即档案管理。第二象限则出现了卫生监督、对策等关键词。

卫生档案管理在医疗机构的管理和运营中发挥着不可替代的作用。未来，随着信息技术的快速发展和医疗改革的深入推进，卫生档案管理将面临更多的机遇和挑战。因此，医疗机构需要不断加强档案管理意识，完善档案管理制度，提高档案管理水平，以适应新时代的发展需求。

参考文献

[1] 温爽. 精益管理视域下医疗卫生档案管理质量提升途径[J]. 兰台内外, 2022 (27)：60, 69-70.

[2] 肖金碧. 信息化模式在卫生档案管理工作中的应用探究[J]. 中国管理信息化, 2024, 27 (20)：157-159.

[3] 赵静萍, 闫闯, 李凯, 等. 卫生监督档案规范化管理探讨[J]. 海峡预防医学杂志, 2009, 15 (4)：75-76.

[4] 李伟. 食品卫生档案管理的现状及对策[J]. 医学动物防治, 2008 (9)：714-715.

[5] 包文斌. 卫生监督机构档案管理的信息化建设思考[J]. 科技创新导报, 2018, 15 (27)：178, 180.

[6] 马丽娟. 简述公共卫生档案管理的创新模式[J]. 办公室业务, 2018 (15)：85.

[7] CHEN C M. CiteSpace II：Detecting and Visualizing Emerging Trends and Transient Patterns in Scientific Literature [J]. Journal of the American Society for Information Science and Technology, 2006, 57 (3)：359-377.

[8] 闫向前. 如何加强医疗卫生档案管理核心思路研究[J]. 兰台内外, 2022 (22)：37-39.

[9] 王宇宁, 张岚, 田雪. 对卫生系统档案管理信息化建设的几点思考[J]. 黑龙江档案, 2021 (6)：94-95.

[10] 严志刚, 孙振宇, 钱东福. 我国商业健康保险研究现状与演进趋势分析[J]. 南京医科大学学报（社会科学版）, 2021, 21 (6)：547-552.

[11] 郑其武. 浅谈卫生监督档案管理工作的提升路径[J]. 黑龙江档案, 2023 (4)：261-263.

[12] 高力锐. 卫生系统档案数字化管理或探索[J]. 才智, 2020 (11)：230.

[13] 台建红, 于成好. 基层公共卫生档案管理工作创新策略研究 [J]. 兰台内外, 2023 (17): 58-60.

[14] 赵曙明, 张紫滕, 陈万思. 新中国70年中国情境下人力资源管理研究知识图谱及展望 [J]. 经济管理, 2019, 41 (7): 190-208.

[15] 夏玥. 卫生系统人事档案管理存在问题及解决策略 [J]. 人才资源开发, 2020 (24): 30-31.

第 2 章 卫生改革

2.1 引言

在全球化背景下，医疗卫生事业作为一个国家或地区的重大民生工程[1]，其改革与发展始终是社会各界关注的焦点。我国作为世界上人口最多的国家，医疗卫生体系的改革不仅关系广大人民群众的切身利益[2]，也是实现全面小康社会和中华民族伟大复兴中国梦的重要基石。近年来，随着经济社会的发展和人民生活水平的提高，人民群众对医疗卫生服务的需求日益增长，对医疗卫生服务的质量和效率提出了更高要求。因此，深化国内卫生改革，构建更加公平、高效、可持续的医疗卫生体系，成为国家发展的重要战略任务。

自2008年新医改方案首次公布以来，中国医疗卫生领域迎来了一场深刻变革。这场改革不仅涉及医疗、医保、医药"三医联动"的多个方面，还涵盖了公共卫生体系建设、卫生事业管理拔尖创新人才培养、公立医院高质量发展等多个维度。而伴随卫生改革实践的逐步深入，学术界围绕这一主题展开了深入探讨，研究文献数量日益增多。基于此，本文运用文献计量学方法，对2000—2024年中国知网数据库收录的卫生改革核心文献进行梳理，分析21世纪以来卫生改革的历史进程、研究热点、前沿动态与未来发展趋势，以期能够为该领域研究提供边际贡献。

2.2 数据来源

为保障文献检索的效率和准确性，本文数据全部来源于中国知网数据库。数据检索日期为2024年12月14日，为保证研究结果的科学性和准确性，在中国知网的学术期刊中进行高级检索，以"卫生改革"作为检索词，期刊来源选择CSSCI来源期刊以及北大核心期刊，检索时间跨度为2000—2024年，最终得到1041条有效数据，以RefWorks形式导出作为研究样本，以此进行可视化分析。

2.3 研究结果

2.3.1 年度发文量分析

年度发文量是衡量某一研究领域活跃程度的重要指标。通过对年度发文量的时间序列分析，可以揭示出该领域的发展趋势。如果该研究领域的发文量逐年递增，那么可以推测其正处于快速发展阶段；相反，如果发文量逐年递减，则可能表明其已经趋于成熟或存在某些发展瓶颈。通过对中国知网学术期刊在2000—2024年关于卫生改革领域研究发文数量的统计，生成卫生改革研究文献数量走势图（见图2-1）。

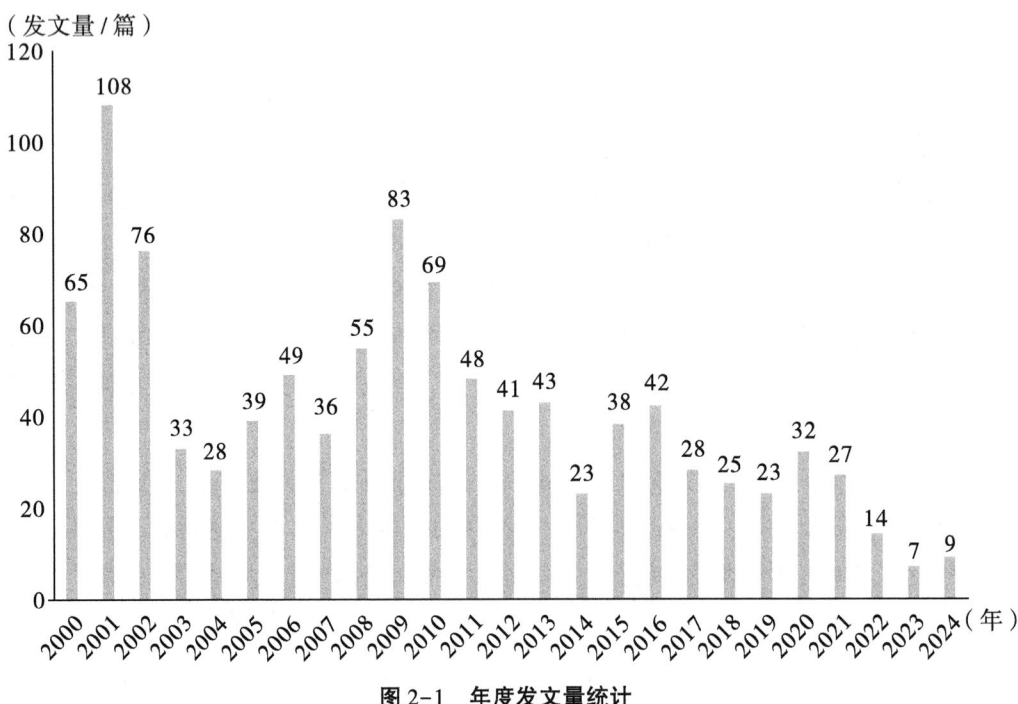

图2-1 年度发文量统计

根据图2-1，国内卫生改革的研究历程可以划分为3个阶段：

2000—2002年，发文数量明显较多，发文数量最多的年份是2001年，共有108篇，平均发文量在80篇左右。这一时期，卫生系统内部机制改革正在逐步推进，但改革具体目标的不确定性和改革过程的渐进性使得社会各界对卫生改革的关注度较高。同时，城乡居民之间的医疗卫生费用差距开始显现，卫生公平性问题逐渐凸显，引发了广泛的讨论和研究。此阶段研究的主要内容有如何深化农村卫生改革[3]、卫生改革的利益结构分析[4]等。

2003—2010年，卫生改革研究数量波动增长，且波动幅度较大，在这一时间段内，发文量最低的年份为2004年的28篇，最高的年份为2009年的83篇。2003年SARS疫情的爆发，暴露了我国医疗卫生体系存在的诸多问题，如公共卫生体系薄弱、医疗资源分配不均等，促使政府和社会高度关注医疗卫生领域改革。因此，加大卫生改革力度，完善医疗卫生服务体系成为研究者关注的焦点。这一时期研究的内容包括我国医疗卫生体制改革的路径选择[5]、医药卫生体制改革中政府的投入问题[6]等。

2011—2024年，以卫生改革为关键词的文献数量逐步走低，且近年来下降幅度较大，属于卫生改革研究的一个衰退期。随着前期改革政策的推进与实施，医疗卫生体系逐渐完善，改革方向与重点逐渐明晰，一些基础问题得到解决，使得相关研究逐渐降低。然而，随着卫生改革的持续深入，一些新的问题和挑战也逐渐显现，如医疗资源过度集中、医疗费用增长过快等，这些问题有可能成为新的研究热点。

2.3.2 研究作者分析

通过统计作者发文量，可以直观地了解每位作者在该研究领域的研究成果数量。发文量多的作者通常在知识生产方面更为活跃，其对领域知识的积累贡献更大。而结合发文量和合作情况，能够识别出该领域的核心作者。核心作者不仅发文数量较多，而且在合作网络中往往处于中心位置。因此，本文在 CiteSpace 可视化软件中，通过设置图谱类型为 author，时间跨度为 2000—2024，时间切片为 1 年，Top N 值设为 5，生成卫生改革研究作者合作网络知识图谱（见图 2-2）。在作者合作网络中，连线的粗细程度与作者间的合作强度显著正相关，作者名字的大小与其文献数量同样显著正相关，名字字体越大代表作者发文越多。

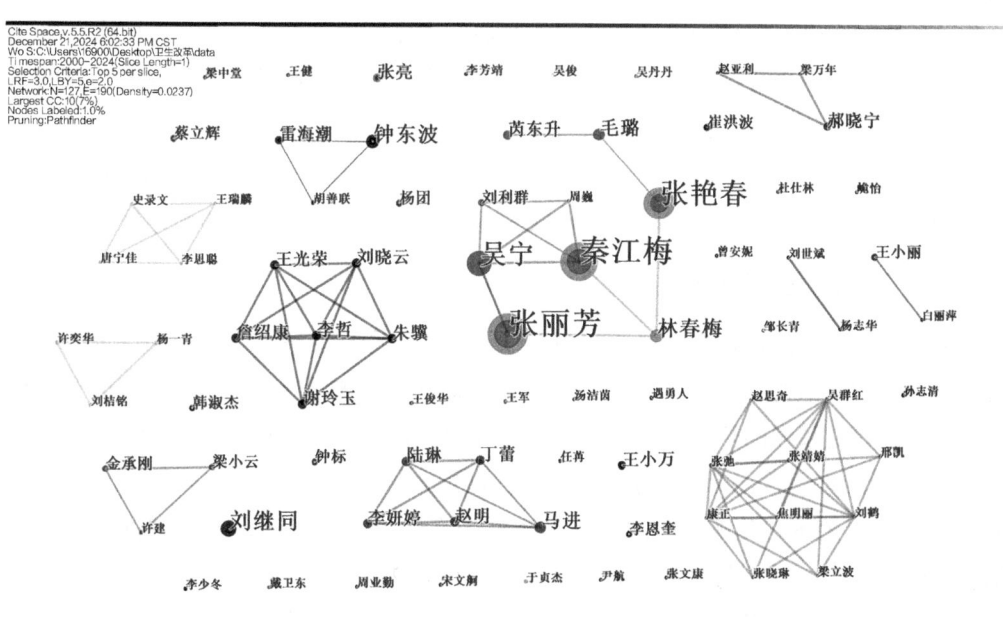

图 2-2　作者合作网络知识图谱

图 2-2 的节点数为 127，连线数为 190，网络密度为 0.0237，说明共有 127 位研究作者在卫生改革领域发文较多，且作者合作趋势比较明显，共出现 11 个研究合作团体。在所有团队中，以康正、赵思奇等作者为中心的研究团队规模最大，包含 10 位研究作者，该研究团队总结了 2009—2015 年新医改取得的阶段性成果。首先，在公共卫生方面，推进卫生服务均等化各项政策的实施，确保了城乡居民对各服务项目

具有相同的可及性；其次，在卫生服务方面，大力推进县级公立医院改革，积极推行省级公立医院改革试点，进一步完善了公立医院的服务体系；最后，在药物供应方面，初步建立了国家基本药物制度，统一药物招标采购等标准[7]。张丽芳等作者所在的研究团队规模紧随其后，包括9位研究作者，该团队采用多阶段分层随机抽样法，以此了解基层卫生综合改革重点联系点的合理用药情况，与2014年相比，2016年重点联系点的合理用药情况总体上有所改善。每处方平均用药种数、抗生素使用比例以及静脉注射剂使用比例均呈下降趋势，但次均处方金额却有所增加。针对这一现象，他们提出应该继续多措并举推进基层合理用药，以进一步提高基层医疗机构的用药管理水平，保障患者的用药安全和有效[8]。

图 2-2 的节点大小表明作者间发文数量差距较大，发文数量比较靠前的作者有张丽芳、秦江梅、张艳春、吴宁、刘继同以及钟东波等，发文数量在老年护理领域均超过4篇。其中，前两位作者张丽芳与秦江梅的相关成果产出最多，发文数量均为18篇，且二者属于同一个研究团体。其最高被引文章为《我国基层卫生综合改革进展》[9]（被引量88次）。作者刘继同在卫生健康领域共发文7篇，其对医药卫生体制改革质量的概念进行了详细界定，并指出医药卫生体制改革质量是一个多层次、多维度的概念，主要由现代价值理念与价值目标、制度性质与政策目标、服务体系与医学模式、服务范围与服务对象、卫生人力队伍构成状况与多学科团队专业服务、政府责任承担与卫生保健财政制度、政府卫生治理与高效透明行政管理体制等多层面组成。这些层面相互关联、相互影响，共同构成了医药卫生体制改革质量的整体框架[10]。

2.3.3 关键词热点分析

关键词能够准确概括文献的核心内容、研究主题和重要概念。关键词共现分析作为一种重要的文献挖掘工具，可以直观地展示文献中主题词的出现频率，有助于我们有效地识别研究领域的热点主题、研究结构和发展趋势。在 CiteSpace 可视化软件中，将年份间隔区间（slice）设置为1年，并设置选择标准（selection criteria）中 Top N 的值为50，以关键词共现网络的方法为主，最终生成卫生健康研究关键词共现网络知识图谱（见图 2-3）与关键词频次统计表（见表 2-1）。

第一，关于医疗卫生改革的关键词有卫生改革、医疗卫生改革、医疗卫生体制改革、卫生体制改革等。中国的医疗卫生体制改革是政府主导下的重大民生工程，其目标是实现全民健康最大化[11]。医疗卫生体制改革旨在优化医疗资源配置，提高医疗服务质量和效率，确保人民群众能够享受到更加公平、可及、优质的医疗卫生服务。

第二，与公共卫生相关的关键词包括突发公共卫生事件、卫生资源、公共卫生、公共卫生服务体系等。公共卫生的具体内容包括对重大疾病，尤其是传染病的预防、监控和治疗，对食品、药品、公共环境卫生的监督管制以及相关的卫生宣传、健康教

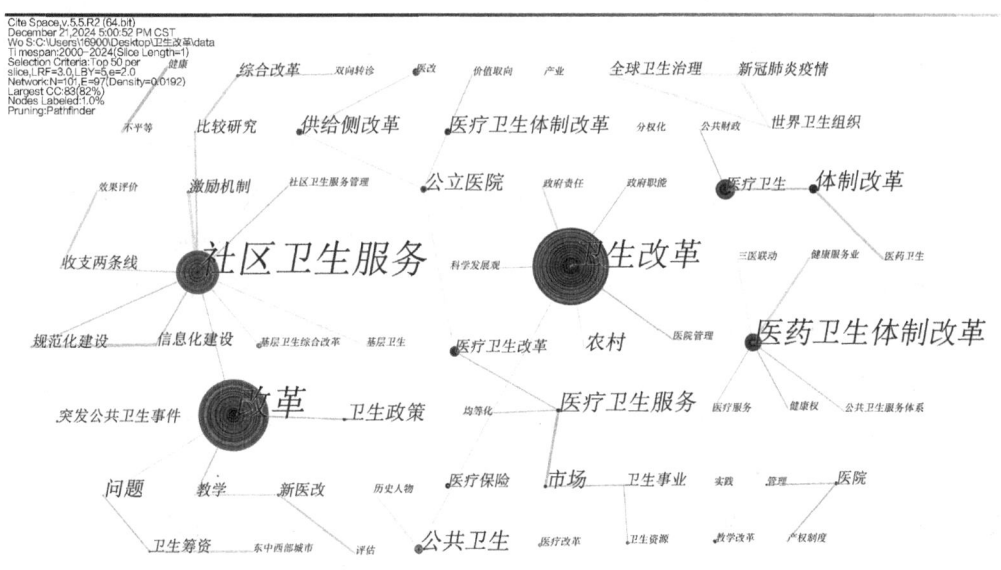

图 2-3 关键词共现网络知识图谱

表 2-1 关键词频次统计表

序号	关键词	频次	中心性	序号	关键词	频次	中心性
1	卫生改革	86	0.31	16	医疗卫生服务	6	0.24
2	改革	78	0.7	17	卫生	6	0.03
3	社区卫生服务	49	0.72	18	基层卫生综合改革	6	0
4	医疗卫生	25	0.03	19	供给侧改革	6	0.46
5	医药卫生体制改革	22	0.28	20	卫生政策	6	0.06
6	医疗卫生改革	14	0.27	21	综合改革	5	0.03
7	公共卫生	14	0.16	22	医疗改革	5	0
8	体制改革	13	0.13	23	医院	5	0
9	医疗卫生体制	12	0.18	24	市场	5	0.06
10	医改	12	0	25	激励机制	4	0
11	医疗保险	9	0.12	26	政府	4	0.1
12	公立医院	8	0.54	27	美国	4	0.11
13	教学改革	8	0	28	突发公共卫生事件	4	0.15
14	医疗卫生体制改革	8	0.35	29	卫生资源	4	0
15	市场化	7	0.38	30	卫生筹资	4	0.03

育、免疫接种等。公共卫生管理体制的改革不仅适应国家的发展，而且对国家政治的稳定、经济的发展有重要作用，也是保障人民生命安全的需要[12]。

第三，关于医疗卫生服务的关键词有社区卫生服务、医疗卫生服务、医疗服务、卫生服务等。社区卫生服务是指城市地区以人的健康为中心、家庭为单位、社区为范围、需求为导向，以解决社区主要卫生问题、满足基本卫生服务需求为目的的基层卫生服务[13]，对于优化城市卫生服务结构、建立和谐医患关系、构建社会主义和谐社会具有重要意义。

第四，关于医疗机构的关键词有公立医院、医院、社区卫生服务中心、大区卫生局等。卫生改革对医疗机构产生了显著影响。其推动了医疗机构向更加市场化、专业化方向发展，强化了医疗服务质量和安全监管，促使医疗机构优化内部管理，提高运营效率。同时，卫生改革还鼓励了医务人员多点执业，加强了医德医风建设，优化了医疗资源配置。

在关键词共现知识图谱中，关键词中心性是测度节点在网络中重要性的一个指标。其作为文献间的关键词中介，发挥着枢纽作用。关键词的中心性越高，说明其在文献中的影响力越大。从表2-1来看，社区卫生服务、改革、公立医院、供给侧改革等关键词中心性较高，与其他关键词之间的联系较为紧密，对文献之间的互引关系产生积极作用。

2.3.4 关键词聚类分析

关键词聚类能够帮助我们快速梳理一个复杂领域的研究主题。通过将关键词聚类成不同的组别，可以直观地发现研究领域内存在哪些重要的研究方向。关键词聚类时间线知识图谱如图2-4所示，该图谱中共包含101个节点，连线有97条。聚类顺序从0到6，数字越小表示聚类中包含的关键词越多，每个聚类是由多个紧密相关的关键词组成的。需要指出的是，聚类模块值的Q数值为0.7963，显著超过了0.7的基准阈值，说明这一聚类图谱的模块聚类效果良好，能够有效地揭示卫生健康领域的研究现状和发展趋势。同时，平均轮廓值的S数值高达0.6089，超过了0.5的基准线，体现了聚类效果的高信度以及网络的高度同质性。

根据对样本数据进行基于LLR的聚类分析，共生成了7个模块，同时也代表了当前卫生改革领域的7个重要研究方向。具体包括#0社区卫生服务、#1卫生、#2卫生改革、#3医疗卫生、#4卫生资源、#5医药卫生体制改革、#6公共卫生。各个模块呈线性排布，连线较多，关系紧密。聚类出现的年份多在2006—2015年间，说明相关研究在此时期逐渐成熟。最大的聚类为#0社区卫生服务，共包含社区卫生服务管理、基层卫生综合改革、信息化建设等16个关键词，首次出现在2011年。在医疗卫生体制深化改革的全新形势下，医疗卫生事业也在逐渐朝着现代化、信息化方向转型[14]。信息化转型促进了医疗资源的优化配置和共享，使得患者能够更便捷地获取医疗服务，进一步推动了医疗卫生事业的可持续发展。排在第二的聚类是#1卫生，出现年份为2006年，共包含卫生政策、医疗机构、卫生系统等14个关键词。排名第

第 2 章　卫生改革

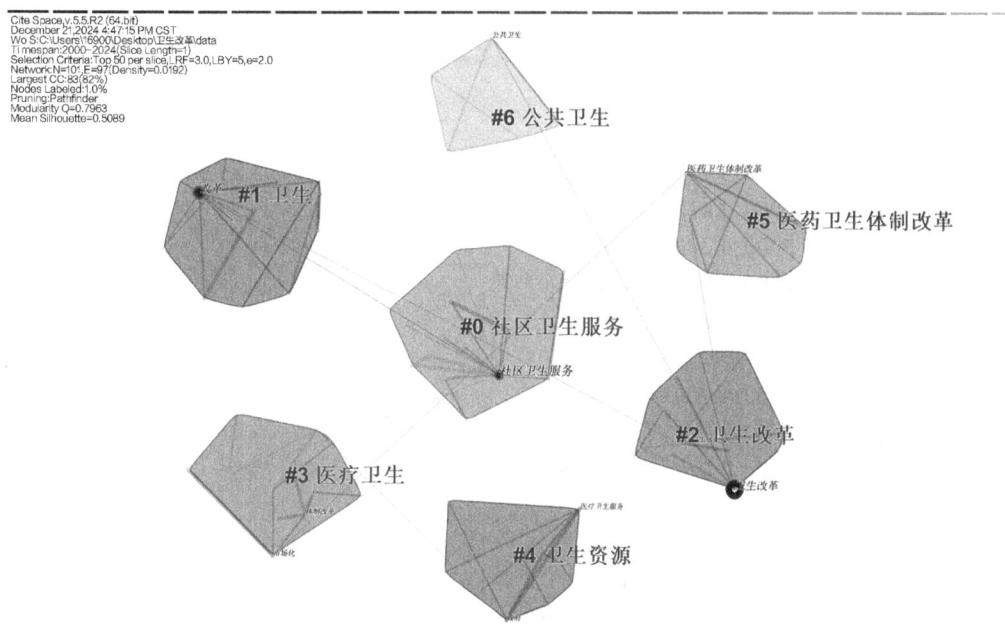

图 2-4　关键词聚类知识图谱

三的聚类为#2 卫生改革，在 2008 年出现，包含了医疗保障制度、医疗卫生体制、科学发展观等 13 个关键词。作为我国社会保障制度体系的重要组成部分，医疗保障不仅是关乎近 14 亿中国人民切身利益的最大民生工程，而且是建设健康中国、完善国家治理体系和提升国家治理能力的重要制度保障[15]。

2.3.5　关键词突现分析

关键词突现是指某些关键词在一段时间内出现频率突然显著增加的现象，其反映了该领域在此阶段研究重点的急剧变化或新的研究方向的快速兴起。本文通过运用 CiteSpace 可视化软件对卫生改革研究领域的关键词进行突现探测，提取出频次增长率较高的词并显示出其增长的起止时间，能够看出卫生改革领域不同时间段的研究热点并得出不同时间段的突现词[16]，具体突现情况如图 2-5 所示。

在图 2-5 中出现了 20 个最具有引用激增性的关键词，时间段上暗部为突现词的出现起止时间和关键词的演进历程。从突现强度上看，卫生改革一词以 9.076 的突现强度居于最高位，说明卫生改革这一研究主题一直属于学者们关注的重点。公共卫生一词以 5.9642 的突现强度位居第二。其余突现词强度均低于 5。从持续时间上看，20 个突现词持续时间较短，医改的持续时间为 8 年，在所有突现词中较为领先。2009 年 3 月，中国开启了新一轮医药卫生体制改革的进程。新一轮医改方案坚持公共医疗卫生的公益性原则，确定了坚持预防为主、以农村为重点、中西医并重等新时期医疗卫生工作的方针，明确了改革目标，提出了解决问题的具体措施[17]。经过 10 余年的

关键词	年份	强度	开始年	终结年	2000—2024
卫生改革	2000	9.076	2000	2005	
医院	2000	3.2632	2001	2002	
管理	2000	2.6042	2001	2002	
改革	2000	3.1748	2003	2008	
卫生政策	2000	2.4274	2004	2005	
医疗卫生	2000	4.3849	2005	2010	
市场	2000	2.875	2006	2007	
医疗卫生服务	2000	1.8949	2007	2010	
政府	2000	2.2339	2007	2008	
教学改革	2000	1.7643	2009	2011	
医疗卫生体制改革	2000	2.2677	2009	2010	
医药卫生体制改革	2000	3.3185	2009	2014	
市场化	2000	1.8033	2009	2010	
医改	2000	4.5238	2011	2018	
社区卫生服务	2000	2.4898	2012	2018	
公立医院	2000	3.6812	2012	2017	
美国	2000	2.3079	2015	2017	
供给侧改革	2000	3.7731	2016	2017	
公共卫生	2000	5.9642	2019	2024	
突发公共卫生事件	2000	2.5234	2020	2024	

图 2-5　关键词突现知识图谱

探索与实践，我国新医改在医疗体系与资源优化、医药价格与采购改革、医保制度建设与完善、公立医院改革与高质量发展以及公共卫生与中医药发展等方面均取得了显著成效。其次是社区卫生服务，以 7 年的持续时间位居第二。从研究趋势上看，近来年，卫生健康的研究更加关注公共卫生、突发公共卫生事件等内容。

2.4　研究结论

本文运用 CiteSpace 可视化软件，对 2000—2024 年从中国知网数据库核心期刊中筛选的 1041 篇关于卫生改革研究文献进行可视化分析，包括年度发文量情况、作者合作网络、研究主题热点、关键词聚类、关键词突现分析等，进而为我国卫生改革的相关研究提供参考，研究表明：

从发文特征来看，卫生改革相关文献数量波动趋势较为明显，具体分为 3 个阶段，2000—2002 年发文数量较多，2003—2010 年发文数量波动上升，而 2010 以后发文数量逐年下降。在作者合作网络中，卫生改革领域的研究作者数量较多，共有 127 位作者开展多次研究。同时，作者间合作非常紧密，共出现了 11 个研究团队，最大的研究团队由10位作者组成。

从研究热点来看，卫生改革的研究内容主要集中在医疗卫生改革、公共卫生、医疗卫生服务、医疗机构等方面，出现的热点关键词包括卫生改革、改革、社区卫生服务、医疗卫生、医药卫生体制改革等。从研究聚类来看，卫生改革研究主要围绕#0社区卫生服务、#1卫生、#2卫生改革等7个集群展开，聚类集中出现在2006—2015年。从突现词来看，卫生改革研究共出现20个突现词，突现词数量较多，其中，卫生改革的突现强度最高，医改的持续事件最长，突现词公共卫生、突发公共卫生事件等属于近期卫生改革领域的研究热点。

综上，就整体研究情况来看，卫生健康领域相关的研究产出较多，而如何进一步利用信息可视化技术，对卫生健康及相关领域进行更详细的研究和分析，提高研究深度，是未来潜在的研究重心。

参考文献

[1] 费太安．健康中国百年求索——党领导下的我国医疗卫生事业发展历程及经验 [J]．管理世界，2021，37（11）：3，26-40．

[2] 王维维．中国医疗卫生改革分析与设想 [J]．当代临床医刊，2015，28（5）：1705-1706．

[3] 李建镇．深化农村卫生改革 提高全民健康水平 [J]．中国卫生经济，2002（12）：8-9．

[4] 周业勤．当代卫生改革的利益结构分析 [J]．中国卫生经济，2002（9）：28-29．

[5] 金霞，陈小爱．中国医疗卫生体制改革的路径选择 [J]．科学对社会的影响，2010（4）：38-41．

[6] 宋兰萍，郑晓林．医药卫生体制改革中政府投入问题探析 [J]．经济研究参考，2010（55）：45-47．

[7] 张弛，焦明丽，吴群红，等．卫生改革发展中政府责任分担研究 [J]．中国卫生经济，2015，34（6）：19-21．

[8] 张丽芳，刘治华，董亚丽，等．基层卫生综合改革重点联系点合理用药情况研究 [J]．中国全科医学，2018，21（31）：3795-3797，3804．

[9] 秦江梅，张丽芳，林春梅，等．我国基层卫生综合改革进展 [J]．中国全科医学，2017，20（22）：2683-2690．

[10] 刘继同．论医药卫生体制改革质量 [J]．卫生经济研究，2010（11）：13-15．

[11] 孙亚平，张征宇，孙广亚．中国医疗卫生体制改革的健康及医疗服务效应——

基于综合医改试点的考察[J]. 系统工程理论与实践, 2024, 44 (9): 3006-3022.

[12] 肖颖. 公共卫生管理体制的改革分析[J]. 中国卫生产业, 2017, 14 (6): 172-173.

[13] 吴月苹, 牛亚冬, 张亮, 等. 中国社区卫生服务发展的挑战与优化路径[J]. 中国全科医学, 2024, 27 (10): 1162-1165.

[14] 郗颖. 深化医疗卫生体制改革下的卫生人事档案信息化建设策略[J]. 兰台内外, 2023 (31): 40-42.

[15] 郑功成, 桂琰. 中国特色医疗保障制度改革与高质量发展[J]. 学术研究, 2020 (4): 79-86, 177.

[16] 何立军, 袁小平. 技术治理的研究谱系与理论反思——基于CiteSpace的文献计量分析[J]. 华东理工大学学报（社会科学版）, 2023, 38 (5): 101-124.

[17] 赵黎. 新医改与中国农村医疗卫生事业的发展——十年经验、现实困境及善治推动[J]. 中国农村经济, 2019 (9): 48-69.

第 3 章　卫生技术人员

3.1　引言

在当今医疗卫生领域蓬勃发展的时代浪潮背景下，卫生技术人员作为新时代实施健康中国战略的中坚力量，人员数量是否完备、结构比例是否均衡对能否提供公共卫生服务起到关键作用，对于公共卫生事业的发展至关重要[1]。随着我国医疗卫生体制改革的逐步深化，分级诊疗制度稳步落地，基层医疗卫生机构的重要性愈发凸显[2]，这对卫生技术人员提出了全新且更高的要求。一方面，在城市大型医疗机构中，卫生技术人员需要紧跟医学前沿科技步伐，熟练运用高精尖诊疗技术攻克疑难病症；另一方面，扎根基层的卫生技术人员肩负着筑牢首诊防线、提供基础医疗服务以及落实公共卫生职能的重任，为居民提供便捷、持续的健康守护。

与此同时，社会经济的快速发展促使民众健康观念发生深刻转变，从单纯的疾病治疗诉求逐步拓展至全方位的健康促进与预防保健需求。这不仅要求卫生技术人员具备精湛的临床技能，还需拥有出色的健康教育、沟通协调能力，以引导公众养成良好的生活习惯，提升全民健康素养。当前，学者们关于卫生技术人员的研究课题不断增加，并取得了丰厚的成果。随着大数据与人工智能技术的兴起，文献计量分析作为一种科学的研究方法，通过量化分析文献数据，揭示知识发展的内在规律、研究热点及潜在趋势，已成为科研管理与决策支持的重要手段。综上，本文基于文献计量学视角，选用 CiteSpace 软件作为研究工具，通过绘制知识图谱，对 2010—2024 年间中国知网收录的卫生技术人员相关文献进行可视化计量分析，总结卫生技术人员的研究现状，系统地梳理研究脉络，以期为我国未来卫生技术人员相关研究工作提供参考。

3.2　数据来源

为全面梳理卫生技术人员领域的研究概况，确保数据的准确性，本文选取中国知网数据库作为数据来源。具体的检索策略为：在中国知网中，以"卫生技术人员"为主题词进行高级检索，文献来源选择学术期刊，检索年限选择 2010—2024 年，剔除重复文献、关联度较差的文献后，最终得到有效数据 2074 篇。数据采集日期为 2024 年 12 月 23 日。

3.3 结果

3.3.1 年度发文量分析

年度发文数量是衡量某一研究领域活跃度的直接指标。通过分析不同年份的发文数量变化，可以揭示出研究领域的兴衰更替、研究热点转移以及新兴研究方向的崛起。这对于研究人员把握研究前沿、选择研究方向具有重要意义。2010—2024 年卫生技术人员研究发文量走势如图 3-1 所示。

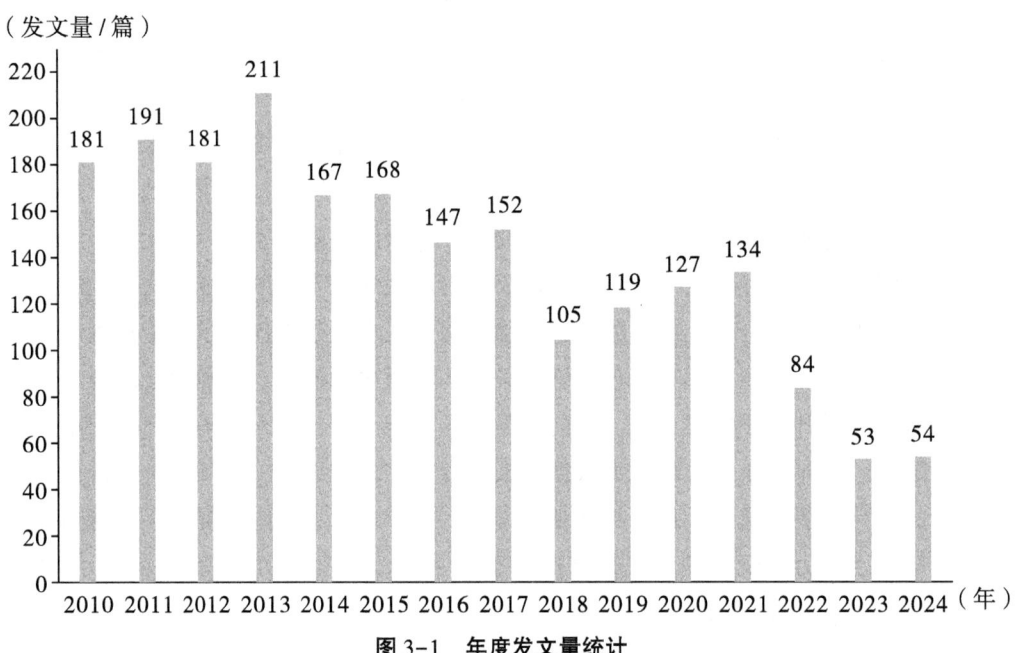

图 3-1　年度发文量统计

根据卫生技术人员研究的年度发文数量，我们可将其划分为 2 个阶段：

2010—2015 年，卫生技术人员研究的发文数量显著上升，发文数量较高，每年的发文量均超过 160 篇，年均发文量为 183 篇。2009 年我国启动了新一轮医疗卫生体制改革，其重点任务包括加强基层医疗卫生服务体系建设、推进基本医疗保障制度建设等。在此期间，改革措施逐步落地实施，使得卫生技术人员的培养、招聘、管理等方面的研究逐渐增多。同时，随着人口老龄化加剧和慢性病患病率上升，社会对卫生技术人员的服务需求急剧增加，进一步推动了卫生技术人员的研究热潮。此阶段研究的内容有卫生技术人员培训需求意愿影响因素分析[3] 以及卫生技术人员工作投入水平的分析[4] 等。

2016—2024 年，卫生技术人员研究的发文数量波动下降，且波动幅度较大。其中，2018—2021 年发文数量逐年上升，2021 年以后，发文数量逐年下降。年均发文量为108篇，是2010—2015年的3/5。随着卫生技术人员研究的深入，一些基础问题逐渐得到解决，研究热点开始向新兴领域转移。例如，在人工智能、互联网+医疗等新技术快速发展的背景下，研究重点逐渐转向卫生技术人员如何与这些新技术融合等。这一阶段的研究内容有卫生技术人员配置的空间溢出效应[5]、公共卫生技术人员的配置现状[6]等。

3.3.2 研究机构分析

机构合作网络知识图谱是以图谱的形式展示机构间的合作关系。本文利用CiteSpace可视化软件中的合作网络分析功能，挖掘研究领域的研究机构的网络关系，该网络关系既能直观地反映机构间的合作情况，也能为科学评价机构在该研究领域学术范围内的影响力提供参考与借鉴。卫生技术人员研究的机构合作网络知识图谱如图3-2所示。在图谱中，节点代表不同的发文机构，而节点之间的连线则代表这些机构之间的合作关系。

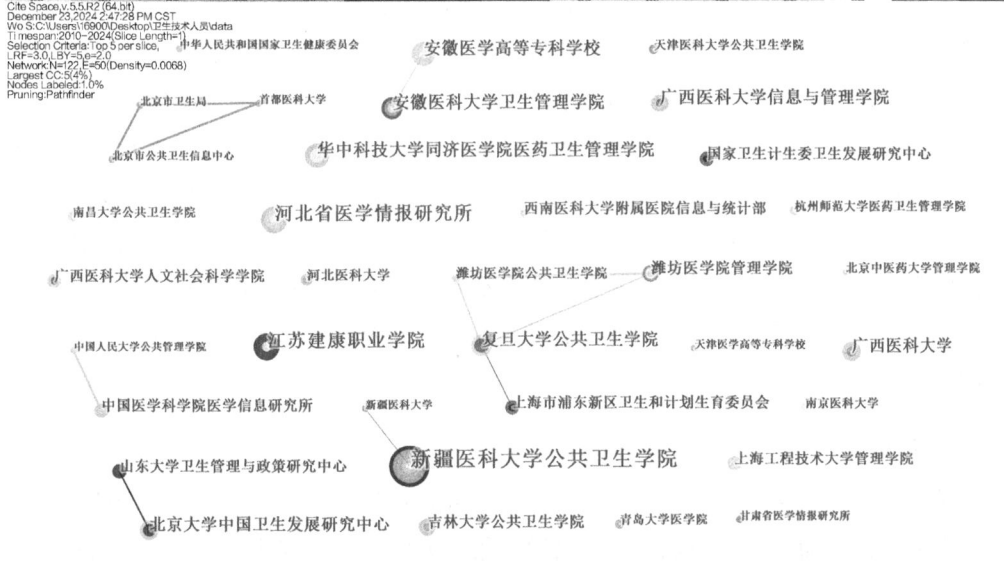

图3-2 机构合作网络知识图谱

观察图3-2能够发现，尽管卫生技术人员研究的发文机构数量较多，但各机构的中介中心性较低，机构之间的合作有待提升，仅出现了6个小规模研究团队。其中，复旦大学公共卫生学院、潍坊医学院公共卫生学院等机构所在的研究团队规模相对最大，包含4个核心机构。这一团队采用多阶段随机抽样方法，考查了基层卫生技术人员的组织认同、工作满意度、工作不安全感与离职倾向之间的关系。结果显示离职倾向与年龄、职称呈负相关，即年龄越大、职称越高的基层卫生技术人员离职倾向越低。同时，离职倾向与工作满意度、组织认同得分也呈负相关，工作满意度和组织认同度越高，离职倾向越低。而离职倾向与工作不安全感得分呈正相关，工作不安全感越高，离职倾向越高[7]。

而首都医科大学所在的研究团队包含3个核心机构。该团队指出卫生人力资源是医疗卫生服务的重要基础，其配置状况直接影响到医疗卫生服务的可及性和质量。因此，他们采用ARIMA等模型，对未来五年我国城乡每千人口卫生技术人员数量进行预测。预测结果表明，我国卫生人力资源城乡分布不平衡状况逐年加剧，急需有效措施加以改善。一方面，政府应加大对农村和边远地区医疗卫生事业的投入，提高基层医疗卫生机构的服务能力和水平，以吸引和留住更多的卫生技术人员。另一方面，还应加强卫生人力资源的培养和培训，提高卫生技术人员的专业素质和综合素质[8]。

在发文量上，发文量位居前5位的机构是新疆医科大学公共卫生学院、江苏建康职业学院、河北省医学情报研究所、安徽医学高等专科学校、华中科技大学同济医学院医药卫生管理学院，上述机构的发文数量均超过10篇。新疆医科大学公共卫生学院共发表了17篇文献，是卫生技术人员研究领域最活跃的机构。该机构的研究学者采用问卷法，对2007—2011年克拉玛依市的社区卫生人员构成情况及人力资源配置现状进行调查，发现尽管克拉玛依市社区卫生技术人员数量逐年增长，但总量仍然不足，无法满足当前社区卫生服务的需求。人员结构存在不合理之处，初级职称人员占比较大，而高学历、高职称人员相对较少。此外，社区卫生人员的流动性较大，整体素质有待提高[9]。而江苏建康职业学院共发表了12篇文献，发文量排在第2位。该机构的研究学者指出随着我国医药卫生体制改革的逐步深入，基层卫生机构成为政府关注的重点。政府对乡、村两级卫生机构不断增加支持和投入，而如何构建有效的激励机制来保证卫生服务提供的质量、公平和效率，成为新医改环境下必须重视和解决的问题[10]。

3.3.3 关键词热点分析

关键词是一篇文章高度凝练的核心词汇，可以直观地反映这一学科领域的研究热点与发展方向。而关键词共现知识网络通常用来分析某个领域的研究热点，出现频次高的关键词一般代表着该领域研究的主要方向。本文借助CiteSpace可视化软件，参数选择keyword，设置Top N值为15，以2000—2024年每年作为1个时间切片，生成关键词共现网络知识图谱（见图3-3）与关键词频次统计表（见表3-1）。

图3-3显示卫生技术人员研究的网络节点数为94，说明共有94个关键词共现频次大于1，连线数量为109条，表明关键词间共形成109条连线。而关于卫生技术人员的研究内容主要聚集如下方面：

（1）卫生人力资源。与之类似的关键词有人力资源、卫生人力资源、卫生人力资源配置、基层卫生人力等。卫生人力资源是卫生资源中最活跃的因素，卫生人力资

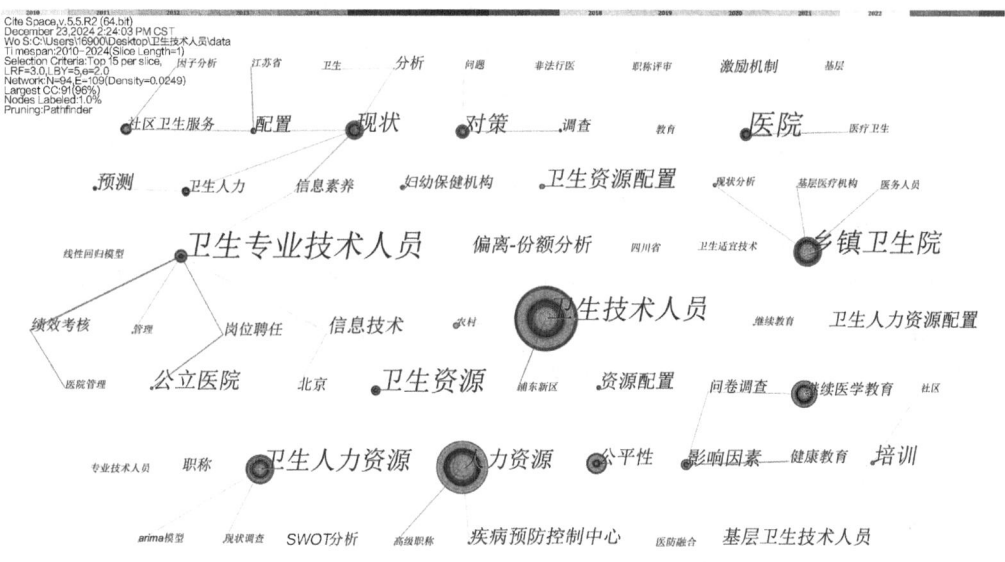

图 3-3 关键词共现网络知识图谱

表 3-1 关键词频次统计表

序号	关键词	频次	中心性	序号	关键词	频次	中心性
1	卫生技术人员	209	0.31	16	农村	25	0
2	人力资源	179	0.11	17	配置	24	0.07
3	卫生人力资源	107	0.19	18	资源配置	22	0.07
4	乡镇卫生院	100	0.41	19	预测	22	0.04
5	继续医学教育	99	0.26	20	卫生资源配置	21	0.12
6	公平性	78	0.13	21	泰尔指数	20	0.1
7	现状	73	0.53	22	培训	19	0.33
8	医院	53	0.23	23	现状分析	19	0
9	对策	53	0.22	24	基层医疗卫生机构	18	0.36
10	卫生专业技术人员	49	0.49	25	妇幼保健机构	18	0.5
11	社区卫生服务	48	0.04	26	公立医院	17	0.08
12	影响因素	45	0.04	27	卫生人员	17	0.54
13	卫生资源	39	0.22	28	需求	15	0.51
14	卫生人力	33	0.11	29	调查	13	0.17
15	基尼系数	31	0.36	30	管理	12	0

源作为医疗服务的核心和卫生资源的重要组成部分，其合理配置是实现医疗卫生服务高质量发展的前提[11]。

(2) 医疗卫生机构。相关的关键词有乡镇卫生院、基层医疗卫生机构、公立医院以及专业公共卫生机构等。当前，基层卫生机构的基本医疗、公共卫生等任务量持续加重，广大群众的健康需求也呈现多样化，这与一些地方的基层卫生专业技术人员数量不足、服务水平不高形成了矛盾[12]。因而需要加强人才引进与培养、提高待遇与保障、优化职业发展路径以及建立紧密型县域医共体等措施，才能有效提升基层医疗卫生机构的服务能力和水平，满足基层群众的健康需求。

(3) 继续医学教育。关键词包括继续教育、继续医学教育、医学教育、继续医学教育指南等。卫生技术人员的继续医学教育是医学教育的重要组成部分，旨在使卫生技术人员不断更新知识，提高业务技术水平和工作能力，以适应医学科技和卫生事业的发展。

(4) 定性研究方法。与之相关的关键词包含问卷调查、SWOT 分析、模型、线性回归模型、Tobit 回归等。

3.3.4 关键词演进分析

为进一步了解卫生技术人员领域研究热点的演进历程，本文通过在 CiteSpace 可视化软件中选择节点类型作为被引用的参考，对相关内容的引用进行聚类可视化分析。之后在聚类的基础上生成时间线知识图谱，其作为一个时间轴视图，Y 轴为聚类名称，X 轴为关键词出现年份，可以显示每个聚类包含的关键词的时间跨度和研究进展，参见图 3-4。

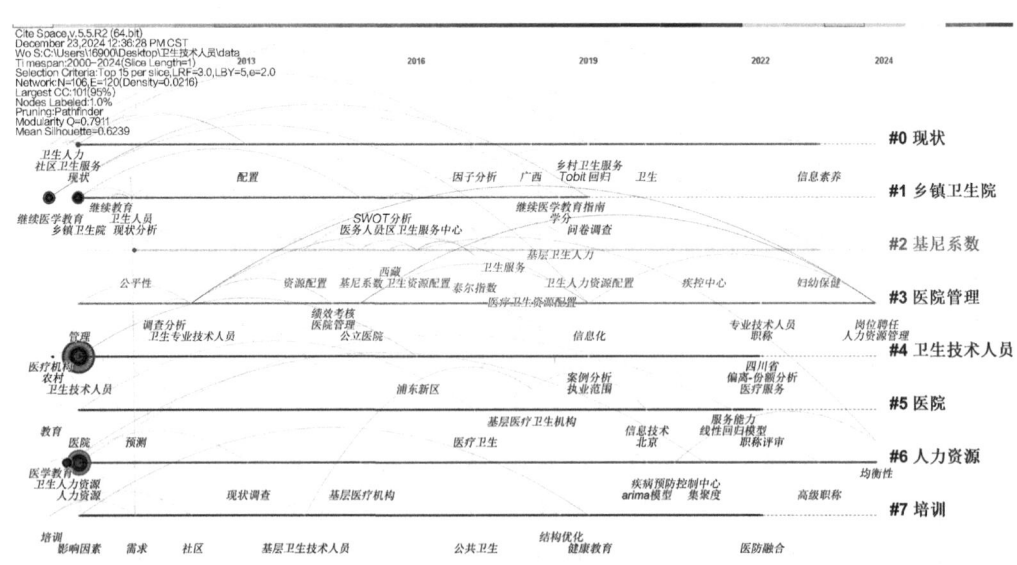

图 3-4 关键词聚类时间线知识图谱

从图 3-4 可知，卫生技术人员的相关关键词共生成了 8 个聚类，分别为 #0 现状、

#1 乡镇卫生院、#2 基尼系数、#3 医院管理、#4 卫生技术人员、#5 医院、#6 人力资源、#7 培训。CiteSpace 可视化软件利用聚类模块值（Q）和平均轮廓值（S）两个指标来衡量图谱的聚类效果。图 3-4 的聚类模块值 $Q=0.7911$（>0.7），平均轮廓值 $S=0.6239$（>0.5），表明聚类划分具有较高的一致性和同质性，聚类效果较好。

从关键词演进历程上看，关键词首先出现在 2010 年，如卫生人力、社区卫生服务、医疗机构、卫生人力资源等关键词。此后几年，出现的关键词数量较少，包括卫生专业技术人员、公平性、医院管理等。医院卫生技术人员是医院核心的组成部分，对其管理不仅要严格而且要科学，积极调动医院卫生技术人员的积极性，是提升医疗服务质量和效率的关键[13]。而多数关键词出现在 2016 年以后，说明在此期间学者们对于卫生技术人员的研究热度明显上升。近年来出现的关键词有医防融合、信息素养、岗位聘任、人力资源管理等。医防融合是指将医疗服务和预防服务相互渗透、融为一体的一种新型卫生服务模式，其有助于减少健康问题的发生、控制健康问题的恶化，提高医疗卫生服务的整体效能和质量。根据实际知识技能需求对基层卫生技术人员开展培训，是强化基层卫生技术人员的基本医疗和公共卫生能力，实现基层医防融合的突破点之一[14]。

3.3.5 关键词突现分析

关键词突现是指通过识别在特定时间段内突然出现并显著增加的关键词，以揭示领域内的新兴研究热点或趋势。本文在 CiteSpace 可视化中，将 y 值设置为 0.8，利用 Burstness 分析，最终生成卫生技术人员研究的关键词突现知识图谱（见图 3-5）。

从代表更重要的地位和更广泛的关注度的突现强度来看，农村这一突现词的强度最高，达到了 7.906，说明这一领域是目前具有较大影响力的研究热点。当前，我国乡村医疗卫生服务面临着乡村医疗卫生人才短缺、乡村医疗卫生人才队伍不稳定等问题，而补齐乡村医疗卫生人才短板，促进乡村医疗卫生机构不断完善和发展，对于健全基层医疗卫生服务体系具有重要意义[15]。培训的突现强度次之，高达 7.5564。其他强度高于 6 的突现词还包括公立医院、配置。从代表持久性的突现时间来看，卫生资源配置与基层医疗卫生机构的突现时间最长，从 2018 年持续至今。公共卫生资源配置的平衡关系到居民的切身利益和社会的整体健康水平，是促进公共卫生系统高效运行的重要条件[16]。其余突现词的突现时间均在 5 年及以下。此外，突现持续时间不断增加的突现词有卫生资源配置、基尼系数、集聚度、卫生专业技术人员等，是近年来卫生技术人员研究的热点问题。卫生技术人员的集聚度是衡量某一地区或医疗机构卫生人力资源配置情况的重要指标，其通常反映了在特定地理区域内，卫生技术人员相对于该地区人口或土地面积的数量或比例。

关键词	年份	强度	开始年	终结年	2010—2024
社区卫生服务	2010	4.1861	2010	2011	
培训	2010	7.5564	2010	2012	
农村	2010	7.906	2010	2011	
乡镇卫生院	2010	4.2969	2011	2013	
需求	2010	4.0529	2011	2012	
配置	2010	6.0406	2013	2014	
管理	2010	4.3911	2013	2014	
人力资源	2010	4.1097	2013	2014	
妇幼保健机构	2010	3.4531	2013	2014	
现状分析	2010	3.8204	2014	2018	
卫生资源	2010	5.6317	2016	2017	
资源配置	2010	3.7515	2017	2020	
卫生资源配置	2010	4.052	2018	2024	
基层医疗卫生机构	2010	5.8773	2018	2024	
广西	2010	3.4526	2018	2019	
泰尔指数	2010	5.4694	2020	2024	
公平性	2010	4.9703	2020	2024	
arima模型	2010	3.4355	2020	2021	
基尼系数	2010	4.8192	2020	2024	
公立医院	2010	6.0394	2021	2024	
集聚度	2010	3.615	2021	2024	
卫生专业技术人员	2010	3.5986	2022	2024	

图 3-5 关键词突现知识图谱

3.4 研究结论

本文以 2010—2024 年中国知网数据库中发表的 2074 篇卫生技术人员核心文献为基础，运用 CiteSpace 可视化软件进行系统化可视化分析，旨在深入探究我国近 20 年来该领域的研究热点及发展趋势，研究结论如下：

（1）从文献发表时间和发表数量来看，2010—2015 年卫生技术人员研究呈现明显上升趋势，年均发文量超过 180 篇，2016—2024 年卫生技术人员研究发文数量逐年下降，年均发文量为 108 篇。从该领域机构发文与合作情况来看，新疆医科大学公共卫生学院、江苏建康职业学院、河北省医学情报研究所等机构发文数量超过 10 篇。但机构间的连线较少，机构间的合作有待提升。

（2）从研究内容来看，卫生技术人员领域的研究内容主要关注卫生人力资源、医疗卫生机构、继续医学教育、定性研究方法四个方面。通过关键词聚类分析，卫生技术人员研究共生成了 8 个聚类，聚类规模排在前三的聚类是 #0 现状、#1 乡镇卫生

院以及 #2 基尼系数。

（3）从关键词突现来看，该领域共出现 22 个突现词，其中，突现时间超过 5 年的突现词有卫生资源配置与基层医疗卫生机构，突现强度高于 7 的突现词有农村与培训。此外，卫生资源配置、基尼系数、集聚度等内容有潜力成为未来卫生技术人员领域的研究重点内容。

参考文献

[1] 刘海杰，梁野．内蒙古自治区公共卫生技术人员配置现状与聚集度评价分析 [J]．医学信息，2024，37（20）：51-56．

[2] 郑晓萌，高煜，王光程，等．基层卫生技术人员组织认同、工作满意度、工作不安全感对离职倾向的影响 [J]．中国卫生事业管理，2021，38（11）：835-838．

[3] 王小娟，黄韵如，谢祎，等．湖南省卫生技术人员培训现状与需求分析 [J]．中国全科医学，2012，15（1）：69-70，73．

[4] 张华，王安国，李新伟，等．卫生技术人员工作投入的结构方程模型分析 [J]．中国社会医学杂志，2015，32（5）：396-399．

[5] 孟楠楠，张诗悦，裴彤，等．我国卫生技术人员配置的空间溢出效应研究——基于经济距离矩阵 [J]．卫生经济研究，2023，40（07）：41-44，49．

[6] 杨海峰，裴中斐，陈晨辉，等．山东省公共卫生技术人员配置现状与公平性分析 [J]．现代预防医学，2023，50（2）：304-310．

[7] 郑晓萌，高煜，王光程，等．基层卫生技术人员组织认同、工作满意度、工作不安全感对离职倾向的影响 [J]．中国卫生事业管理，2021，38（11）：835-838．

[8] 白永梅，王东博，韩德民．基于组合模型的我国城乡卫生技术人员数量趋势预测 [J]．中国卫生统计，2019，36（1）：111-114．

[9] 吐尔恒·奴克什，李斌．克拉玛依市社区卫生人力资源配置分析 [J]．新疆医科大学学报，2014，37（7）：945-947．

[10] 徐芬，宋奎勐，侯志远，等．农村基层卫生技术人员激励机制研究进展 [J]．国外医学（卫生经济分册），2010，27（02）：84-90．

[11] 赵若楠，王健，韩彩欣．我国西部地区卫生人力资源配置公平性及发展预测研究 [J]．卫生经济研究，2023，40（6）：22-25，29．

[12] 李艳香，孟光兴．我国基层医疗卫生机构卫生技术人员结构变动分析 [J]．卫生经济研究，2023，40（11）：35-38．

[13] 鹿娟．浅谈医院卫生技术人员的管理 [J]．中国医药指南，2018，16（5）：297-298．

[14] 张然，郭岩，陈浩，等．医防融合背景下基层卫生技术人员的培训现状和

相关知识需求调查［J］. 现代预防医学，2022，49（10）：1912-1920.

［15］杨宏，肖海燕，楚文舒. 农村基层医疗卫生人力资源问题及对策分析［J］. 当代经济，2022，39（8）：94-106.

［16］张丽娟，缪伟. 福建省专业公共卫生机构卫生技术人员配置公平性分析［J］. 中国卫生标准管理，2024，15（7）：80-83.

第4章 卫生健康

4.1 引言

在人口老龄化加速和慢性病患者规模扩大的背景下，我国对于卫生健康体系建设愈发重视[1]。随着老年人口比例的逐年上升，其对长期护理、康复服务及健康管理等方面的需求急剧增加，这对我国构建多层次、全方位的卫生健康服务体系提出了更高要求。同时，如何有效管理老年人的慢性病，减少并发症，提高其生活质量，成为卫生健康领域亟待解决的关键问题。面对上述挑战，我国政府采取了推动分级诊疗制度、发展家庭医生签约服务、加强基层医疗卫生服务能力、促进医疗信息化和智能化等一系列政策措施来加强卫生健康体系建设，进而优化医疗资源配置，提高医疗服务效率和质量，以便更好地满足人民群众日益增长的多元化、个性化健康需求。

当前，学者们针对卫生健康领域开展了大量研究，研究成果非常丰富。周健等（2022）对卫生健康经济管理人员胜任力进行了研究综述[2]。刘凤宇等（2024）构建了上海市卫生健康街镇的评价指标体系[3]。然而，鲜有学者从文献计量学角度对卫生健康领域进行定量研究，缺乏对整个研究过程的动态呈现和发展趋势的脉络梳理。为此，本文以2000—2024年为时间轴，基于文献分析学，采用CiteSpace可视化软件对21世纪以来卫生健康相关研究进行梳理，重点考查卫生健康发文量、关键词、研究热点、研究趋势等信息，以期进一步推动卫生健康理论和实践的研究进展，并为学术研究和实践应用提供有价值的参考。

4.2 数据来源

本文数据主要来源于中国知网数据库。首先，在中国知网数据库中进行高级检索，主题词设置为"卫生健康"，文献来源类别选择北大核心期刊与CSSCI来源期刊，检索过程对发表时间不做限制，检索日期为2024年12月19日。其次，为保证数据和文献的研究质量，手动剔除了会议通知、作品发表、新闻报道等与主题不相关的内容，最终得到1821篇有效文献。文献导出格式为RefWorks，即文本数据包含每篇文献的标题、摘要、关键词、作者等信息。

4.3 研究结果

4.3.1 年度发文量分析

文献年度发文数量及变化是评估某一研究领域发展历程和动态的关键指标，不仅可以直观地了解该领域的研究热度，而且对于剖析特定领域的发展趋势及其未来走向，具有较高的参考价值[4]。本文通过 Excel 处理在中国知网数据库所导出的 2004—2024 年关于卫生健康研究的相关文献，绘制该领域的年度发文量研究趋势图，见图 4-1。

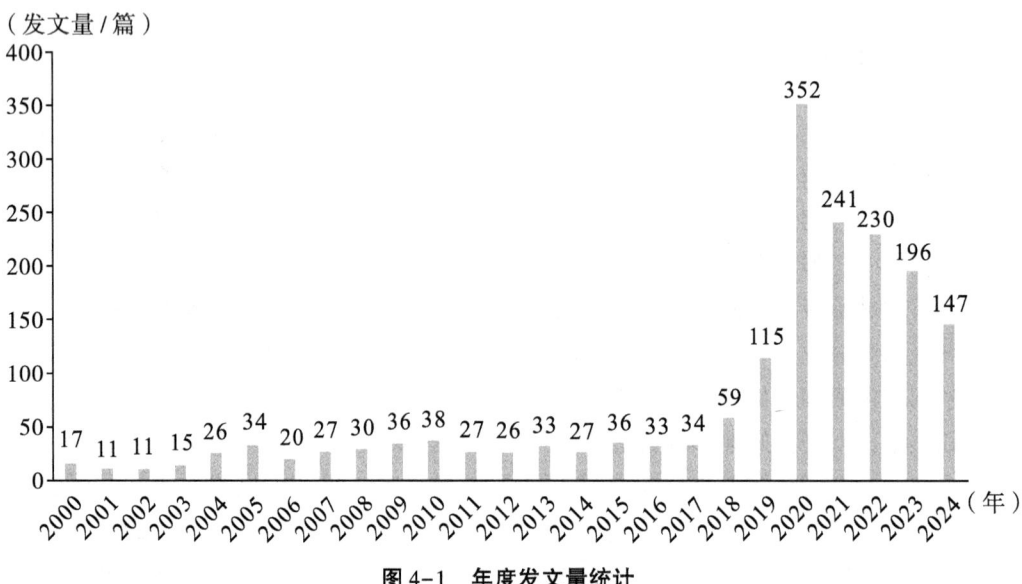

图 4-1　年度发文量统计

观察卫生健康的年度发文量可知，该领域研究年度发文量总体呈现上升趋势，具体分为 2 个阶段：初步探索期与快速发展期。

初步探索期：2000—2018 年。在这一跨度较长的时间段内，卫生健康研究尚处于起步阶段，研究基础相对薄弱，研究理论有待形成，导致这一阶段该领域的文献数量相对较少，但 2016 年以后，文献数量呈现缓慢上升趋势。在此阶段，被引量最高的文献是《政府卫生支出对中国农村居民健康的影响》[5]，共被引 219 次，下载量高达 6618 次。

快速发展阶段：2019—2024。近年来，卫生健康研究发文数量快速上涨，发文数量跨过 100 大关，并在 2020 年达到顶峰，为 352 篇。随着经济社会的发展和人民生活水平的提高，人们对健康的需求从单纯的疾病治疗向全方位、全周期的健康管理转变。在此背景下，健康中国战略的深入推进，将卫生健康事业提升到了前所未有的高度，人们对卫生健康问题的关注度和重视程度达到了新的高峰，促使更多的科研力量投入该领域，推动了研究文献数量的快速增长。此外，2020 年新冠疫情的暴发，引起了社会对卫生健康问题的广泛关注，同样促进了相关研究的开展。这一阶段被引量最高的文章为《健康融入 15 分钟社区生活圈：突发公共卫生事件下的社区应对》[6]，被引 166 次，下载次数达到了 13865 次。

4.3.2 研究作者分析

作者身份是文献发表的最小单位。作者合作网络知识图谱可以揭示不同作者之间的合作模式和关系。这有助于理解研究领域内的团队合作和协作机制，以及评估团队在研究领域内的影响力和地位。因此，本文通过在 CiteSpace 可视化软件中设置 note types 为 author，时间跨度为 2000—2024 年，时间间隔为 1 年，绘制卫生健康研究作者合作网络知识图谱（见图 4-2）。在图谱中，每个节点视为一个作者，若两位作者共同发表过文献，则在他们对应的节点之间建立一条连线，连线的粗细表示合作次数的多少，合作越频繁，则连线越粗。

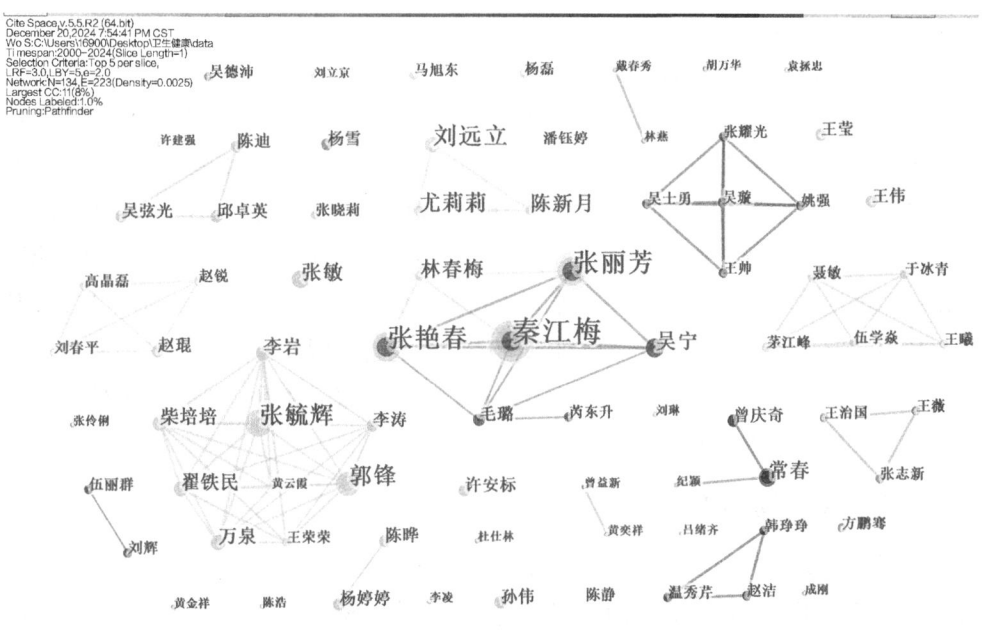

图 4-2 作者合作网络知识图谱

由图 4-2 可知，共出现了 134 个节点，节点间连线为 223 条，表明卫生健康研究的作者数量较多，且联系较多，合作关系较为紧密，进一步梳理能够发现共计包含 14 个研究合作团队对卫生健康进行了合作研究，其中，研究团队规模最大的为以郭锋、张毓辉等为代表的合作团队，涵盖 9 位研究学者。该研究团队对 2020 年中国卫生总费用进行了详细的核算与分析，总结了"十三五"时期中国卫生筹资的成绩和存在的问题，并提出了完善卫生筹资体系的建议。结果显示 2020 年中国卫生总费用达到 72175.00 亿元，同比增长 9.04%，高于国内生产总值的增长速度。卫生总费用占 GDP 的比重为 7.12%，同比上升 0.45 个百分点，这也是改革开放以来首次突破 7%。人均卫生总费用为 5112.34 元，同比增加 443.00 元[7]。研究规模排名第二的合作团队是以秦江梅、张艳春等作者为中心的合作团体，共包括 7 位作者。这一研究团队利用2011—2018年中国卫生健康统计年报数据，对基层医疗卫生机构的儿科资源及医疗服务能力现状进行分析。同时，结合对多家社区卫生服务中心的调研，探讨存在的问题和制约因素。研究表明，儿科医生整体资源不足，基层儿科医生数量更少，导致部分基层医疗卫生机构无法设置儿科科室。基层医疗卫生机构设置儿科的意愿不强，部分基层全科医生不提供儿科医疗服务。此外，全科医生儿科诊疗能力不足，且缺乏相应的激励机制[8]。针对上述问题，他们提出了相应的对策建议。

在卫生健康研究中，发文数量超过7篇的作者有秦江梅、张艳春、张丽芳、张毓辉、刘远立、郭锋。上述作者中，来自国家卫生健康委员会的研究作者秦江梅的节点最大，发文数量最多，为16篇，首次发文时间是2013年。而来自南京大学医学院附属鼓楼医院的作者刘远立发文数量为9篇。其总结了当前社区卫生信息系统存在的主要问题，包括信息孤岛、数据重复录入、信息不一致等，这些问题影响了社区卫生服务的效率和质量，进而提出了以标准化健康档案为核心的社区卫生信息系统模式作为解决方案。标准化健康档案为核心的社区卫生信息系统模式是我国卫生信息化发展的重要方向之一，有助于提高社区卫生服务的效率和质量，促进医疗资源的优化配置[9]。而常春作为北京大学的研究学者，深入调查了中国老年流动人口的健康状况。结果显示，虽然老年流动人口的身体健康状况相对良好，但针对老年流动人口公共卫生服务利用情况有待改善，配套健康管理措施仍需完善。因此，为提高老年流动人口的健康水平和卫生服务利用率，应进一步完善公共卫生服务体系，加强健康教育，提高老年流动人口的健康意识和自我保健能力[10]。

4.3.3 关键词热点分析

关键词既是文献中不可缺少的一部分，也是对文献主题的准确概括，能够揭示文献的研究对象与研究内容。关键词共现图谱通常用来分析某个领域的研究热点，出现频次高的关键词往往揭示了学术界普遍聚焦的议题，对关键性进行共现分析有助于理清卫生健康的研究热点，紧跟科学前沿。因此，本文利用CiteSpace可视化软件，绘制了卫生健康研究关键词共现网络知识图谱（见图4-3）与关键词频次统计表（见表4-1），以查看卫生健康研究的主题热点内容。

（1）关键词共现频次最高的是新型冠状病毒肺炎，高达79次。与其相关的关键词包括新型冠状病毒、新冠肺炎疫情、新冠疫情等。新冠肺炎是近百年来人类遭遇的影响范围最广的全球性大流行病，对人类生命安全和健康造成了严重威胁[11]。我国坚持人民至上、生命至上，因时因势优化调整防控政策措施，高效统筹疫情防控和经济社会发展，有效应对全球多轮疫情流行的冲击，取得了疫情防控重大决定性胜利，有效保护了人民的生命安全和身体健康。

（2）与公共卫生服务相关的关键词包含卫生服务利用、基本公共卫生服务、卫生

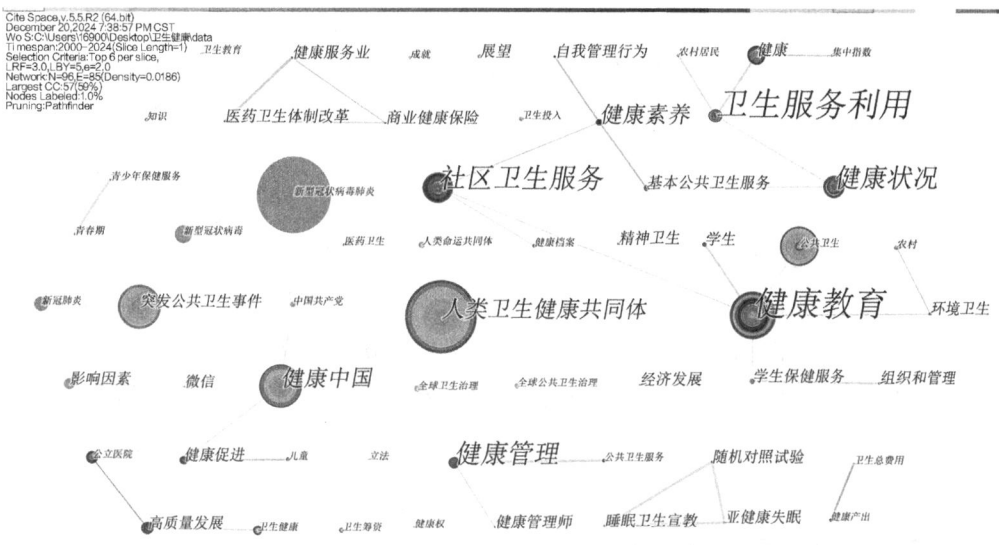

图 4-3 关键词共现网络知识图谱

表 4-1 关键词频次统计表

序号	关键词	频次	中心性	序号	关键词	频次	中心性
1	新型冠状病毒肺炎	79	0	16	新冠肺炎	15	0.05
2	人类卫生健康共同体	76	0.2	17	高质量发展	13	0.02
3	健康教育	53	0.53	18	健康管理	12	0.11
4	突发公共卫生事件	46	0.07	19	健康促进	11	0.48
5	健康中国	45	0.27	20	基本公共卫生服务	9	0
6	公共卫生	44	0	21	卫生政策	8	0
7	社区卫生服务	30	0.27	22	全民健康	8	0.02
8	健康状况	22	0.06	23	全球卫生治理	7	0
9	健康	20	0.02	24	健康素养	7	0.07
10	新型冠状病毒	19	0.02	25	儿童	7	0.02
11	公立医院	18	0	26	人类命运共同体	7	0.09
12	卫生服务利用	17	0.28	27	学生	7	0.29
13	影响因素	15	0.09	28	学生保健服务	6	0.05
14	新冠肺炎疫情	15	0.11	29	卫生服务需求	6	0
15	卫生健康	15	0.07	30	全球公共卫生治理	6	0.02

服务需求等。自2009年"新医改"开始，我国启动了基本公共卫生服务项目，以儿童、孕产妇、老年人、慢性疾病患者为重点人群，为全体居民免费提供预防接种、健康教育、慢性病管理等公共卫生服务项目[12]。作为我国公共卫生体系的重要组成部

分，基本公共卫生服务对于维护人民健康、提高全民健康水平具有重要意义。

（3）关于全民健康的关键词有健康状况、人类卫生健康共同体等。《"健康中国2030"规划纲要》提出："全民健康是建设健康中国的根本目的。立足全人群和全生命周期两个着力点，提供公平可及、系统连续的健康服务，实现更高水平的全民健康"。

（4）关于卫生治理的关键词包括全球卫生治理、全球公共卫生治理、环境卫生、医药卫生等。公共卫生治理是指政府、社会组织、企业、社区以及个人等多元主体，通过一系列政策、措施的制定与实施，对公共卫生事务进行统筹规划、协调管理、监督评估，以保障和促进公众健康的过程。当前，公共卫生治理经历了国内治理、跨国合作、全球治理三个发展历程，呈现出治理范围全球化、行为主体多元化、卫生问题安全化等特点[13]。

4.3.4 关键词演进分析

关键词聚类时间线知识图谱是在关键词聚类的基础上，将每类关键词依据出现时间的前后由左向右依次展开，每个聚类包含的关键词处于聚类名称的下方。通过分析关键词在不同时间段的出现频率和相关性，可以发现研究焦点随时间的演进和转变，有助于识别该领域的研究历史、当前状态和发展趋势。基于此，本文在关键词共现网络知识图谱的基础上，点击 timeline，生成关键词聚类时间线知识图谱，进而更加直观地了解卫生健康研究的演进过程。

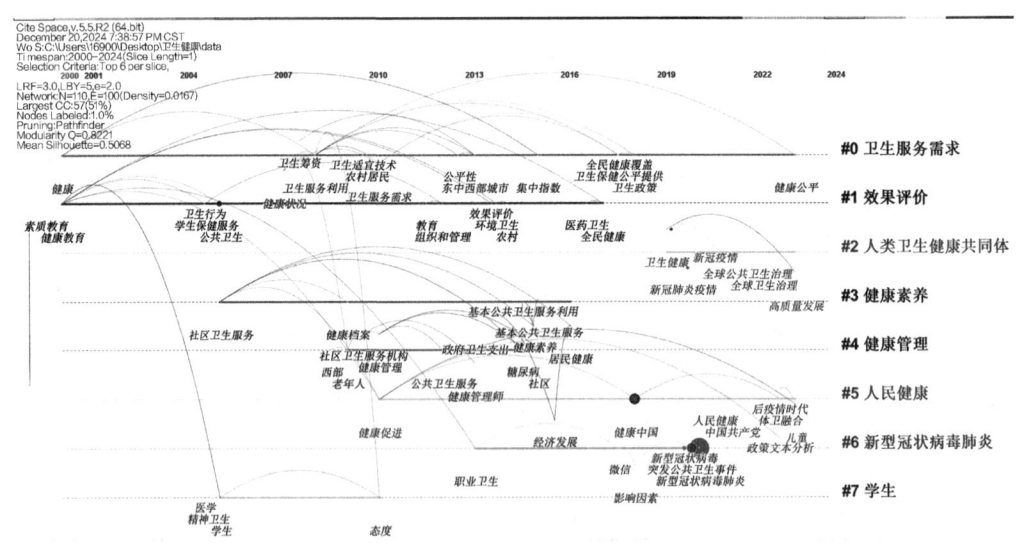

图 4-4 关键词聚类时间线知识图谱

观察图 4-4，卫生健康研究最终得到 8 个主要集群，分别是 #0 卫生服务需求、#

1效果评价、#2人类卫生健康共同体、#3健康素养、#4健康管理、#5人民健康、#6新型冠状病毒肺炎、#7学生。从关键词时间分布来看，关键词最早于2000年开始出现，包括健康教育、素质教育等。学校卫生与健康教育是应对学生患病和体质健康水平羸弱的直接抓手，同时是高质量服务健康中国、教育强国和人口国策的重要举措[14]。且多数关键词出现在2010年以后。

分聚类来看，在卫生服务需求聚类中，其作为研究热点贯穿了整个二十年，与各聚类间都存在紧密的联系。研究内容由健康、卫生服务利用转向卫生保健公平提供与健康公平。健康主要体现为健康状况的公平和卫生服务的公平。健康公平既是社会公平的重要组成部分，也是社会平等的重要标志，对于实现社会和谐稳定至关重要。在效果评价聚类中，关键词由卫生行为、学生保健服务发展为医药卫生与全民健康。而在人类卫生健康共同体聚类中，关键词出现时间均在2019年以后，包括新冠肺炎疫情、全球卫生治理等。人类卫生健康共同体强调世界各国在卫生健康领域紧密合作、相互支持，将全人类的健康视为一个整体，共同应对全球性的卫生健康挑战，以保障世界人民的健康权益，促进全球卫生健康事业的可持续发展。

4.3.5 关键词突现分析

关键词突现是指一定时间内关键词出现的增长速度突然加快或使用频率突然提高，关键词的突现强度越高，学者们对其集中关注的程度越深，能够确切地反映卫生健康的研究前沿和趋势。因此，本文利用CiteSpace可视化软件在关键词共现网络基础上生成关键词突现知识图谱，见图4-5。

图4-5显示，2000—2024年共出现24个突现词，且各突现词出现时间较为分散。在突现时间上，突现词健康教育的突现时间最长，长度为19年，时间跨度为2000—2018年。其次为突现词健康与卫生服务利用，突现时间均为12年。此外，卫生服务需求、社区卫生服务的持续时间同样较高，均超过7年。卫生服务的利用，尤其是社区卫生服务的充分利用是实现卫生保健的有效途径[15]。唯有持续强化社区卫生服务体系建设，优化服务流程，提高服务质量，吸引更多居民积极投身其中，才能让这一有效途径得以稳固拓展，向"健康中国"的宏伟目标稳步迈进。在突现词强度上，突现强度最大的突现词是人类卫生健康共同体，强度高达19.8953。其次是突发公共卫生事件，强度高达11.0215。在一些公共场合由于聚集的人数量众多，季节变化的规律不同，可能会引起不同的传染性疾病或者食物中毒以及其他类型严重危害社会公众健康的重大事件，而这些事件、现象统称为突发公共卫生事件。其余强度较高的突现词包括健康中国、社区卫生服务、健康教育等。除此之外，上述列举的突现词人类卫生健康共同体、突发公共卫生事件以及健康中国也是近些年学者们密切关注的热点。

关键词	年份	强度	开始年	终结年	2000—2024
健康	2000	8.3027	2000	2011	
健康教育	2000	9.0874	2000	2018	
知识	2000	2.093	2004	2011	
学生	2000	2.5301	2005	2012	
健康状况	2000	7.7617	2007	2013	
社区卫生服务	2000	9.6673	2008	2015	
卫生服务利用	2000	4.2224	2008	2019	
卫生筹资	2000	2.569	2008	2013	
健康档案	2000	2.1396	2009	2013	
卫生服务需求	2000	2.3229	2010	2018	
健康管理	2000	6.0252	2010	2015	
公共卫生服务	2000	2.425	2012	2014	
政府卫生支出	2000	2.2434	2013	2016	
职业卫生	2000	2.8698	2013	2018	
农村	2000	2.4131	2014	2019	
基本公共卫生服务	2000	3.6198	2015	2017	
社区	2000	2.1811	2015	2018	
健康素养	2000	4.231	2015	2017	
卫生投入	2000	2.5236	2015	2019	
居民健康	2000	3.2318	2016	2017	
突发公共卫生事件	2000	11.0215	2020	2024	
健康中国	2000	10.0086	2021	2024	
公共卫生	2000	3.8736	2021	2022	
人类卫生健康共同体	2000	19.8953	2021	2024	

图 4-5 关键词突现知识图谱

4.4 研究结论

本文借助 CiteSpace 可视化软件，以中国知网数据库中有关卫生健康的相关文献为基础，对 1821 篇文献进行年度发文趋势、作者合作、关键词共现、关键词聚类时间线、关键词突现等可视化分析，直观地展现了该领域的重点研究方向及发展趋势，得到以下主要结论：

第一，卫生健康领域研究热度显著走高。在文献数量上，2000—2024 年该领域研究经历了初步探索期和快速发展期。2019 年与 2020 年是卫生健康研究的关键转折点，此后相关文献数量呈现爆发性增长。我国卫生健康领域的研究力量较为集中，秦江梅、张艳春、张丽芳、张毓辉、刘远立等核心作者发文数量较高。同时，卫生健康领域的核心作者群体较多，反映了该领域研究的多样性和广泛性。

第二，在研究热点上，卫生健康领域的研究热点主要关注新型冠状病毒肺炎、公共卫生服务、全民健康、卫生治理等，而新型冠状病毒肺炎、人类卫生健康共同体、健康教育、突发公共卫生事件以及健康中国等关键词共现频次较高。通过关键词聚类分析，卫生健康领域研究生成了#0卫生服务需求、#1效果评价、#2人类卫生健康共同体等8个聚类集群。在关键词演进上，卫生健康领域的关键词首次出现在2000年，包括健康教育、素质教育。但大部分关键词出现在2019年以后。近期出现的关键词有高质量发展、健康公平等。在突现词上，卫生健康领域的突现词数量较多，其中，突现词健康教育、健康与卫生服务利用等突现时间较长，人类卫生健康共同体、突发公共卫生事件等突现强度较高。

参考文献

[1] 濮小英，顾亚明. 推进卫生健康领域供给侧结构性改革——基于党的二十大精神学习体会［J］. 卫生经济研究，2023，40（4）：1-4.

[2] 周健，王诗铭，冉诗杰，等. 卫生健康经济管理人员胜任力研究综述［J］. 中国卫生经济，2022，41（12）：31-35.

[3] 刘凤宇，王伟，刘梦婷，等. 上海市卫生健康街镇评价指标体系构建研究［J］. 健康发展与政策研究，2024，27（4）：345-350，364.

[4] 邱均平，沈恝谌，宋艳辉. 近十年国内外计量经济学研究进展与趋势——基于CiteSpace的可视化对比研究［J］. 现代情报，2019，39（2）：26-37.

[5] 李华，俞卫. 政府卫生支出对中国农村居民健康的影响［J］. 中国社会科学，2013（10）：41-60，205.

[6] 王兰，李潇天，杨晓明. 健康融入15分钟社区生活圈：突发公共卫生事件下的社区应对［J］. 规划师，2020，36（6）：102-106，120.

[7] 李岩，张毓辉，万泉，等. 2020年中国卫生总费用核算结果与分析［J］. 卫生经济研究，2022，39（1）：2-6.

[8] 秦江梅，林春梅，张丽芳，等. 我国基层医疗卫生机构儿科资源及医疗服务能力现状研究［J］. 中国全科医学，2019，22（13）：1511-1515.

[9] 吴静，饶克勤，吴凡，等. 以标准化健康档案为核心的社区卫生信息系统模式［J］. 中国卫生经济，2009，28（1）：49-51.

[10] 张静茹，倪冰莹，纪颖，等. 中国老年流动人口健康状况及卫生服务利用分析［J］. 现代预防医学，2017，44（19）：3526-3530.

[11] 周瑞，姚能亮，陈芳芳. 基于卫生政策分析的基层医疗卫生机构在新型冠状病毒肺炎疫情防控中的作用研究［J］. 中国全科医学，2022，25（10）：1155-1161，1171.

[12] 周京奎，韩律，胡善成. 基本公共卫生服务均等化对健康公平的影响［J］.

财政研究,2023,(10):44-58.

[13] 肖晞,高美晗,刘坤烨.全球公共卫生治理:历程、困境与发展趋势[J].社会科学战线,2022(10):247-251.

[14] 张俊杰,刘海元.百年学术史观照下的中国学校卫生与健康教育发展研究[J].北京体育大学学报,2024,47(9):82-97.

[15] 李波,王胜今,葛艳萍,等.健康老龄化与卫生服务利用探析[J].人口学刊,2012(3):23-30.

第 5 章 卫生事业发展

5.1 引言

卫生事业是政府致力于促进、改善与维持公众身体健康状况所实行的具有一定福利政策的社会公益事业[1]。在当今快速变化的全球健康格局中，国内卫生事业的发展不仅关乎国民福祉，也是衡量一个国家社会进步与文明程度的重要指标。国内卫生事业涵盖医疗服务、公共卫生、医疗保险、医学教育等多个维度，近年来在政策支持、技术创新、资源配置等方面取得了显著成就，但也面临着人口老龄化、慢性病负担加重、医疗资源分布不均等挑战。因此，系统地回顾与分析国内卫生事业的发展历程，识别关键节点与演变规律，对于指导未来政策制定、优化资源配置、提升服务质量具有重要意义。

5.2 数据来源

为保证文献样本能准确包含卫生事业发展领域的研究成果，本文以中国知网数据库为检索平台进行高级检索，并以"卫生事业发展"为关键词，时间范围设置为2010—2024年，检索日期为2024年12月6日，检索国内发表有关卫生事业发展的中文文献。通过在文献中进行筛选，排除与检索主题无关的文献、重复发表的文献、会议通知、新闻报道等信息，最终得到1179篇有效文献。

5.3 研究结果

5.3.1 年度发文量分布

年度发文量直观地展示了某一研究领域在不同年份受关注的程度。通过统计年度发文量，我们可以清晰地看到研究活动的活跃程度以及是否存在增长或下降的趋势。较高的发文量意味着有更多的研究人员参与到该领域的研究中。这也可以从侧面反映出该领域对研究人员的吸引力。通过对来自中国知网数据库的卫生事业发展年度发文数量进行统计（见图5-1），能够发现：卫生事业发展的研究数量可以划分为3个阶段。

2010—2013年，卫生事业发展的相关研究呈现出增长态势，文献发表数量明显上升，代表了学界对卫生事业发展研究的广泛关注。2009年以后，我国逐步深化医

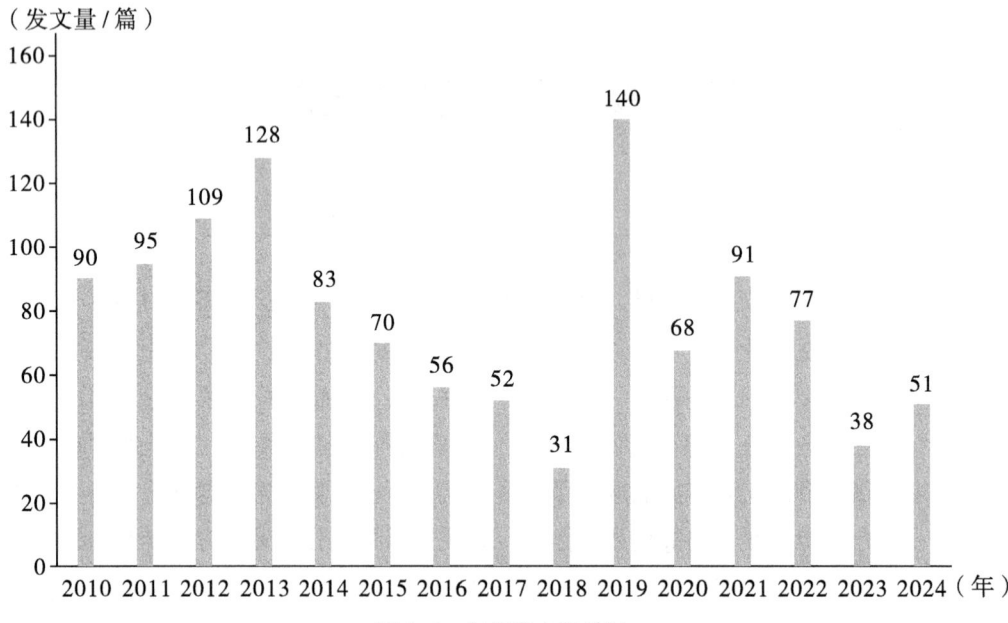

图 5-1　年度发文量统计

药卫生体制改革，出台了加强基本医疗保障制度和基层医疗卫生服务体系建设等一系列政策措施，这些政策措施激发了学术界对卫生事业发展的研究兴趣。研究人员开始关注政策实施过程中的问题、效果评估以及改进方向，从而促使相关文献数量逐步增加。研究内容包括农村医疗卫生事业的发展现状与对策[2]、卫生事业发展水平的综合评价[3]等。

2014—2018 年，卫生事业发展研究的发文数量逐年下降，由 2014 年的 83 篇下降至 2018 年的 31 篇。在之前的研究热潮中，一些卫生事业发展的基础领域已经得到了较为充分的研究，使得这一时期的发文数量有所降低。研究内容有地区医疗卫生事业发展差异的影响因素[4]以及如何促进医疗卫生事业的协同发展[5]等。

2019—2024 年，卫生事业发展研究的发文数量表现出明显的波动上升趋势，且波动幅度较大。2020 年新冠疫情的暴发对全球卫生体系产生了巨大冲击，也促使了学者们更加关注卫生事业的发展，特别是公共卫生体系的建设和完善。这一时期的研究不仅关注传统的医疗卫生服务，还更加注重公共卫生、疾病预防和控制等方面的研究。

5.3.2　研究作者分析

借助 CiteSpace 可视化软件的合作作者模块进行可视化分析，能够更加精准地识别卫生事业发展研究的发文数量领域的核心作者，进而洞察该领域的研究动态和发展趋势。本文通过运用 CiteSpace 可视化软件生成卫生事业发展研究的发文数量研究文献的作者合作网络知识图谱（见图 5-2），可以窥探在此领域研究中具有影响力的学者。在作者合作网络图谱中，节点越大则发文量越多，作者连线越粗表示合作越紧密。

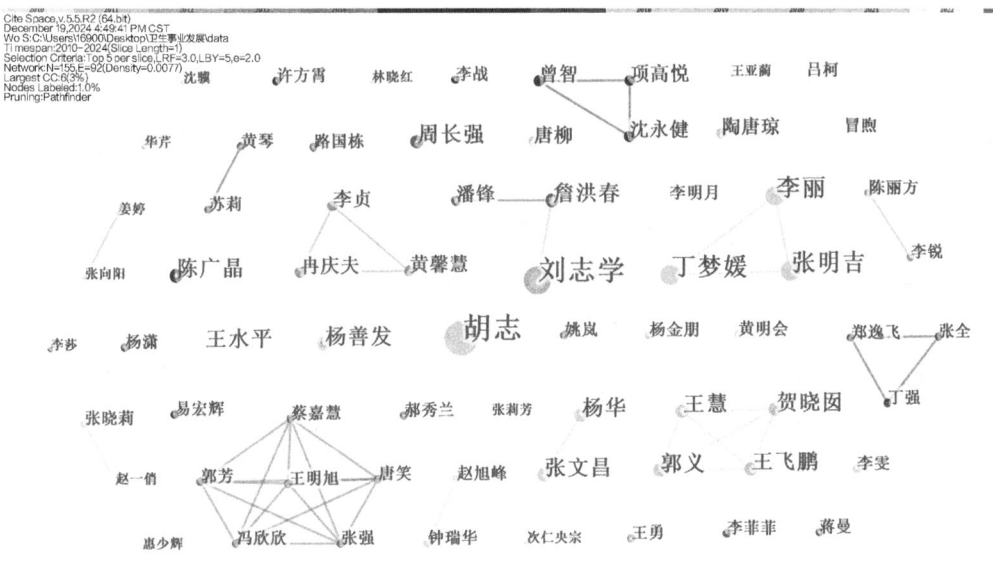

图 5-2　作者合作网络知识图谱

观察图 5-2 可以发现，在卫生事业发展研究领域中，作者网络节点数达到 155 个，然而相互之间的连线却仅有 92 条，网络密度明显偏低，仅为 0.0077，形成了 13 个研究团队。最大的研究团队为作者王明旭所在的研究团队，由 6 位研究作者构成。这一研究团队主要探究了在当前整合医学理念的背景下，如何改进和提升我国公共卫生教育的质量和效果。随着全球健康问题的复杂化和医学模式的转变，传统的公共卫生教育模式已经难以满足当前社会对公共卫生人才的需求。整合医学理念的引入为公共卫生教育提供了新的视角和方法，有助于培养具备全面素养和综合能力的公共卫生人才。而在整合医学理念的指导下，公共卫生教育更加注重与其他学科的交叉融合。通过加强医学、公共卫生、社会科学等领域的交流与合作，可以培养学生的跨学科思维和综合能力，更好地应对复杂多变的公共卫生问题[6]。

作者王慧、王飞鹏所在的研究团队由 4 位作者组成，该研究团队考查了我国社区医疗卫生服务事业发展中面临的制约因素，并提出了相应的涉法纠纷解决对策。制约因素包括政府资金投入不足、人才短缺、法律保障机制缺失、患者信任度低、双向转诊制度执行不力及健康档案建档率低等，并针对这些制约因素提出了加大资金投入、加强人才建设、构建法律保障体系、提升患者信任度、完善双向转诊制度及提高健康档案建档率等解决对策[7]。

此外，其余研究团队的规模较小，每个研究团队的作者数量均小于 4 位。

卫生事业发展研究中的核心作者有胡志、刘志学、丁梦媛、李丽以及张明吉，发文量均在 6 篇以上，同时发文数量超过 3 篇的作者共有 57 位，占所有作者的 36.8%。

由图 5-2 可知，作者胡志的节点最大，以 12 篇的发文数量位居首位。其作为安徽医科大学的研究学者，梳理了我国卫生管理学科的发展脉络。其中，1949—1977 年为初创时期，前辈们对卫生管理事业发展的追求为之后的发展奠定了重要基础。1978—1996 年为恢复时期，党的十一届三中全会后，卫生管理教育在全国范围内得到迅速恢复和发展。初步形成了一套适应我国社会发展需要的培养多层次卫生管理人才的办学体系。1997 年至今属于建设与发展时期，我国医疗卫生事业改革发展思路与方式逐步清晰。采取了扩大招生规模，开办相关专业，优化教育教学模式等措施，以提高人才培养质量和科研水平[8]。来自中国医药导报的刘志学发文量为 10 篇，在所有作者中排在第二位。而孙振球作为中南大学的研究学者，其将湖南省与浙江省和云南省进行对比分析，以此探究湖南省卫生事业的发展现状。结果表明，2007—2008 年湖南省卫生机构总数略有增加，而浙江省和云南省略降。在卫生人员数量方面，三个省份的卫生人员均显著增加，由多到少依次为浙江省、湖南省和云南省。在卫生措施方面，湖南省 2008 年比 2007 年增加病床 5.69%，2 年均多于云南省，但少于浙江省[9]。

5.3.3 关键词热点分析

关键词是反映文献研究主题的词汇，可以简要阐释文献的主要内容。关键词共现揭示了不同主题之间的内在联系。当两个关键词一起出现时，说明它们所代表的主题在研究内容上存在关联。因此，通过对关键词出现频率进行分析能够得出卫生事业发展领域的研究热点和方向。我们在 CiteSpace 可视化软件中，选择节点类型为 keywords，时间片阈值（Top N）设置为 50，网络切割剪枝算法选择最小生成树算法，可视化方法选择静态视图，运行 CiteSpace 可视化软件对卫生事业发展领域相关文献进行可视化分析，生成关键词共现网络知识图谱（见图 5-3），同时，生成关键词频次统计表（见表 5-1）。

观察图 5-3 可知，卫生事业发展研究主要关注以下四个方面：

（1）医疗卫生事业。高频关键词包括卫生事业、医疗卫生事业、卫生健康事业、公共卫生事业等。当前，我国医药卫生事业不断推出新政策，并实现阶段性突破，新农合制度巩固发展，公立医院改革有效推进，城乡基层医疗卫生服务体系基本形成[10]。与此同时，医药卫生领域的信息化建设也在加速推进，进一步推动了医疗资源的均衡化配置，为我国医药卫生事业向着更高质量、更具公平性与可持续性的方向发展注入了强大动力。

（2）健康发展。高频关键词包括健康中国、健康中国战略、健康发展、卫生健康等。健康中国战略将人民健康放在优先发展的战略地位，强调全方位、全周期保障人民健康。其内涵就是提高全民体质健康水平[11]，主要内容包括深化医药卫生体制

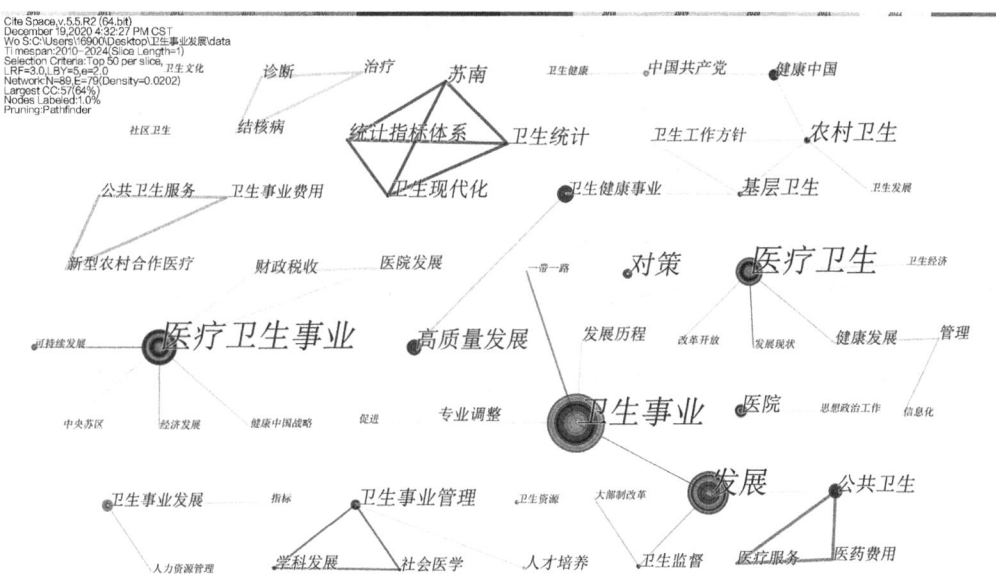

图 5-3 关键词共现网络知识图谱

表 5-1 关键词频次统计表

序号	关键词	频次	中心性	序号	关键词	频次	中心性
1	卫生事业	53	0.31	16	学科发展	5	0
2	发展	39	0.27	17	基层卫生	5	0.16
3	医疗卫生事业	33	0.34	18	新医改	4	0.12
4	医疗卫生	26	0.31	19	卫生监督	4	0.03
5	卫生健康事业	16	0.18	20	卫生资源	4	0
6	高质量发展	14	0.34	21	问题	4	0
7	公共卫生	14	0.06	22	医改	4	0.28
8	医院	13	0.04	23	人才培养	3	0.08
9	卫生事业发展	12	0	24	社会医学	3	0
10	健康中国	11	0.06	25	卫生事业单位	3	0
11	卫生事业管理	10	0.06	26	思考	3	0
12	对策	9	0.18	27	公共卫生事业	3	0
13	农村卫生	6	0.11	28	发展历程	2	0.03
14	中国共产党	6	0.03	29	建党百年	2	0
15	可持续发展	6	0	30	思想政治工作	2	0

改革，健全全民医疗保障体系，加强重大疾病防治和基本公共卫生服务等。自健康中国战略实施以来，我国在医疗卫生、健康促进、健康保障等方面取得了显著成效。

（3）农村卫生。高频关键词包括农村、农村卫生、新型农村合作医疗等。农村卫生工作是我国卫生工作的重点，关系到维护广大农村居民身心健康，维护农村社会发展稳定的大局，对全面建设健康中国和实现中华民族伟大复兴都具有重大意义[12]。

（4）高质量发展。关键词包括发展、健康发展、发展方向、可持续发展等。

5.3.4 关键词时间分布

关键词聚类时间线是以聚类名称为 y 轴，以文献发表年份为 x 轴，主要侧重于刻画各聚类之间的历史演进关系和文献的时间历程，描绘领域内各个研究主题随时间的演变趋势。本文利用 CiteSpace 可视化软件，在关键词共现中点击 timeline，生成关键词聚类时间线知识图谱（见图 5-4），以此更加清晰地理解卫生事业发展研究的主题热点的演进过程。

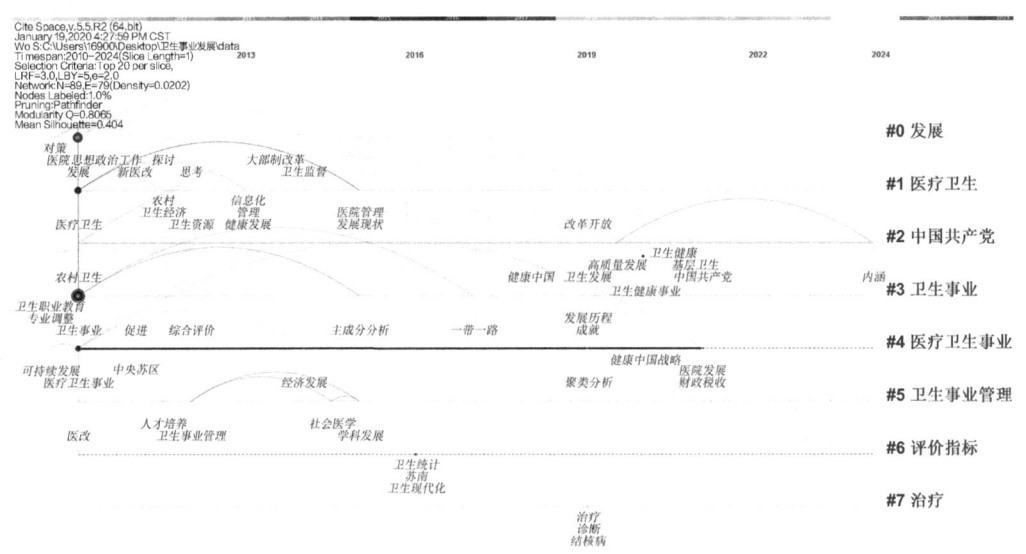

图 5-4 关键词聚类时间线知识图谱

从图 5-4 来看，在卫生事业发展研究中，众多关键词共生成了 8 个聚类，同时表示 8 个具体的研究方向，这 8 个聚类分别是 #0 发展、#1 医疗卫生、#2 中国共产党、#3 卫生事业、#4 医疗卫生事业、#5 卫生事业管理、#6 评价指标、#7 治疗。在聚类图谱中，聚类的模块值 Q 大小与节点的疏密情况相关，观察图 5-4，$Q=0.8065$，大于 0.7，说明该领域研究的网络结构聚类效果较好。平均轮廓值 S 大小可以用来衡量聚类的同质性，$S=0.404$，接近 0.5，表明该领域研究聚类的同质性较高。

就关键词演进来说，卫生事业发展的关键词首次在 2010 年出现，包括卫生职业教育、专业调整、医疗卫生事业、可持续发展等。有学者指出，卫生事业的可持续发展是一种最有效利用资源和保护环境的模式，其核心是对卫生资源的高效利用和循环利用[13]。在 2011—2019 年，关键词出现数量较多，在此期间出现的关键词有卫生资源、农村、医院管理、健康中国等。医院管理的提升能够推动卫生事业的快速发展。通过加强医院管理，可以提高医疗服务的质量和效率，增加医疗卫生资源的供给能力，从而满足人民群众对健康的需求。在 2019 年以后，关键词数量明显降低，表明这一阶段学者们关于卫生事业发展的研究趋于成熟，研究深度与广度逐渐提升。近期出现的关键词包括卫生健康、基层卫生、财政税收、内涵等。

5.3.5 关键词突现分析

关键词突现分析是将分析对象聚焦于相互独立的关键词，描绘出特定时段内突然涌现的关键词，试图反映在该时段内某一研究议题受学者的集中关注度，突现强度与该时段内这一议题的集中度正相关。因此，为了进一步探究卫生事业发展领域当前的研究重点与未来的研究趋势，本文通过 CiteSpace 可视化软件在关键词共现网络基础上进行关键词突现知识图谱绘制（见图 5-5）。

关键词	年份	强度	开始年	终结年	2010—2024
医院	2010	2.5949	2010	2012	
可持续发展	2010	1.7352	2010	2011	
对策	2010	2.3067	2010	2014	
医改	2010	1.6403	2010	2012	
新医改	2010	1.399	2011	2014	
发展	2010	5.3488	2011	2013	
问题	2010	1.6032	2013	2016	
卫生监督	2010	1.9188	2014	2016	
学科发展	2010	1.9523	2015	2019	
卫生事业管理	2010	2.4763	2015	2017	
健康中国	2010	3.5697	2018	2024	
公共卫生	2010	3.1219	2018	2020	
农村卫生	2010	1.2866	2019	2021	
卫生健康事业	2010	7.5257	2020	2024	
高质量发展	2010	6.5403	2020	2024	
基层卫生	2010	2.5228	2021	2024	
医疗卫生事业	2010	1.6648	2022	2024	

图 5-5　关键词突现知识图谱

图 5-5 显示了在 2010—2024 年卫生事业发展领域共出现 17 个突现词，其中，暗部表示突现词的突现时间段。从持续时间上看，突现词健康中国的持续时间最长，跨度为 7 年。健康中国是国家的健康总战略，可持续发展则是健康中国的题中应有之意。健康中国并不是一场运动，而是持续保障全民健康的永续过程[14]。而对策、学科发展、卫生健康事业、高质量发展等突现词持续时间均为 5 年。从突现强度上看，卫生健康事业的相对强度达到 7.5257，是目前卫生事业发展领域强度最高的突现词。

卫生健康事业是一项具有广泛影响的社会公益事业，涵盖了医疗、预防、保健、健康教育等多个方面，旨在提高全民健康水平、改善医疗卫生服务条件、加强医疗卫生体系建设。其次为高质量发展，突现强度为6.5403，其余强度较高的突现词还有发展、健康中国、公共卫生等。从研究趋势上看，2012—2016年研究重心为可持续发展、医改等，2017—2019年研究重点在健康中国、农村卫生等方面，而近期的研究内容包括卫生健康事业、基层卫生、医疗卫生事业等。

5.4 研究结论

本文借助CiteSpace可视化软件，对中国知网数据库中2010—2024年发表的1179篇涉及卫生事业发展的主题文献进行作者合作网络、关键词共现、关键词演进、关键词突现分析，以期为我国卫生事业发展领域研究提供参考，研究结论如下：

卫生事业发展领域关注度明显上升。从文献发表的时间脉络来看，卫生事业发展文献的发文数量表现出明显的阶段性特征，2010—2013年处于稳步增长阶段，发文数量逐渐上升。2014—2018年，卫生事业发展研究处于缓慢下降阶段，发文数量逐渐走低。2019—2024年，卫生事业发展研究属于波动发展阶段，发文数量波动上升，且波动幅度较大。从作者发文数量与合作情况来看，共有155位研究作者在卫生事业发展领域发文数量超过1篇，胡志、刘志学、丁梦媛、李丽及张明吉等作者发文量较为靠前。但作者合作较为分散，缺乏核心研究团队。最大的研究团队规模由6位作者组成，但发文数量较少。

从研究主题热点来看，卫生事业发展的研究重心主要在于医疗卫生事业、健康发展、农村卫生与高质量发展。高频关键词有卫生事业、发展、医疗卫生事业、医疗卫生、卫生健康事业等。从关键词聚类来看，卫生事业发展研究共生成了#0发展、#1医疗卫生等8个聚类，聚类之间联系较近。从研究热点演进来看，卫生事业发展研究的关键词在2010年开始出现，且多数关键词出现于2011—2019年。近年来出现的关键词包括卫生健康、基层卫生、财政税收等。而从突现词来看，在2010—2024年间共出现17个突现词，其中持续时间最长的突现词是健康中国，时间为7年，突现强度最高的突现词是卫生健康事业，相对强度达到7.5257。

卫生事业发展在保障人民健康、促进社会和谐稳定以及推动经济社会发展等方面都具有极其重要的意义。因此，需要社会各界共同努力，加大投入、深化改革、加强人才队伍建设、推广健康教育、加强公共卫生和疾病预防控制以及推动科技创新和信息化建设，进而推进卫生事业的健康发展。

参考文献

[1] 叶俊, 陈奎, 高鹏. 我国卫生事业发展水平测度——基于31个省份面板数据 [J]. 中国社会医学杂志, 2022, 39 (4): 464-468.

[2] 祝远恩, 魏敏, 赵满意, 等. 农村医疗卫生事业的发展现状与对策 [J]. 安徽农学通报 (上半月刊), 2012, 18 (9): 24-25, 47.

[3] 郭堪, 何琼, 孙振球, 等. 湖南省卫生事业发展水平的综合评价 [J]. 中南大学学报 (医学版), 2012, 37 (5): 532-536.

[4] 郭玉玲, 刘钦普. 中国卫生事业发展省区差异影响因素灰色关联分析 [J]. 中国卫生事业管理, 2015, 32 (12): 907-910.

[5] 武云秀. 京津冀医疗卫生事业协同发展的政策建议 [J]. 经济与管理, 2016, 30 (1): 5-8.

[6] 郭芳, 张强, 唐笑, 等. 整合医学理念下改进我国公共卫生教育的思考 [J]. 中国医学伦理学, 2017, 30 (8): 998-1001.

[7] 王慧, 王飞鹏, 郭义, 等. 发展我国社区医疗卫生服务事业的制约因素及相关涉法纠纷解决对策 [J]. 延安大学学报 (医学科学版), 2012, 10 (4): 72-74, 77.

[8] 胡志. 论我国卫生管理学科发展的若干问题 [J]. 中国农村卫生事业管理, 2019, 39 (1): 2-6.

[9] 胡敏, 郭堪, 赵晓华, 等. 湖南省卫生事业发展的状况分析 [J]. 中南大学学报 (医学版), 2011, 36 (7): 692-696.

[10] 范玮. 我国医疗卫生事业发展思考 [J]. 合作经济与科技, 2016, (24): 188-189.

[11] 刘桉凯, 伊晓, 丁晓丹. 健康中国视域下青少年体质健康提升策略研究 [J]. 文体用品与科技, 2024, (20): 7-9.

[12] 胡志. 党的卫生工作方针赋能农村卫生事业发展 [J]. 中国农村卫生事业管理, 2021, 41 (10): 692-696, 703.

[13] 崔永. 推进卫生事业可持续发展的措施建议 [J]. 祝您健康·新医药, 2010, 1 (2): 54-55.

[14] 李昶达, 韩跃红. 卫生事业可持续发展研究综述 [J]. 中国农村卫生事业管理, 2018, 38 (4): 420-423.

第 6 章 卫生资源配置

6.1 引言

健康是关乎国计民生的重中之重，也是促进人的全面发展的必然要求[1]。随着我国经济的蓬勃发展、社会的持续进步以及民众健康需求的日益增长，卫生资源配置的合理性与科学性愈发凸显其关键意义。卫生资源配置是指政府或市场如何使卫生资源公平且有效率地在不同的领域、地区、部门、项目、人群中分配，从而实现卫生资源的社会和经济效益最大化。医疗卫生资源的优化配置有助于实现人人享有基本医疗卫生服务、满足人们的健康需求、推进健康中国建设[2]。

进入 21 世纪以来，学者们对卫生资源配置的研究呈现出快速增长的态势。众多学者从不同角度、不同领域、不同研究方法深入探讨了卫生资源配置的现状、问题、影响因素及优化策略，为提升医疗卫生服务效能、促进医疗资源均衡分布提供了宝贵的理论支撑和实践指导。然而，尽管研究成果丰硕，但对于该领域研究动态、发展趋势以及潜在研究空间的系统性梳理仍显不足。综上，本文基于文献计量学，以中国知网数据库为检索平台，借助 CiteSpace 可视化软件，绘制相关知识图谱，直观分析国内关于卫生资源配置的研究现状，不仅有助于理解该领域的研究进展和趋势，还能为未来的相关研究与实践提供有益的参考。具体而言，本文尝试回答以下研究问题：①卫生资源配置的发文特征有何趋势？②存在哪些核心作者与合作团体？③研究重点关注哪些方面？④未来的研究趋势是什么？

6.2 数据来源

本文所使用的数据全部来源于中国知网数据库。为保证数据的准确性与有效性，具体的检索策略设置如下：在中国知网数据库中以主题词"卫生资源配置"进行高级检索，文献类型选择 CSSCI 来源期刊和北大核心期刊，检索时间跨度为 2000—2024 年，检索日期为 2024 年 12 月 23 日。同时，在检索结果中进行筛选，删除学术价值较低、重复发表和内容不相关的文献，最终筛选出 1657 篇文献作为本文的分析依据。

6.3 研究结果

6.3.1 年度发文量分析

年度发文量的变化能够直观地体现研究的发展趋势，在一定程度上反映了某个特定领域内学者对该话题的关注程度[3]。如果发文量呈现上升趋势，说明该领域受到越来越多的关注，研究不断深入。反之，如果发文量逐渐减少，可能意味着该领域的研究热度有所下降，或者进入了相对成熟的阶段，研究增长点相对较少。图 6-1 显示了 2000—2024 年卫生资源配置研究的数量变化情况。

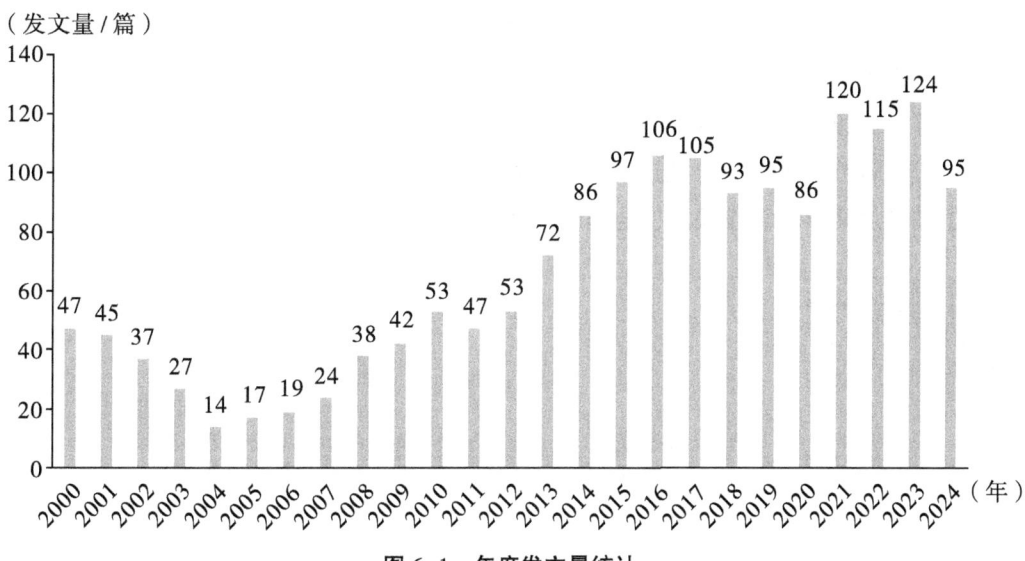

图 6-1　年度发文量统计

依据年度发文量的变化趋势，我国卫生资源配置研究可以分为三个阶段：

阶段一：起步阶段（2000—2008 年），发文数量较少，增长速度较为缓慢。在此期间，我国医疗卫生体制改革尚未完全展开，缺乏明确的政策导向，使得研究者对卫生资源配置研究的兴趣不足。同时，公众对卫生资源配置不均衡问题的认知程度较低。人们更多关注医疗服务的可得性，而对医疗资源在不同区域、人群之间的分配合理性关注度不够。研究内容有我国卫生资源的供求状况[4]、社区卫生资源配置公平性评价体系创新[5] 等。

阶段二：快速发展阶段（2009—2017 年），卫生资源配置的发文数量快速上升，由 2009 年的 42 篇上涨至 2016 年的 106 篇。2009 年我国启动了新一轮医药卫生体制改革，明确提出了要建立健全覆盖城乡居民的基本医疗卫生制度，这一政策导向使得卫生资源配置成为改革的关键环节，相关政策的出台和实施为卫生资源配置研究提供了有力的支持和保障。研究内容有卫生资源配置对居民住院就医行为的影响[6]、基层卫生人力资源配置的公平性分析等[7]。

阶段三：深入探索阶段（2018—2024 年），卫生资源配置的文献数量继续上涨，但呈波动上升趋势，表明卫生资源配置近年来得到了广泛关注。人口老龄化的加剧、慢性病发病率的上升以及新兴医疗技术的发展给卫生资源配置带来了新的挑战，使得卫生资源配置研究在不断探索新问题的过程中持续发展,文献数量呈现波动上升的态势。

6.3.2 研究作者分析

作者合作网络旨在分析作者间在卫生资源配置领域的联系,有助于了解该领域核心作者群及其合作关系。因而,本文利用 CiteSpace 可视化软件,参数选择为 author,进行发文作者与合作网络分析,得到卫生资源配置研究的作者合作网络知识图谱(见图 6-2),以此查看作者在合作网络的重要性指标以及相关的网络属性。在作者图谱中,代表着节点的圆的半径越大,意味着该作者的发文量越多,节点之间的连线则反映了作者之间存在合作关系,合作越紧密则连线越粗。

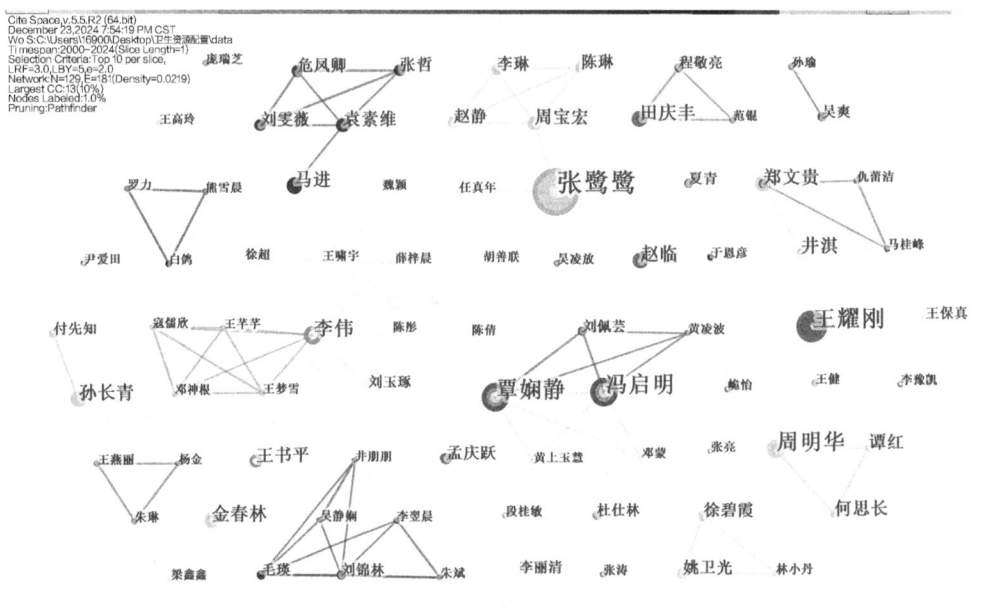

图 6-2 作者合作网络知识图谱

作者合作网络揭示了卫生资源配置的知识领域研究趋势。图 6-2 显示了主要作者的合作网络情况。总共有 237 个节点和 520 条连线,共有 237 位作者在卫生资源配置领域发文数量超过 2 篇,从作者合作网络上看,作者间合作较为紧密,共出现了 13 个合作团队。其中,以作者李伟为中心的合作团队包含的作者最多,共有 11 位作者。该团队利用数据包络分析(DEA)模型和因子分析法,对 2020 年我国 7 个超大城市和 14 个特大城市(共 21 个城市)的卫生资源配置效率与医疗水平进行了深入调查,结果表明超特大城市总体卫生资源配置效率不高,存在投入冗余的问题,即部分城市的卫生资源投入并未得到相应的产出效益。同时,超大城市与特大城市之间的卫生资源配置效率和综合医疗实力存在显著差异,这可能与各城市的经济水平、人口规模、政策环境等因素有关[8]。

其次是分别以冯启明与刘锦林为中心的研究团队,均有6位研究作者。前一团队基于2021年的面板数据,采用全局和局部空间自相关分析等方法,对广西的卫生人力资源和医疗服务效率进行了深入研究。广西卫生人力资源和医疗服务效率整体上的空间分布呈聚集特征,并具有较弱的空间依赖性。广西各地区经济发展水平差异显著,但区域社会经济的发展对卫生人力资源配置具有积极影响,有助于缩减供给差异。综上,该团队的学者提出在进行卫生人力资源配置时,应考虑空间相关性,并将社会经济发展因素作为重要参考。此外,政府应加大对经济落后地区的卫生事业投入,以促进卫生人力资源的均衡配置[9]。后一研究团队通过构建组合预测模型,探究我国卫生人力资源的供给状况,为达到供需平衡提供规划方向。经过一系列验证后,发现组合预测模型与单项预测模型相比,预测误差更小,预测的精度和稳定性更好,因此,组合预测模型可以作为我国卫生人力资源预测的有效工具。这一研究结果有助于政府和相关部门更好地了解我国卫生人力资源的供给状况,从而制定更有效的政策措施[10]。

从发文量上看,发文数量大于10篇的核心作者有:张鹭鹭、王耀刚、覃娴静、冯启明、周明华。其中,作者张鹭鹭的节点最大,发文数量最多,共计发文20篇。作为海军军医大学的研究学者,其指出地震、泥石流、洪水等重大自然灾害频发,给我国经济和社会发展造成了巨大损失。在灾后重建工作中,卫生系统的重建占有举足轻重的地位,核心是卫生资源的重新配置。卫生资源的配置应服务于受灾地区的整体利益,确保所有受灾居民都能获得必要的医疗卫生服务。同时,卫生资源的分配应基于公平的价值取向,确保资源分布合理,避免过度集中于某些地区或群体[11]。

6.3.3 关键词热点分析

关键词共现网络能够以可视化的方式呈现出在某一研究领域或文献集合中频繁共现的关键词组合。这些高频关键词组合往往代表了该领域的研究热点。研究热点指在某一研究领域内受到广泛关注并且活跃进行研究的主题或问题,其指示了研究资源和努力的聚焦点,同时也预示了未来一段时间内该领域研究的主要方向和发展趋势。因此,在CiteSpace可视化软件中,时间范围设置2000—2004年,最小统计时间设置1年,节点类型选择keywords,并选择网络剪裁等相关选项,生成关键词共现网络知识图谱(见图6-3)与关键词频次统计表(见表6-1)。

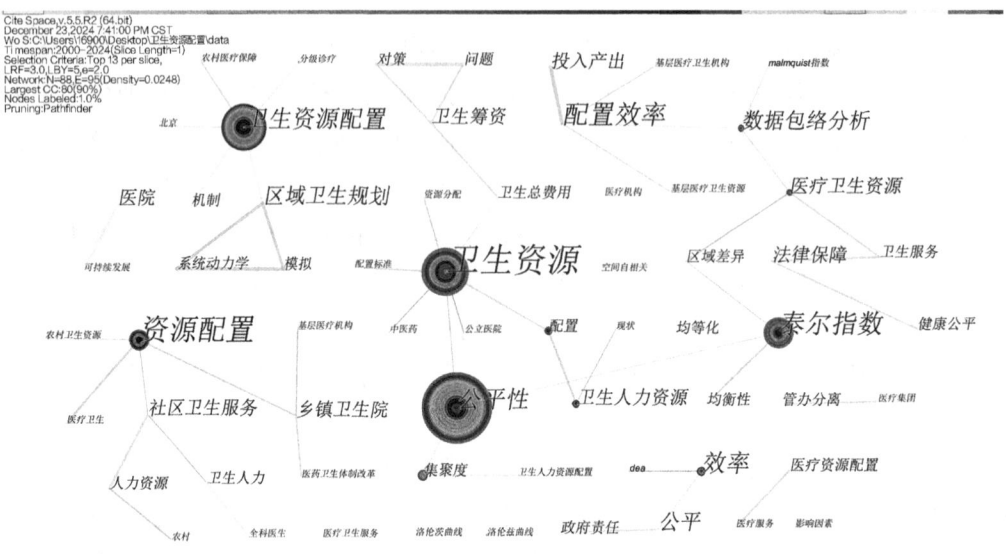

图 6-3 关键词共现知识图谱

表 6-1 关键词频次统计表

序号	关键词	频次	中心性	序号	关键词	频次	中心性
1	公平性	341	0.76	16	社区卫生服务	26	0.11
2	卫生资源配置	262	0.32	17	医疗资源	23	0.15
3	卫生资源	248	0.71	18	公平	21	0.16
4	基尼系数	156	0.31	19	分级诊疗	15	0
5	泰尔指数	145	0.74	20	全科医生	15	0.05
6	资源配置	137	0.39	21	均等化	14	0.17
7	卫生人力资源	83	0.07	22	卫生人力	14	0
8	效率	81	0.28	23	区域卫生规划	12	0.27
9	配置	77	0.14	24	乡镇卫生院	11	0.07
10	数据包络分析	71	0.32	25	dea	11	0
11	集聚度	67	0.07	26	集中指数	11	0.04
12	医疗卫生资源	50	0.29	27	医疗资源配置	11	0.25
13	洛伦兹曲线	34	0	28	基层医疗卫生机构	10	0
14	人力资源	29	0.11	29	空间自相关	9	0
15	配置效率	27	0.2	30	卫生服务	9	0.23

结合图 6-3 与表 6-1，我们能够发现卫生资源配置领域主要关注如下几方面内容：

（1）卫生资源。与之相关的关键词有医疗资源、卫生资源、公共卫生资源、农村卫生资源等。卫生资源配置是卫生事业发展的基础，是居民获取健康服务的主要途径[12]。卫生资源配置的目标使卫生资源的分配产生最佳的功能和效益。其配置包括卫生资源的增量与卫生资源的存量调整两个方面。其中，卫生资源的增量配置又称为初配置，如当年计划投入的卫生经费等；卫生资源的存量调整又称为存量再分配，是指通过对原有卫生资源的重新分配改变分配不合理的现状，达到优化的目的。

（2）人力资源。与之相关的关键词包括卫生人力资源、护理人力资源、卫生人力资源配置、人力资源等。卫生人力资源是指已经接受或正在接受某种医疗卫生专业教育和训练，从而具有或者可能具有一定医疗卫生科学技术知识的人员。这类资源具有专业性高、组合结构复杂多变和知识密集的特点。卫生人力资源是卫生资源的重要组成部分，优质卫生人力资源的数量及分布对促进地区卫生健康事业高质量均衡发展具有举足轻重的作用[13]。

（3）资源配置效率。关键词包括卫生资源配置效率、配置效率、医疗资源配置等。卫生资源配置效率是指利用有限的资源获得最高的产出，从而实现社会效益和经济效益最大化[14]。这种效率不仅体现在直接的服务提供上，如提高医疗服务的可及性、质量和安全性，降低患者等待时间和治疗成本，还体现在对公共卫生体系的整体支撑上，包括疾病预防、健康教育、应急响应等方面。

（4）医疗卫生服务。相关的关键词包括社区卫生服务、基本医疗卫生服务、医疗服务、基本公共卫生服务等。

6.3.4 关键词聚类分析

在关键词共现网络知识图谱中，关键词数量较多，难以直观看出研究的主要框架。关键词聚类分析能够更好地反映热点研究。因而，本文在关键词共现的基础上，进一步将联系紧密的关键词分类并将其简化成数目相对较少的聚类，形成关键词聚类知识图谱，如图 6-4 所示。在聚类图谱中，网络的模块化指数 Q 为 0.7782（>0.7），表示聚类所划分的结构是显著的。此外，平均轮廓值 S 为 0.6293（>0.5），表明聚类结果轮廓清晰，具有可信性。

图 6-4 表明，通过聚类后将关键词分为 8 个类别，具体包括 #0 中医药、#1 资源配置、#2 分级诊疗、#3 基尼系数、#4 区域差异、#5 配置效率、#6 dea、#7 公平性。聚类的出现年份较为集中，分布在 2007—2013 这一时间段内。中医药的聚类规模最大，出现年份为 2010 年，包含了卫生资源、资源分配、配置标准等 13 个关键词。资源配置的聚类规模位居第二位，在 2009 年出现，涵盖了医疗卫生体制改革、农村卫生资源、医疗卫生服务等 11 个关键词。随着我国农村经济的快速发展和社会的全面进步，优化农村卫生资源配置、完善农村卫生服务体系、实现城乡卫生资源共享、推进城乡卫生服务均等化已成为当前医改必须要解决的重大问题[15]。聚类分级诊疗于 2007 年出现，共包含 10 个关键词，如系统动力学、农村医疗保障、区域规划卫生

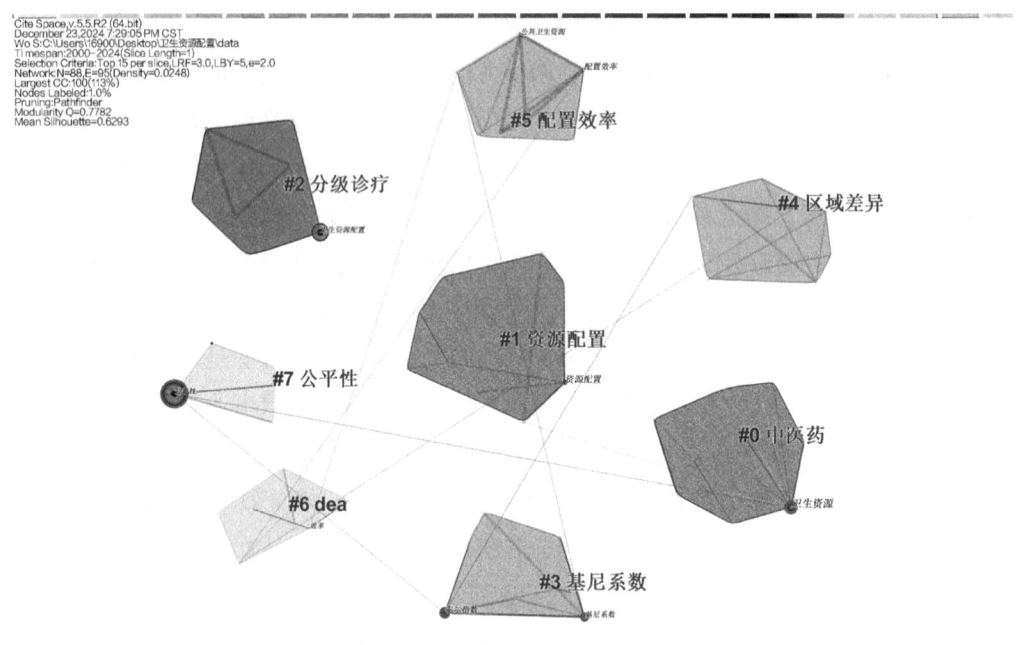

图 6-4　关键词聚类知识图谱

等。分级诊疗是优化资源配置的重要抓手[16]，其不仅优化了医疗资源的分布，提升了医疗服务的效率和质量，还降低了医疗成本，促进了医疗机构的发展和公共卫生体系韧性的增强。这一政策的实施有助于构建更加高效、公平、优质的医疗服务体系，满足人民群众日益增长的健康需求。

6.3.5　关键词突现分析

突现词是指在某段时间内出现频次明显升高的关键词，分析突现词有助于了解研究前沿动态的发展变化情况。因此，通过使用 CiteSpace 可视化软件提供的突现功能绘制卫生资源配置关键词突现知识图谱。在该类图谱中，突现强度越高说明该突现词影响力越大。

图 6-5 列出了卫生资源配置研究的 20 个突现词。在突现强度上，卫生资源的突现强度在所有突现词中遥遥领先，高达 19.3813。之后是突现词集聚度，强度为 10.7018。集聚度可以反映一定地域内某种生产要素相对于更大区域范围内该生产要素的集中程度，最初被应用于产业经济学领域，近年来在人口学、卫生管理学等研究领域应用渐多[17]。其余突现词中，强度高于 8 的还有社区卫生服务、洛伦兹曲线。与集聚度类似，洛伦兹曲线也常用于评价卫生资源配置的公平性。在突现持续时间上，区域卫生规划以 11 年的持续时间排在首位，突现年份跨度是 2002—2012 年。区域卫生规划依据对区域卫生状况和需求的全面评估，明确卫生资源配置的总体目标，并根据这些目标确定各类卫生资源的配置方向。此外，区域卫生规划通过制定一系列

关键词	年份	强度	开始年	终结年	2000—2024
卫生资源	2000	19.3813	2000	2007	
区域卫生规划	2000	4.1704	2002	2012	
配置	2000	4.4846	2003	2011	
社区卫生服务	2000	9.6042	2008	2014	
卫生总费用	2000	3.9944	2008	2013	
洛伦茨曲线	2000	4.4965	2008	2013	
卫生服务	2000	4.4965	2008	2013	
均等化	2000	5.231	2010	2016	
西藏	2000	4.1264	2013	2014	
卫生人力	2000	5.231	2014	2018	
泰尔指数	2000	4.0497	2015	2017	
公平	2000	3.9604	2016	2018	
分级诊疗	2000	7.317	2016	2018	
洛伦兹曲线	2000	8.584	2018	2022	
卫生人力资源配置	2000	3.9142	2019	2020	
集聚度	2000	10.7018	2021	2024	
人力资源	2000	4.0584	2021	2024	
配置效率	2000	4.508	2022	2024	
医疗资源配置	2000	4.4651	2022	2024	
空间自相关	2000	4.7895	2022	2024	

图 6-5 关键词突现知识图谱

卫生资源配置的标准和规范，为卫生资源的合理分配提供依据。突现词配置则紧随其后，突现持续时间为 9 年，跨度是 2003—2011 年。再次为卫生资源，突现持续时间是 8 年。在近期的研究趋势上，卫生资源配置更加关注集聚度、医疗资源配置、配置效率、空间自相关等。

6.4 研究结论

本文基于 2000—2024 年中国知网数据库中发表的卫生资源配置相关文献，通过 CiteSpace 可视化软件绘制我国卫生资源配置研究的可视化知识图谱，系统梳理领域内目前的研究现状与发展趋势。研究发现：

首先，研究成果数量持续增长。就发文数量来看，卫生资源配置的文献数量在近年来快速增长。分阶段来看，2000—2008 年为卫生资源配置的起步阶段，发文数量较少。2009—2017 年为该领域的快速发展阶段，发文数量快速上升。2018—2024 年属于卫生资源配置的深入探索阶段，文献数量波动上升。就作者合作情况来看，发文数量超过 2 篇的核心作者数量较多，作者张鹭鹭、王耀刚、覃娴静、冯启明以及周明华的发文数量大于 10 篇。作者间联系较多，形成了良好的合作关系。

其次，关键词共现网络的结果显示，卫生资源配置领域的研究内容主要围绕卫生资源、人力资源、资源配置效率、医疗卫生服务等展开，频次较高的关键词包括公平性、卫生资源配置、卫生资源、基尼系数等。关键词聚类结果表明，卫生资源配置的关键词共生成 8 个聚类，聚类间连线较多，且出现时间较为集中。具体有 #0 中医药、#1 资源配置、#2 分级诊疗、#3 基尼系数、#4 区域差异、#5 配置效率、#6 dea、#7 公平性。

最后，就关键词突现结果来看，卫生资源配置领域共产生 20 个突现词，多数突现词出现在 2008 年以后。突现词卫生资源、集聚度、社区卫生服务的强度较大，区域卫生规划、配置、卫生资源的持续时间较长。此外，集聚度、配置效率、空间自相关等是近期学者们关注的主要内容。

参考文献

[1] 庞瑞芝，刘磊，李倩楠. 人口老龄化趋势下卫生资源配置结构性失衡与社会福利损失 [J]. 中国地质大学学报（社会科学版），2024，24（4）：86-100.

[2] 胡梅玲，陈少晖. 医疗卫生资源配置效率测度及时空演化分析 [J]. 统计与决策，2023，39（1）：72-76.

[3] 姚瑞洋. 基于 CiteSpace 的图书馆数字素养教育服务的可视化分析 [J]. 江苏科技信息，2024，41（21）：108-114.

[4] 贡森. 中国卫生资源供求状况与发展改革思路 [J]. 江苏社会科学，2006，(5)：78-81.

[5] 孙德俊，齐二石，卢虎生. 城市社区卫生资源配置公平性评价体系创新及应用 [J]. 科学管理研究，2008，26（6）：35-38，61.

[6] 金音子，朱炜明，张耀光，等. 我国卫生资源配置对不同收入居民住院就医行为的影响 [J]. 中国卫生政策研究，2017，10（9）：51-56.

[7] 鲁志鸿，孟庆跃，王颖. 新医改前后中国基层卫生人力资源配置公平性分析 [J]. 中国公共卫生，2017，33（7）：1086-1088.

[8] 邓神根，王梦雪，王芊芊，等. 2020 年我国超特大城市卫生资源配置效率与医疗水平分析 [J]. 中国医院，2023，27（11）：25-28.

[9] 刘佩芸，康静，骆宣良，等. 广西卫生人力资源配置的空间分布分析 [J]. 现代预防医学，2023，50（12）：2206-2209，2220.

[10] 毛瑛，井朋朋，吴静娴，等. 我国卫生人力资源的组合预测模型构建及应用 [J]. 中国卫生经济，2015，34（5）：21-24.

[11] 安伟，杜萍，张鹭鹭. 从伦理学角度看灾后重建过程中卫生资源的公平性配置 [J]. 医学研究生学报，2012，25（9）：954-956.

［12］孙嘉颖，罗金萍，张倩雯，等．我国沿海地区卫生资源配置效率评价及预测分析［J］．中国卫生事业管理，2024，41（3）：269-273．

［13］陈巧玲，高启胜，徐晓慧，等．浙江省优质卫生人力资源均衡性测度及变化趋势研究［J］．卫生经济研究，2024，41（5）：58-61，65．

［14］王佳佳，谢福生，郭振友．我国卫生资源配置效率的研究进展［J］．卫生经济研究，2024，41（12）：55-59．

［15］张宗光，张云策，王恩波，等．农村卫生资源配置研究的新视角与城乡卫生服务均等化的政策探讨［J］．中国卫生经济，2013，32（10）：35-37．

［16］樊智鑫，杨鹏，郑超，等．分级诊疗制度下山东省卫生服务资源配置效率评价［J］．中国卫生经济，2024，43（4）：42-46．

［17］王翔宇，刘梦竹，吴建，等．集聚度视角下我国卫生人力资源配置公平性评价［J］．中国医院管理，2022，42（12）：60-63．

第 7 章　药品质量管理

7.1　引言

药品质量管理是保障人民群众身体健康和生命安全的基本要求，也是推动医药产业持续健康发展、提升国家竞争力的重要支撑。随着经济发展和生活水平的提升，人们对身体健康的追求以及药品安全的诉求也越来越受关注，对药品的质量要求也越来越高[1]。药品作为直接作用于人体的特殊商品，其任何环节的质量问题都可能对患者的健康造成不可逆转的影响。近年来，国内医药产业蓬勃发展，药品的种类日益繁多，市场规模持续扩容。然而，这一繁荣景象背后也暗藏挑战，药品质量问题时有发生，不仅损害了患者利益，也对医药行业的信誉造成负面影响。因此，如何加强药品质量管理，确保药品的安全、有效、可控，成为值得探索的重要问题。

近年来，学者们对药品质量管理领域进行了深入研究，产生了大量研究文献。如许威等（2022）探究了药品生产质量管理措施的运用[2]、朱馨等（2022）分析了药品生产的数字化质量保证技术应用的理念[3]。然而大多数已有研究主要聚焦于定性研究，缺乏全面、深度的文献计量研究。因此，本文运用 CiteSpace 可视化软件对所选定的"药品质量管理"研究文献的显性特征和潜在内容进行可视化分析，以期为"药品质量管理"的后续研究提供启示和借鉴。

7.2　数据来源

本文数据来源于中国知网数据库。中国知网作为国内较权威的网络知识信息资源共享数据库及知识传播与数字化学习平台，数据来源真实可靠且具有代表性。为了确保研究结果的科学性和准确性，在中国知网数据库中以"药品质量管理"为主题词进行高级检索，时间范围限制为 2000—2024 年，来源类别限定为期刊选项，剔除会议综述、活动简报及与主题不相关文献，最终获得有效文献 1408 篇。本文的数据收集日期为 2024 年 12 月 26 日。

7.3　研究结果

7.3.1　年度发文量分析

在特定学科或是特定研究领域内，科学文献的数量变化可直接反应该学科或研究领域知识量的变化。一般而言，当某一时期文献数量呈现显著增长态势时，往往意味着该学科正经历着快速的知识积累与拓展阶段。新的理论不断被提出，研究方法持续创新，众多学者的深入探索使得知识的边界得以拓宽。本文以最终获得的1408篇文献作为样本进行分析，从而发掘当前药品质量管理的研究发展趋势（见图7-1）。

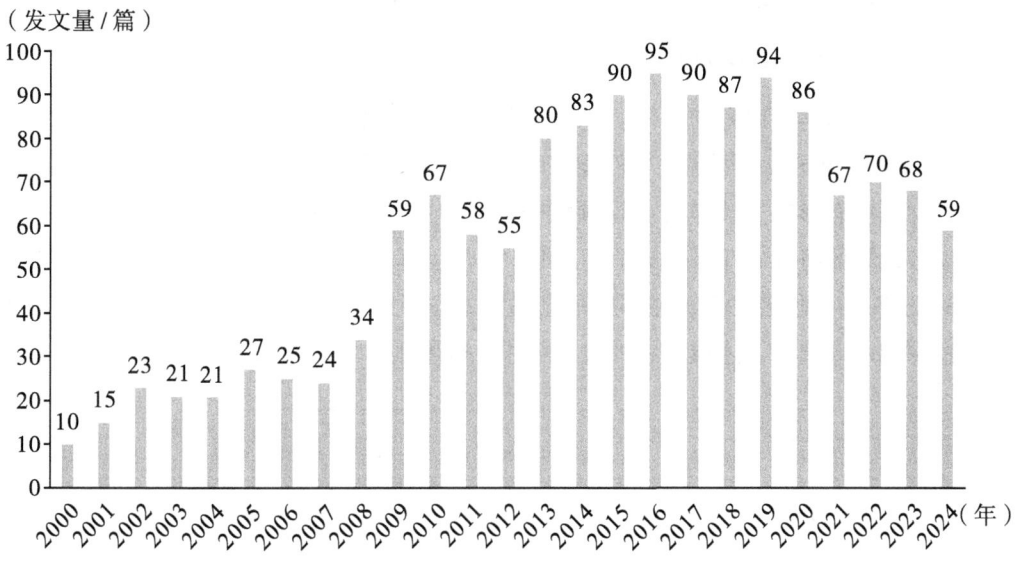

图7-1 年度发文量统计

从发文量走势来看，国内药品质量管理研究的发文数量逐年增长，表明药品质量管理的研究队伍逐渐庞大。从发展阶段来看，药品质量管理研究总体呈现三个阶段。

第一阶段是2000—2008年的萌芽阶段，发文趋势稳定但发文数量较少，年发文量在20篇左右。2001年我国修订了《中华人民共和国药品管理法》，明确了国务院药品监督管理部门的执法主体地位。此前药品监管的法制化程度相对较低，对于药品质量管理的要求和规范不够全面，相关研究缺乏明确的政策导向，相关研究难以大规模开展。同时，这一时期的医药行业整体发展水平有限，企业和社会对药品质量管理的重视程度较低，使得相关研究数量较少。此阶段下载量最高的文章是《高效液相色谱技术在药品检验中的应用及进展》[4]，达到2788次。

第二阶段是2009—2019年的快速发展阶段，发文趋势显著上升，发文数量急剧上涨，并在2016达到顶峰，为95篇。这一时期国家对药品安全的重视程度不断提高，相关部门出台了一系列政策法规来加强药品质量管理。这些政策为药品质量管理研究提供了明确的方向。此外，随着人们健康意识的不断提高和医疗需求的持续增长，对药品质量和安全性的要求也越来越高。这促使企业加强内部质量管理，提高产品质量和竞争力。这一阶段下载量最高的文章为《我国药品质量管理规范分析》[5]，下载次数达到了3279次。

第三阶段是 2020—2024 年的深入探索阶段，发文量虽有下降，但整体发文数量仍保持在较高水平。经过前一阶段的快速发展，药品质量管理研究已经取得了较为丰富的成果，部分研究成果进入实践应用和成果转化阶段，因此，发文数量虽相对有所减少，但整体研究水平和质量却在不断提高。此阶段下载量最高的文章是《药品生产质量管理规范检查的历史与展望》[6]，被下载 2763 次。

7.3.2 研究作者分析

发文作者是学科研究的主体，作者共现图谱能够识别学科领域核心作者及其之间的合作强度。CiteSpace 可视化软件能够绘制药品质量管理研究文献的作者合作图谱，以此发现哪些有影响力的作者在该领域中进行研究。本文在 CiteSpace 可视化软件功能与参数设置区将 node types 设置为 author 进行运算，得到发文作者合作网络知识图谱（见图 7-2）。作者发文量越多则节点越大。作者间的合作通过作者间连线的粗细和颜色深浅展现出来，连线较粗的表示合作比较紧密。

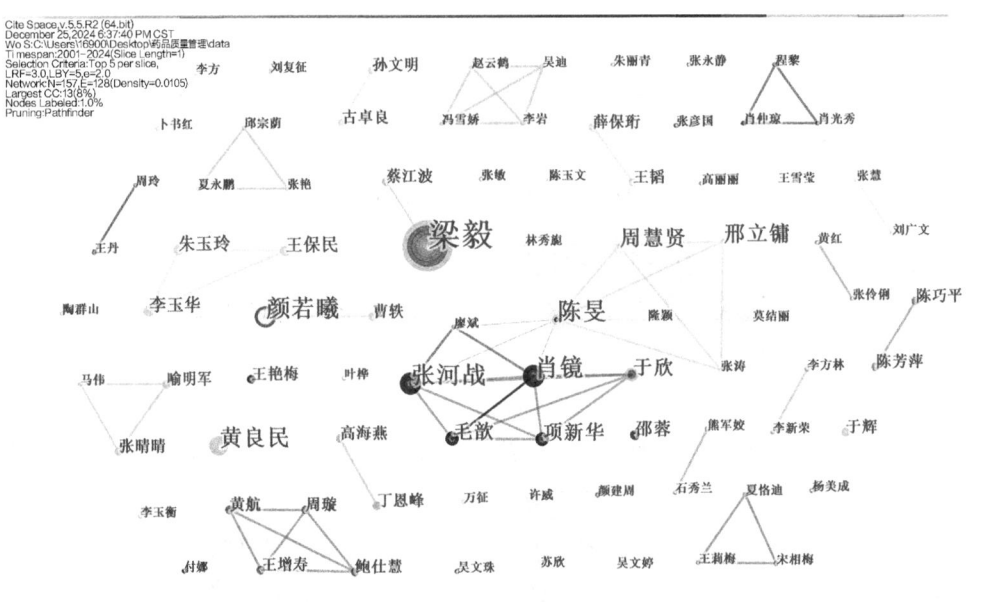

图 7-2　作者合作网络知识图谱

图谱显示，2000—2024 年在药品质量管理领域，共出现了 157 位研究作者，作者间连线为 128 条，表明在药品质量管理领域内研究作者数量较多，且作者间合作非常紧密，出现了 21 个学术团体。其中，以作者肖镜、陈旻等为中心的学术团体规模最大，共包含 13 位研究作者，该研究团体参照国内外先进实验室认证认可准则和管理规范，结合药检实验室文件系统建立与文件管理工作的实践经验，分析了药检实验室文件控制中各个环节的控制要点及管理方法。研究结果显示，实验室管理体系的运行是通过管理体系文件系统来实现的。文件控制应涵盖文件的策划、编制、审批、发布、执行、监督、修改和废止等全生命周期,以确保文件的系统性、适宜性、可操作性和见证性[7]。

团体规模排在第二位的是作者黄航所在的研究团体,但其规模较小,仅由4位研究作者组成。这一研究团体指出随着医疗技术的不断进步和医院管理水平的日益提高,病区药房口服药品的管理逐渐走向自动化和智能化。口服单剂量自动分包机作为一种先进的医疗设备,在医院病区药房中得到了广泛应用。其对于提高分包药品的质量、确保患者用药安全具有重要意义。通过加强药品质量管理、从业人员管理、工作流程管理和持续改进等方面的工作,可以不断优化自动分包机的运行效率和分包药品的质量水平[8]。

出现次数最多的作者是来自中国药科大学的梁毅,其是药品质量管理研究领域的重要学者。梁毅通过采集药品生产过程中的关键控制点数据进行实证研究,考查了过程能力分析在药品质量管理中的应用效果。研究结果表明,过程能力分析在药品质量管理中具有显著的应用价值。通过过程能力分析,可以定量评价药品生产过程中的质量水平,找出影响药品质量的关键因素,并采取相应的预防纠正措施,提高药品质量[9]。其次为颜若曦、肖镜、张河战、陈旻、黄良民。来自国家药品监督管理局食品药品审核查验中心的学者颜若曦强调了数据可靠性在药品生产企业中的重要性。数据是药品研发、生产、流通和上市后警戒等全生命周期的基础,其真实性、完整性和可追溯性是保证药品质量的关键。数据可靠性问题不仅影响药品的质量和安全,还可能对公众健康造成潜在威胁[10]。

7.3.3 关键词热点分析

高频关键词代表着研究热点,多个关键词同时出现被称为关键词共现。对关键词共现产生的中心性进行分析,可以说明关键词对研究发展所起的控制作用,进而判断研究热点。本文在 CiteSpace 可视化软件中,设置 Top N 值为10,以关键词共现网络方法为主,生成药品质量管理的关键词共现网络知识图谱(见图7-3)与关键词频次统计表(见表7-1)。可以发现,该领域研究具体包括以下几方面内容:

(1) 主题词质量管理的节点在网络图谱中的节点最大,出现频次最高,为350次。同时该节点外围的圈较为明显,构成了网络图谱的核心节点。与之相关的关键词有药品质量管理、全面质量管理、质量管理体系等。药品质量管理是指对药品生产、流通和使用过程中的质量进行全面管理的一系列措施。其目标是保证药品的质量安全、有效性和合理性。

(2) 与药品生产企业相关的关键词有制药企业、药品批发企业、药品生产企业、药品经营企业等。药品质量管理是制药企业质量管理工作的核心,高质量生产药品对维护制药企业健康、稳定发展有着重大意义[11]。在日益激烈的市场竞争中,制药企业

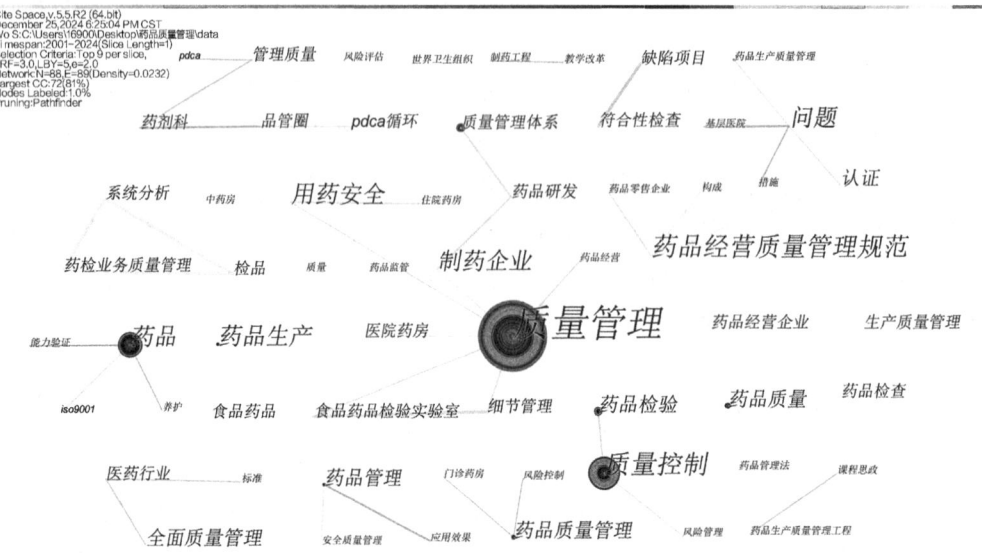

图 7-3 关键词共现网络知识图谱

表 7-1 关键词频次统计表

序号	关键词	频次	中心性	序号	关键词	频次	中心性
1	质量管理	350	0.93	16	用药安全	17	0.06
2	质量控制	202	0.09	17	问题	17	0.27
3	药品	161	0.22	18	全面质量管理	16	0.16
4	药品检验	70	0.72	19	品管圈	13	0.13
5	药品质量管理	65	0.06	20	药品研发	12	0.62
6	质量管理体系	62	0.65	21	医院	12	0.56
7	药品质量	58	0.13	22	对策	12	0
8	药品生产质量管理规范	53	0.61	23	质量	11	0
9	药品生产	41	0.16	24	药剂科	10	0.22
10	药品管理	32	0.29	25	制药企业	10	0.63
11	管理	29	0.07	26	措施	10	0
12	药品经营质量管理规范	24	0.22	27	药品批发企业	8	0.06
13	gmp	24	0.19	28	风险管理	7	0
14	药品生产质量管理	18	0.16	29	药品经营企业	7	0
15	gsp	17	0.1	30	药品经营	6	0

唯有不断提升药品质量，严格遵守国家法律法规和行业标准，才能赢得消费者的信赖和市场的认可。

（3）关于风险管理的关键词有风险评估、风险控制、风险管理、质量风险管理等。在药品行业，质量管理至关重要，原因在于药品质量直接关系到公众的身体健康。为了确保药品质量，相关部门应结合药品质量管理现状，建立有效的风险防控体系[12]。

（4）与药品检验有关的关键词包括药品检查、药品检验、食品药品检验实验室、食品药品检验检测等。药品检验机构的质量控制在保障公众用药安全中发挥着举足轻重的作用。通过严格的质量控制，可以确保检验结果的准确性和可靠性，为药品监管提供科学依据，从而有效防止不合格药品流入市场，保护消费者的合法权益。

7.3.4 关键词演进分析

在较短时间内，内在联系强的文献汇集到一起，就会形成研究热点。为了探究药品质量管理研究主题的演进过程，本文利用 CiteSpace 可视化软件，在可视化界面选取"Time Zone"，生成药品质量管理关键词时区知识图谱，参见图 7-4。在时区图中，依据时间先后将文献的更新，以及文献间的相互关系，清晰地展示在以时间为横轴的二维坐标中。节点大小表示该关键词出现的频次，节点所处的年份表示该关键词首次出现的时间，节点间的连线表示不同关键词同时出现在同一篇文献中，预示着不同时段间的传承关系。

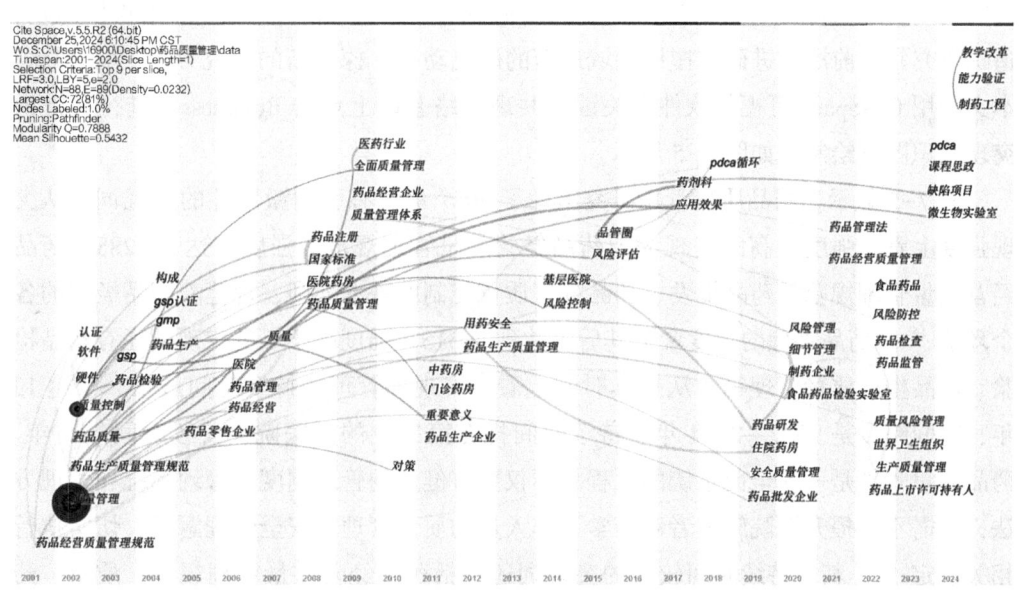

图 7-4 关键词时区知识图谱

从关键词时间分布来看，关键词首先在 2001 年开始出现，包括药品经营质量管理规范这一个关键词。而从图 7-4 也可以看出，药品质量管理领域的关键词分布可分为 3 个阶段：

初期探索阶段（2001—2008 年），这一时期围绕药品经营、药品注册、药品生产、药品管理、药品质量等与药品生产经营相关的内容展开。

平稳发展阶段（2009—2018年），这一阶段的研究内容更加关注药品生产企业、门诊药房、基层医院等医药行业。药品生产企业作为药品安全的第一责任人，在药品生产过程中，应当严格管理药品质量[13]。从原材料的采购、储存到生产过程的每一个环节，都必须遵循国家药品生产质量管理规范的要求，确保每一步操作都达到最高标准。

后期繁荣阶段（2019—2014年），这一时期的研究内容更加多元化，涵盖药品研发、质量风险管理、课程思政、制药工程等多个方面。在新法规新监管的环境下，药品研发机构建立和完善合规的质量管理体系是保证药品研发质量和成功注册的基础[14]。这不仅要求研发机构深入理解并遵循最新的法律法规和指导原则，还需将合规理念融入研发流程的每一个环节，从项目立项、实验设计到数据记录与分析，每一步都需严谨细致，确保数据的真实性和完整性。

7.3.5 关键词突现分析

突现词是指出现频次在短时间内突然增加或者使用频次明显增多的关键性术语。CiteSpace 可视化软件所具有的突现词检测功能可以探测频次变动率高、增长速度快的突现词，进而得出学科的前沿领域和发展趋势。通过 CiteSpace 可视化软件识别、追踪研究领域前沿，进而掌握该领域最新的研究动态，探索新的研究方向[15]。因此，本文利用 CiteSpace 可视化软件在关键词共现网络基础上点击 Burstness，进行关键词突现知识图谱绘制，如图 7-5 所示。

图 7-5 显示，药品质量管理研究出现了 20 个最具有引用激增性的突现词。从突现强度上看，强度最高的突现词为药品经营质量管理规范，强度高达 8.6288。药品经营质量管理规范是药品批发、药品零售质量控制的基本准则，规范着药品经营的各个环节[16]。药品管理的强度紧随其后，达到 7.515。强度高于 6 的突现词还有药品检验、药品生产质量管理等。从持续时间上看，突现词管理的持续时间最长，长达 13 年，时间跨度是 2002—2014 年。持续时间排在第二位的是医院，持续时间是 9 年。药品质量管理是一项全面系统的工程，不仅要有健全的管理制度、管理系统和管理方法，还需不断提升医院管理者和药学工作人员的质量管理和安全管理意识，切实执行相关规定[17]。其余持续时间较长的突现词还包括药品经营质量管理规范、质量、药品、gsp 等。从研究趋势上看，药品研发、制药企业、质量管理体系等问题将是未来药品质量管理领域的研究前沿。药品研发质量管理体系是在药品研发过程中，为控制药品质量、确保研发活动的合规性和数据真实性而建立的管理体系。其目的在于通过系统的管理和控制，提高药品研发的成功率，保障药品的安全性和有效性。

关键词	年份	强度	开始年	终结年	2001—2024
药品经营质量管理规范	2001	8.6288	2001	2007	
管理	2001	4.8983	2002	2014	
gsp	2001	3.8379	2003	2008	
iso9001	2001	3.292	2005	2006	
医院	2001	3.9247	2006	2014	
质量	2001	4.4817	2007	2013	
药品	2001	3.6542	2007	2012	
医院药房	2001	3.4204	2008	2010	
对策	2001	3.9624	2010	2012	
gmp	2001	3.5438	2014	2016	
药品生产	2001	3.7764	2014	2015	
品管圈	2001	5.8058	2015	2018	
药品检验	2001	6.9843	2015	2019	
药品管理	2001	7.515	2017	2019	
问题	2001	3.3873	2018	2020	
药品生产质量管理	2001	7.2286	2019	2021	
药品研发	2001	3.8287	2019	2024	
风险管理	2001	4.1584	2020	2021	
制药企业	2001	4.6346	2020	2024	
质量管理体系	2001	5.6611	2021	2024	

图 7-5 关键词突现网络图谱

7.4 研究结论

本文以 2000—2024 年中国知网核心期刊中药品质量管理研究的 1408 篇文献数据为基础，以 CiteSpace 可视化软件为研究手段，对我国药品质量管理研究的作者合作网络、研究主题热点、关键词时区分布、关键词突现等知识图谱进行分析。研究结果显示：

（1）从发文时间来看，我国药品质量管理研究发文量逐年增加，2000—2008 年间，发文趋势稳定但发文量较少。2009—2019 年间，发文量呈现显著上升趋势。2020—2024 年间，发文量小幅下降，但仍保持在较高水平。从发文作者来看，梁毅、颜若曦、肖镜、张河战、陈旻等人是药品质量管理研究领域的核心作者。从合作网络来看，药品质量管理研究整体呈现较为集中的特征，不同学科之间的学术联系较强。

（2）从研究热点来看，药品质量管理的研究内容可归纳为质量管理、药品生产企业、风险管理、药品检验等四个方面，出现频次较高的关键词有质量管理、质量控制、药品、药品检验、药品质量管理等，出现频次超过 60 次。从关键词时区分布来看，大部分关键词集中出现在 2001—2009 年及 2019—2024 年，中间年份关键词出现数量较少，近年来，出现了药品研发、质量风险管理、课程思政、制药工程等关键词。从突现词来看，共有20个突现词，药品经营质量管理规范、药品管理、药品生产质量管理、药品检验的强度较高，管理与医院的持续时间比较靠前，在8年以上。而突现词药品研发、制药企业、质量管理体系将是近期药品质量管理领域的研究前沿。

参考文献

[1] 李昊. 关于医药公司药品质量管理的重要性 [J]. 财富时代, 2024 (4): 77-79.

[2] 许威, 苏欣, 郭力铭, 等. 浅谈药品生产质量管理措施的运用 [J]. 黑龙江医药, 2022, 35 (6): 1291-1294.

[3] 朱馨, 陈桂良, 曹萌. 药品生产的数字化质量保证探索与实践 [J]. 中国医药工业杂志, 2022, 53 (3): 395-398.

[4] 王慧文. 高效液相色谱技术在药品检验中的应用及进展 [J]. 安徽医药, 2008 (11): 1087-1091.

[5] 许小星, 于姗姗. 我国药品质量管理规范分析 [J]. 中国药物经济学, 2019, 14 (9): 123-125.

[6] 孙京林, 余伯阳. 药品生产质量管理规范检查的历史与展望 [J]. 中国新药杂志, 2022, 31 (3): 201-205.

[7] 肖镜, 王青, 陈旻, 等. 药品检验机构实验室文件控制的研究 [J]. 中国卫生质量管理, 2016, 23 (2): 76-79.

[8] 黄航, 鲍仕慧, 周璇, 等. 病区药房口服单剂量自动分包质量管理体系的研究 [J]. 现代实用医学, 2013, 25 (06): 701-703.

[9] 张玫美, 梁毅. 过程能力分析用于药品质量管理实证研究 [J]. 中国药业, 2022, 31 (21): 11-15.

[10] 颜若曦, 曹轶. 药品生产企业数据可靠性检查概论 [J]. 中国药物评价, 2021, 38 (2): 161-163.

[11] 蔡晔. 信息化技术下制药企业药品质量管理措施分析 [J]. 山东化工, 2024, 53 (1): 190-191.

[12] 王司卫. 食品药品质量管理风险防控体系的构建 [J]. 中国食品工业, 2023 (20): 75-77, 80.

[13] 邹向阳, 何秋月. 药品生产企业质量管理理念发展 [J]. 中国社区医师, 2020, 36 (30): 190-191.

[14] 郝兴平, 孙成金, 庞宇, 等. 药品研发质量管理体系的构建与思考 [J].

中国当代医药, 2024, 31 (26): 141-146.

[15] 陈昱, 郑珂. 生态价值研究: 合作、演进与热点——基于CiteSpace的可视化分析 [J]. 河南工业大学学报 (社会科学版), 2020, 36 (6): 15-21, 29.

[16] 徐红. 零售药店药品经营质量管理规范概述 [J]. 企业科技与发展, 2020 (9): 255-256.

[17] 倪玉荣. 基层医院药品的质量管理和安全管理 [J]. 中国卫生产业, 2016, 13 (11): 148-150.

第 8 章　医疗卫生机构

8.1　引言

医疗卫生事业作为关乎国计民生的重要领域，其发展状况不仅直接反映了国家的文明程度和人民的生活质量，更是国家综合实力的重要体现。国内医疗卫生机构的范畴广泛，涵盖了各级各类医院、基层医疗卫生服务中心、专业公共卫生机构等多种类型。随着科学技术的持续进步与社会经济的快速发展，医疗卫生机构面临着前所未有的机遇与挑战，逐渐成为学术界普遍关注的热点话题之一，新的研究成果不断涌现。例如，陆韬宏等（2016）审视了人力资源管理信息化在医疗卫生机构中的应用情况[1]。李淑娇（2024）探讨了医疗卫生机构的预算管理问题并提出相应地改进建议[2]。

然而，从文献计量视角对医疗卫生机构研究成果进行系统梳理的研究尚付阙如。基于此，本文利用 CiteSpace 可视化软件对医疗卫生机构文献进行定量分析，包括年度发文量、核心作者群体、关键词共现网络、关键词聚类以及关键词突现等方面，旨在揭示医疗卫生机构领域的研究热点、研究前沿与不足，为推动医疗卫生事业的发展提供有力支持。同时，也期望能够为相关领域的研究提供参考和借鉴，共同推动国内医疗卫生事业的进步和发展。

8.2　数据来源

为提高数据分析质量，本文以国内文献数量最多、覆盖面最广的中国知网数据库为样本数据源。以篇名"医疗卫生机构"在中国知网数据库中进行检索，期刊类型选择学术期刊，检索时间跨度为 2000—2024 年，检索日期为 2024 年 12 月 19 日。此外，为了减少相关性低的研究文献的影响，本文逐条筛选了与该领域相关性低的文献，并对其进行剔除，最终获得了 2323 篇有效文献。

8.3　研究结果

8.3.1　年度发文量分析

文献发文量以及在一定时间段内的数量变化是衡量该研究领域发展状况的重要指标之一。发文量的变化趋势能够帮助预测未来的研究方向和发展态势。若发文量逐渐减少，可能意味着该研究领域的研究逐渐趋于成熟或遇到了发展瓶颈，而发文量的持续稳定增长则可能表明其具有更大的发展潜力和研究空间。本文以2000—2024年的2323篇文献作为样本进行统计，得到医疗卫生机构领域的学术文献发表情况（见图8-1）。

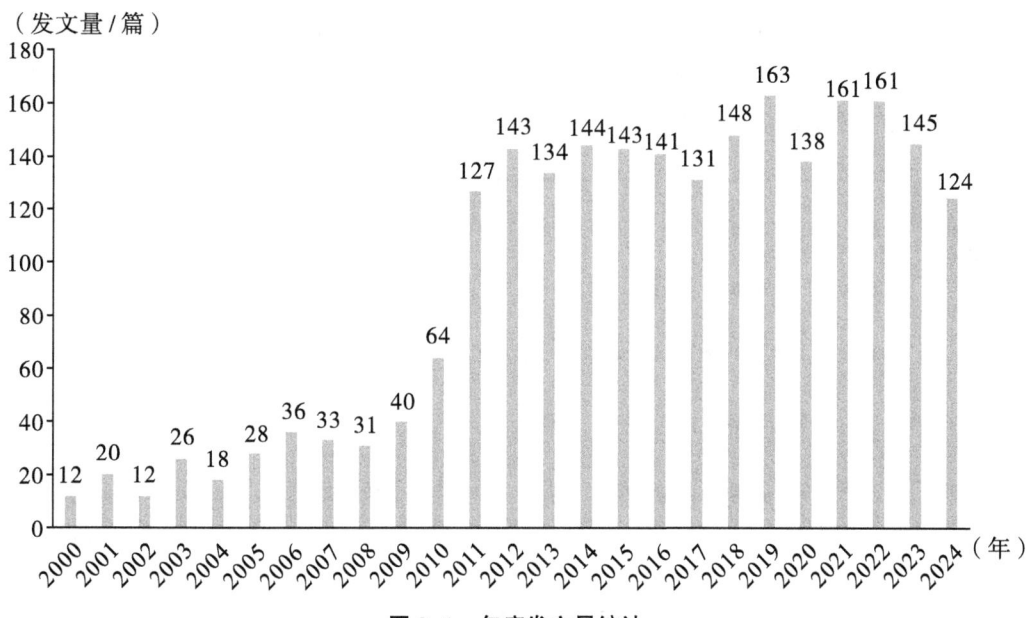

图8-1　年度发文量统计

从图8-1可以看出，医疗卫生机构研究的发文情况能够划分为两个阶段：

第一个阶段：平稳发展期（2000—2010年）。在此期间，医疗卫生机构研究的文献数量逐年上升，但上升幅度较小，多数年份的发文数量在20～30篇。2000年以后，我国医疗卫生体制改革逐渐展开，开始重视医疗卫生机构的建设和管理，相关研究随之起步并缓慢增长，但由于改革初期重点在于探索和试点，对研究的推动作用相对有限。同时，随着社会经济的不断发展，人们对医疗卫生服务的需求逐渐增加，对医疗卫生机构的关注度也有所提高，为相关研究提供了一定的动力。此阶段被引次数最高的文章是《基本药物制度对基层医疗卫生机构的影响》[3]，被引次数为57次。

第二个阶段：快速增长期（2011—2024年）。这一阶段医疗卫生机构的研究数量显著上升，年均发文量超过130篇，且各年份发文较为平均。2009年3月，中国开启了新一轮医药卫生体制改革的进程[4]。公立医院改革试点范围不断扩大，分级诊疗制度、现代医院管理制度等建设逐步推进，为医疗卫生机构研究提供了广阔的增长空间，促使研究数量快速增长。此外，随着人口老龄化加剧、慢性病发病率上升以及人们对健康生活质量的要求不断提高，社会对医疗卫生机构的服务质量、管理水平和技术创新等方面提出了更高的要求，推动了医疗卫生研究领域的创新和突破。这一阶段被引量最高的文章是《分级诊疗、基层首诊与基层医疗卫生机构建设》[5]，被引次数高达353次。

8.3.2 研究作者分析

文献作者是推动我国医疗卫生机构研究的主要力量。作者合作网络分析可以显示不同学者在该研究领域的研究贡献与合作情况。基于此，本文将 CiteSpace 可视化软件的节点阈值 Top N 设置为 50，节点类型选择 author，发文频次选择大于 2，生成医疗卫生机构领域作者合作网络知识图谱，参见图 8-2。

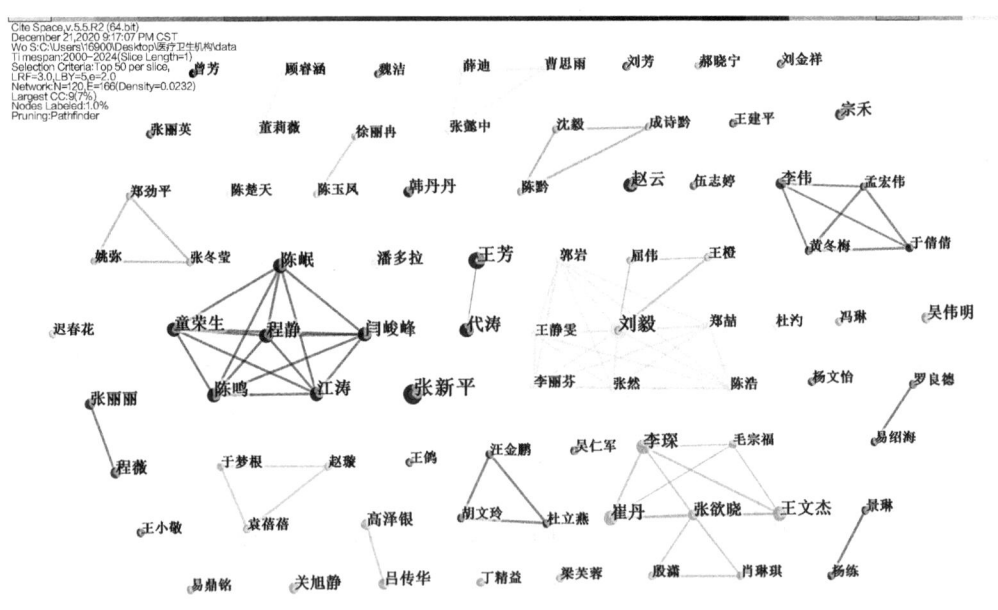

图 8-2　作者合作网络知识图谱

观察图 8-2 可以看出，在作者图谱中，共有 120 个节点，166 条连线，网络密度为 0.0232，表明共有 120 位研究作者在医疗卫生机构领域发文数量超过 2 篇，同时，核心作者连线较多，体现出这些学者合作完成的研究相对较多，共形成 16 个研究团队。

作者刘毅、王橙等所在的研究团队规模最大，涵盖 9 位研究作者。这一研究团队为了解成都市基层医疗卫生机构的服务能力现状，采用抽样调查方式，对成都市基层医疗卫生机构进行了深入调研。结果显示，当前成都市基层医疗卫生机构在基本医疗服务的提供能力上存在较大不足。此外，临床科室建设相对薄弱，医疗服务水平有待提高。因此，他们提出要加大财政支持与监管力度、加强临床科室建设、拓展服务范围以及优化服务流程等措施，有效提升基层医疗卫生机构的服务能力，进而为人民群众提供更加优质、便捷的医疗服务[6]。

其次为作者李琛、王文杰所在的研究团队，包含 7 位研究作者。该研究团队采用随机数字表法，对湖北省某市的 6 个基层医疗卫生机构在 2014—2016 年间的门诊处方用药情况进行了详细分析，结果表明湖北省某市 6 个基层医疗卫生机构的门诊处方趋于合理，但仍存在处方不合规、抗菌药物使用过多的情况，尤其是乡镇卫生院需要进一步加强管理和监督。对此，该研究团队提出了加强行政干预，限制抗菌药物的使用等对策建议[7]。

根据图 8-2，作者张新平、王芳、刘毅、代涛、江涛以及童荣生等学者发表核心期刊较多且影响力较大。其中，华中科技大学的研究学者张新平发文数量最多，共发文 8 篇，在医疗卫生机构领域中于 2011 年首次发文。其考查了实施基本药物制度对基层医疗卫生机构的积极影响与消极影响。在积极影响方面，基本药物制度实行零差率销售，有效降低了患者的药品费用，减轻了患者的经济负担。而通过实施基本药物制度，基层医疗卫生机构得到了更多的政府支持和资源投入，提高了其服务能力和水平。在消极影响方面，由于基本药物目录的限制和药品生产、供应等方面的问题，一些基层医疗卫生机构出现了药品短缺的情况，影响了患者的正常治疗[8]。鞍山市立山区人民医院的研究学者王芳共发文 7 篇，其深入探讨了基层医疗卫生机构实施会计集中核算的利弊。利在于能够提高财务管理效率、促进资源共享、降低财务管理成本以及强化财务监督。弊则涉及内部牵制机制弱化、财务信息透明度降低、责任界定困难、对计算机设备要求高等方面[9]。

8.3.3 关键词热点分析

关键词是对文献主题的高度概括，有助于读者快速了解文献的核心内容和重点方向。在某一特定领域中，出现频率较高的关键词往往反映出该领域的研究焦点和热点。因此，本文在 CiteSpace 可视化软件中，将节点类型设置为 keyword，生成医疗卫生关键词共现网络知识图谱（见图 8-3）与关键词频次统计表（见表 8-1）。在图谱中，节点数值大小代表关键词出现的频次，关键词字体大小代表节点的中心性强度，节点间连线越多表明关键词间的共现性关系越强。

首先，基层医疗卫生机构的节点最大，共现频次在所有关键词中遥遥领先，高达 796 次，此外，基层医疗卫生机构的节点外围的圈十分明显，中介中心性同样最高，为 0.87。我国基层医疗卫生机构包括社区卫生服务中心、街道卫生院、乡镇卫生院、村卫生室、门诊部、诊所等[10]，它们在提供基本医疗卫生服务、构建分级诊疗制度、强化公共卫生管理、降低卫生支出等方面扮演着重要角色。

其次，关于基本药物制度的关键词有国家基本药物制度、国家基本药物目录、基本药物制度、基本药物等。根据国家基本药物制度规定，基本药物是指"适应基本医疗卫生需求，剂型适宜，价格合理，能够保障供应，公众可公平获得的药品"[3]。基本药物制度的实施对基层医疗机构的经营发展产生了深远的影响。

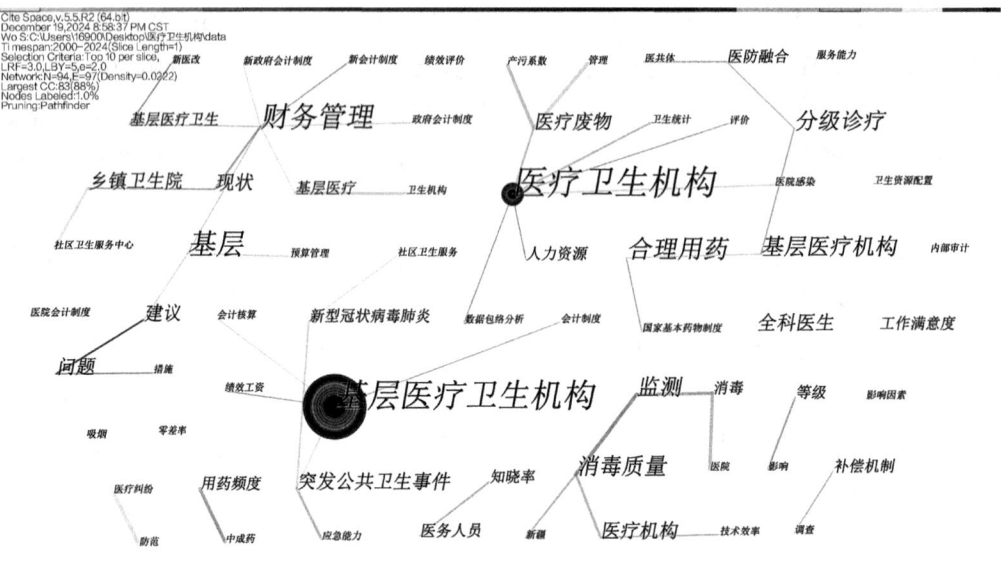

图 8-3 关键词共现网络知识图谱

表 8-1 关键词频次统计表

序号	关键词	频次	中心性	序号	关键词	频次	中心性
1	基层医疗卫生机构	796	0.87	16	管理	27	0
2	医疗卫生机构	401	0.55	17	现状	26	0.11
3	财务管理	125	0.39	18	消毒	25	0.04
4	问题	77	0.09	19	国家基本药物制度	23	0
5	对策	69	0.08	20	影响因素	19	0
6	基本药物制度	41	0.38	21	调查	18	0
7	内部控制	41	0.04	22	突发公共卫生事件	16	0.11
8	基层医疗机构	39	0.27	23	服务能力	16	0
9	基层	35	0.53	24	建议	15	0.38
10	医疗机构	35	0.1	25	合理用药	15	0.44
11	基本药物	32	0.34	26	医务人员	14	0
12	卫生机构	30	0	27	绩效考核	14	0
13	基层医疗	30	0.04	28	新型冠状病毒肺炎	13	0.04
14	监测	28	0.6	29	消毒质量	13	0.68
15	分级诊疗	27	0.15	30	政府会计制度	12	0

再次，与会计制度相关的关键词包含政府会计制度、新会计制度、会计核算、医院会计制度等。政府会计制度的实施对基层医疗卫生机构的会计工作产生较大影响，会计人员需改进传统工作方式，严格落实政府的会计制度[11]。

最后，关于内部管理的关键词有内部控制、内部审计、绩效考核、预算管理等。

医疗卫生机构的内部控制是指医疗机构为了实现其经营目标，保证医疗服务质量、财务信息真实可靠、资产安全完整的有效执行，而在机构内部采取的一系列自我约束、自我调节、自我监督的方法。内部控制贯穿于医疗卫生机构的医疗服务、财务管理、物资采购、人力资源管理等各个运营环节。

8.3.4 关键词聚类分析

关键词聚类知识图谱是以文献中的关键词为核心构建的可视化知识图谱，CiteSpace 可视化软件通过对大量文献中的关键词进行提取、统计分析和聚类算法处理，能够将语义相近或相关的关键词划分到同一类别中，以展示知识领域内主题的分布和相互关系。本文借助 CiteSpace 可视化软件，运用 LLR 算法进行关键词聚类分析，生成关键词聚类知识图谱（见图 8-4）。其中，标签序号大小反映聚类的平均规模，标签序号越小说明该聚类包含的关键词越多。Q 值和 S 值则分别表示聚类的效果与合理性，一般认为 Q 值>0.7 表示聚类结构是显著的，S 值>0.5 表明聚类合理。在图 8-4 中，Q 值为 0.7812，大于 0.7，表明医疗卫生机构聚类图谱的模块聚类效果良好，S 值为 0.5295，大于 0.5，说明该聚类效果高度可信，网络同质性较高。

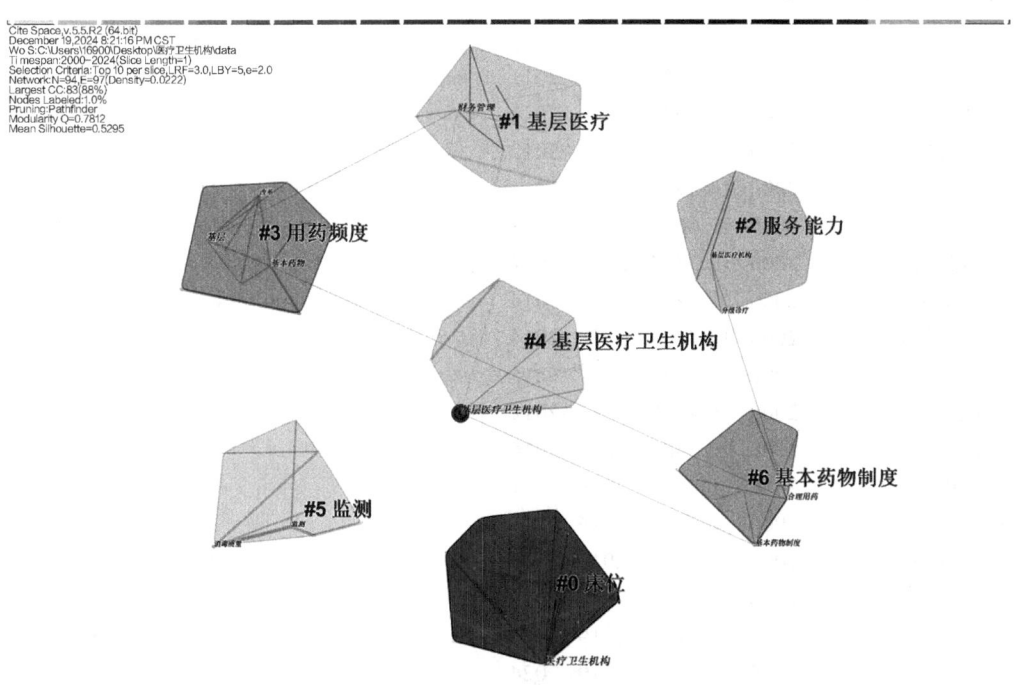

图 8-4 关键词聚类知识图谱

医疗卫生机构研究共生成了 7 个模块，同时也代表了 7 个重要研究方向，分别为 #0 床位、#1 基层医疗、#2 服务能力、#3 用药额度、#4 基层医疗卫生机构、#5 监测、#6 基本药物制度。聚类出现的年份在 2006—2019 年，跨度相对较长。具体来看，规模最大的聚类是床位，其包含13个关键词，如医疗废物、卫生统计、医院感染等。医疗废物是指医疗卫生机构在医疗、预防、保健以及其他相关活动中产生的具有直接或者间接感染性、毒性以及其他危害性的废物[12]。医疗机构医疗废物的处置直接影响到公共卫生安全、生态环境质量以及社会的和谐稳定。规模第二大的聚类是基层医疗，包括乡镇卫生院、基层卫生医疗机构、政府会计制度等12个关键词。实施和推广政府财务会计制度，是基层医疗卫生机构财务管理上的不断创新，能有效保证其产生经济效益，为基层医疗卫生机构带来积极的影响[13]。规模排在第三的聚类为服务能力，涵盖11个关键词，如内部审计、内部控制、医防融合等。医疗卫生机构服务能力提升的重要性不言而喻，直接关系到人民群众的健康福祉和医疗卫生事业的发展。

8.3.5 关键词突现分析

关键词突现是指在一段时间内，某个热点关键词出现频次突然增加，表示该主题在此时受到了更多关注。为进一步分析研究领域的发展趋势，本文借助 CiteSpace 可视化软件，分析参数设为 burstness，生成关键词突现知识图谱，如图 8-5 所示。在突现知识图谱中，强度越大则代表其影响力越大。

关键词	年份	强度	开始年	终结年	2000—2024
监测	2000	16.0476	2000	2011	
消毒质量	2000	7.4044	2001	2011	
医疗机构	2000	10.0163	2003	2012	
消毒	2000	14.3989	2003	2011	
医疗卫生机构	2000	10.6631	2004	2008	
基本药物	2000	12.3444	2010	2014	
国家基本药物制度	2000	11.0255	2011	2014	
基本药物制度	2000	17.7398	2011	2014	
现状	2000	6.435	2012	2015	
合理用药	2000	6.4746	2013	2014	
建议	2000	6.5455	2015	2016	
卫生机构	2000	8.0263	2016	2021	
调查	2000	6.7948	2016	2017	
财务管理	2000	12.9695	2018	2020	
基层医疗	2000	9.7053	2018	2022	
政府会计制度	2000	6.4756	2019	2020	
内部控制	2000	6.7728	2019	2024	
突发公共卫生事件	2000	6.4541	2020	2024	
新型冠状病毒肺炎	2000	6.1772	2020	2022	
服务能力	2000	7.9055	2022	2024	
影响因素	2000	7.7455	2022	2024	

图 8-5 关键词突现知识图谱

图 8-5 显示，医疗卫生机构研究共出现 21 个突现词，整体上看，该领域持续时间最长的突现词为监测，持续时间长达 12 年，持续阶段在 2000—2011 年。基层医疗卫生机构既是基础公共卫生与基础医疗卫生服务的第一环节，又是预防和控制突发公共卫生事件的第一道防线[14]，因此，提高基层医疗卫生机构监测能力至关重要。其次是突现词消毒质量，持续时间长达 11 年。而持续时间超过 8 年的突现词还包括医疗机构与消毒。在突现强度上，医疗卫生机构研究强度最高的突现词是基本药物制度，高达 17.7398。我国实施基本药物制度，是医疗改革中的重要举措[15]，旨在保障人民群众的基本用药需求，降低医疗费用，提高医疗服务质量和效率。未来随着医疗改革的深入推进，基本药物制度将不断完善和发展，能够为人民群众提供更加优质、便捷、高效的医疗服务。而突现词监测的强度排在第二，为 16.0476。此外，消毒、基本药物、财务管理等突现强度同样较高，均高于 12。在研究趋势上，近年来出现的突现词内部控制、突发公共卫生事件、服务能力等有潜力成为医疗卫生机构领域的研究重点。

8.4　研究结论

本文基于文献计量学，对医疗卫生机构数据进行系统深入的研究。通过对国内相关文献进行系统梳理，并从发文特征、作者合作情况、关键词共现、关键词聚类、关键词突现等方面进行统计，揭示该领域的研究热点、演进趋势和历史演变路径。得出以下重要结论。

第一，根据文献发表数量情况，2000—2010 年是我国医疗卫生机构研究的平稳发展阶段，发文数量逐年上升，但上升幅度较小。2011—2024 年属于医疗卫生机构研究的快速增长阶段，为发文高峰期，年均发文量超过 130 篇。

第二，作者合作网络分析结果表明，医疗卫生机构研究的核心作者数量较多，张新平、王芳、刘毅、代涛等作者发文量排在前列。尽管作者间连线较多，但尚未形成大规模、跨单位和跨学科的合作团体。

第三，关键词共现结果显示，医疗卫生机构研究主要聚焦基层医疗卫生机构、基本药物制度、会计制度、内部管理等方面。研究热点关键词有基层医疗卫生机构、医疗卫生机构、财务管理、问题与对策。

第四，根据关键词聚类分析结果可知医疗卫生机构领域的研究主题分为 7 类，分别为 #0 床位、#1 基层医疗、#2 服务能力、#3 用药额度、#4 基层医疗卫生机构、#5 监测、#6 基本药物制度。

第五，关键词突现结果表明，医疗卫生机构研究共生成 21 个突现词，其中，监测、消毒质量、医疗机构等持续时间较长，基本药物制度、监测、消毒等突现强度较高，内部控制、突发公共卫生事件、服务能力等有可能成为医疗卫生机构领域的研究重点。

参考文献

[1] 陆韬宏,汤瑛杰,孙蕴华,等. 浅谈人力资源管理信息化在医疗卫生机构中的应用[J]. 上海预防医学,2016,28(3):196-199.

[2] 李淑娇. 医疗卫生机构预算管理问题探讨[J]. 现代营销(上旬刊),2024(8):74-76.

[3] 彭露,郭靖,陈丹镝. 基本药物制度对基层医疗卫生机构的影响[J]. 中国药房,2010,21(32):2996-2999.

[4] 赵黎. 新医改与中国农村医疗卫生事业的发展——十年经验、现实困境及善治推动[J]. 中国农村经济,2019(9):48-69.

[5] 申曙光,张勃. 分级诊疗、基层首诊与基层医疗卫生机构建设[J]. 学海,2016(2):48-57.

[6] 王橙,张蕾,喻雪双,等. 成都市基层医疗卫生机构服务能力现状研究——基于基本医疗服务提供视角[J]. 卫生经济研究,2018(4):48-51.

[7] 张洁铭,王亚楠,李琛,等. 湖北省某市6个基层医疗卫生机构门诊处方用药情况分析[J]. 中国药房,2018,29(17):2425-2428.

[8] 杨春艳,杨诗汝,张新平. 实施基本药物制度对基层医疗卫生机构发展的影响[J]. 中国执业药师,2013,10(4):21-23.

[9] 王芳. 基层医疗卫生机构会计集中核算之优缺点[J]. 民营科技,2013(10):249.

[10] 牛亚冬,张研,叶婷,等. 我国基层医疗卫生机构医疗服务能力发展与现状[J]. 中国医院管理,2018,38(6):35-37,41.

[11] 王存娟. 关于基层医疗卫生机构施行新政府会计制度的几点思考[J]. 商讯,2019(35):52,54.

[12] 方宇泉,沈小芳. 区属医疗卫生机构医疗废物管理现状[J]. 中国消毒学杂志,2013,30(12):1212-1213.

[13] 黎敏. 政府会计制度下基层医疗卫生机构财务管理分析[J]. 行政事业资产与财务,2021(17):87-88.

[14] 李晨星,杨国庆,敏超,等. 基层医疗卫生机构监测预警能力现状与思考[J]. 内蒙古医学杂志,2023,55(9):1093-1096.

[15] 黄瑛. 基本药物制度对医疗卫生机构经济运行的影响[J]. 经济师,2017(2):259-260.

第 9 章 医疗卫生事业

9.1 引言

医疗卫生事业关乎国计民生，是提升国民身体素质的基本政策，也是国家实现长治久安的重要基石[1]。随着人口老龄化进程的不断加速、慢性疾病发病率的持续攀升以及民众健康意识的逐步提高，医疗卫生事业面临着前所未有的机遇与挑战。其中，老龄化社会带来的医疗需求激增，不仅要求医疗服务体系在数量上实现扩张，更需要在质量上实现飞跃，以满足老年人群多层次、多样化的健康需求。慢性疾病，特别是心血管疾病、糖尿病等非传染性疾病，已成为全球范围内的主要健康威胁。在此背景下，医疗卫生事业需要更加注重疾病的早期筛查、有效干预和长期管理，有效控制慢性病发病率，减轻其对社会经济的冲击。同时，民众健康意识的觉醒，为医疗卫生事业的改革与发展提供了新的动力。医疗卫生系统需要加强与公众的沟通互动，提供更加个性化、便捷化的健康服务，提升服务效率与质量。

当前，医疗卫生事业逐渐成为国内学者们开展研究的热点话题，已得到了较好的开展，刘元花（2014）考察了我国医疗卫生事业的财政投入问题[2]。余杰（2023）提出了大数据背景下医疗卫生事业管理模式的改进措施[3]。但尚没有系统的医疗卫生事业文献计量学研究，导致难以窥探当前医疗卫生事业领域的研究力量、研究热点与前沿。基于此，本文基于文献计量的视角，利用 CiteSpace 可视化软件，对中国知网数据库中 2010—2024 年医疗卫生事业相关期刊文献进行梳理，探究国内医疗卫生事业研究进展，绘制并分析医疗卫生事业研究的知识图谱，对该领域的研究热点及其演化趋势进行探索，以期为国内相关科研与发现提供参考。

9.2 数据来源

本文数据文献全部来源于中国知网数据库。具体的检索策略如下：在中国知网数据库中采用高级检索，检索主题词设置为"医疗卫生事业"，文献类型选择学术期刊，检索时间范围为 2010—2024 年，检索日期为 2024 年 12 月 7 日。此外，本文删除内容不相关的文献及新闻、报纸、会议等，并排除重复文献，最终筛选出文献 2167 篇，在此基础上绘制医疗卫生事业研究相关的可视化图谱。

9.3 研究结果

9.3.1 年度发文量分析

年度发文数量是衡量某一研究领域热度与趋势的重要指标。通过统计和分析某一领域在不同年份的论文发表数量，可以直观地了解该领域的研究活跃度和关注度。本文通过对来自中国知网数据库的医疗卫生事业领域的2167篇文献进行统计（见图9-1），能够看出医疗卫生事业领域的发文数量总体上处于先上升后下降的趋势，具体可分为两个阶段：

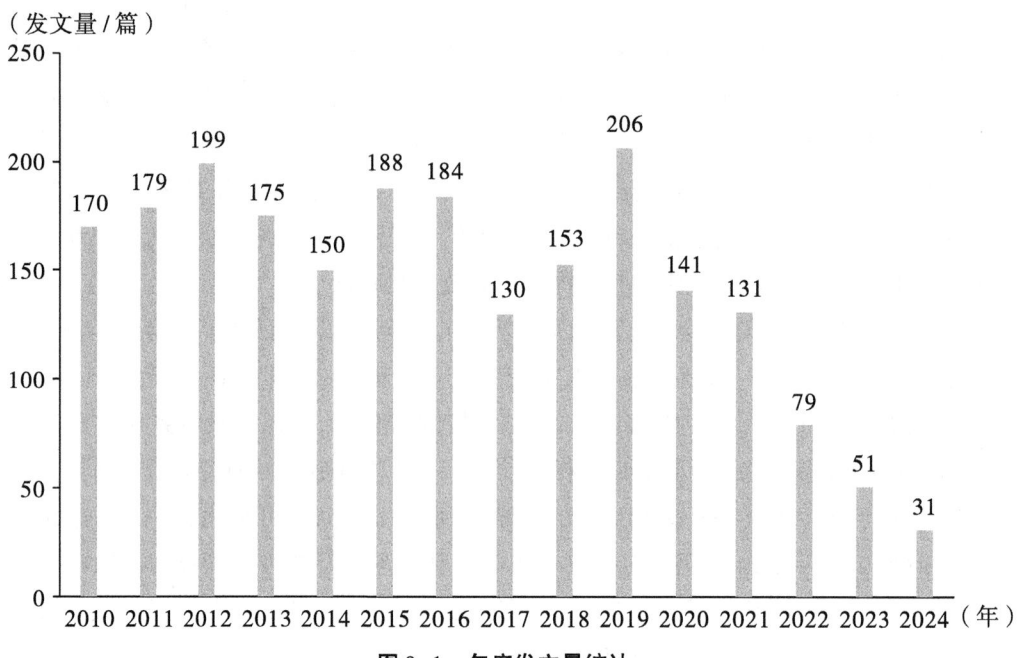

图9-1 年度发文量统计

2010—2019年。这一阶段属于医疗卫生事业研究的快速发展阶段，研究发文数量较多，每年发文量均超过130篇，并在2019年达到最高点，为206篇。在此期间，国家出台了《深化医药卫生体制改革2021主要工作安排》《关于促进社会办医加快发展的若干政策措施》等一系列与医疗卫生事业相关的政策和法规，为医疗卫生事业的发展提供了法律保障和政策支持。同时，随着经济的快速发展和居民收入水平的不断提高，人们对健康服务的需求日益增加，进一步推动了医疗卫生事业研究的深入发展。研究内容包括探讨基层医疗卫生事业单位绩效考核管理办法[4]以及卫生人力资源配置的挑战与对策建议[5]等。

2020—2024年。这一阶段为医疗卫生事业研究的衰退阶段，发文量逐渐下降，由 2020 年的 141 篇下降到 2024 年的 31 篇。2020 年新冠疫情的暴发，研究机构和医院不得不将更多精力投入到疫情防控中，而在疫情期间，医疗卫生系统的工作重点主要集中在疫情防控和救治方面，包括病毒溯源、检测技术研发、疫苗研制、治疗方案探索、疫情防控策略制定等，导致医疗卫生事业研究发文数量相对减少。研究内容有如何加强医疗卫生档案管理工作[6]、推进医疗卫生事业健康发展等[7]。

9.3.2 研究作者分析

作者合作网络知识图谱能够凸显医疗卫生事业领域的核心作者并揭示作者间的合作强度，有助于我们清晰地了解该领域的研究轨迹和发展脉络。本文利用 CiteSpace 可视化软件，在图谱种类上选择 author，时间间隔选择 1 年，Top N 值设为 5，其余值默认，生成医疗卫生事业研究的作者合作网络知识图谱（见图 9-2），以此查看医疗卫生事业这一研究领域的作者发文及合作情况。在作者合作网络知识图谱中，通过节点的大小和连线数量，可以识别出该领域内的核心作者，作者的节点越大、连线越多，其在该领域内的影响力越大。同时，连线的粗细可以反映作者之间的合作强度，连线越粗，则表示作者之间的合作越紧密。

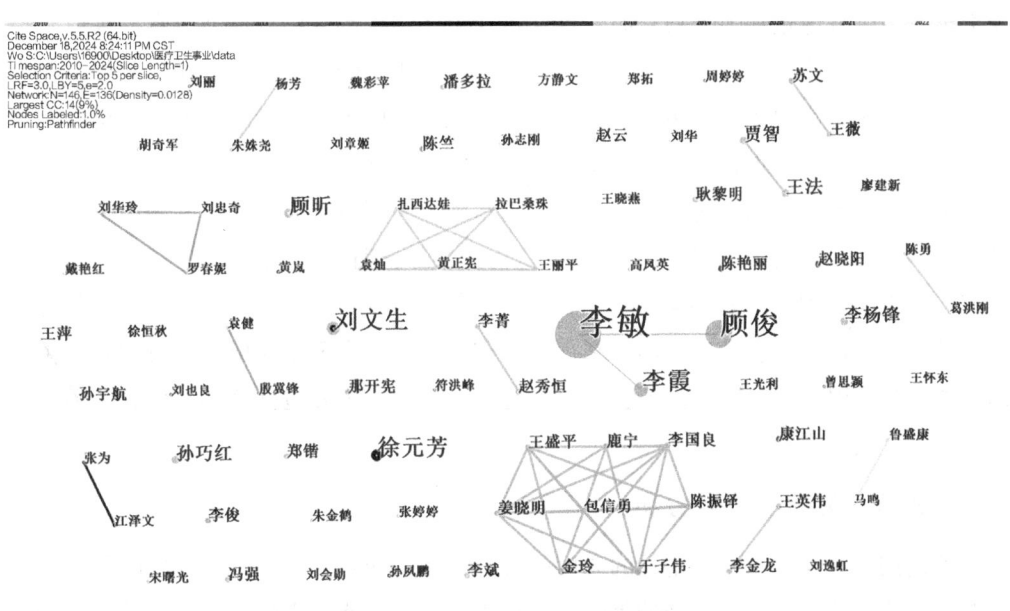

图 9-2 作者合作网络知识图谱

根据图 9-2，在医疗卫生事业研究领域中，共有 146 位作者发文量在 2 篇及以上，作者连线数量为 156 条，网络密度为 0.0128，作者关系较近。同时，在作者合作网络中，共出现 13 个研究团队。其中，以包信勇等作者为中心的研究团队规模最大，包含 8 位研究作者。这一研究团队对烟台市基层卫生事业发展进行了深入调查，指出烟台市基层卫生服务体系逐步健全，医疗资源布局更加合理。同时，烟台市还注重培养基层卫生人才，提高基层医务人员的专业素质和服务能力。然而，烟台市基层卫生事业仍存在一些不足。一方面，基层医疗服务能力有待提升，特别是针对一些常见病、多发病的诊疗水平还需要进一步提高。另一方面，基层医疗机构的药品供应和医疗设备保障也存在一些问题，影响了基层医疗服务的质量和效率[8]。其次为以王丽平等作者为代表的合作团队，由5位研究作者组成。该研究团队针对医疗人才"组团式"援藏对西藏医疗卫生的成效进行了深入概述。在医疗人才"组团式"援藏政策实施后，西藏医疗卫生机构数量大幅增加，从和平解放初期的3个增加到1661个，实现了医疗卫生机构覆盖城乡。西藏医疗卫生专业技术人员队伍壮大，医疗卫生专业技术人员从不足百人增加到2.2万余人。同时，医疗人才"组团式"援藏不仅提升了藏区人民的健康水平，还促进了各民族间的交流融合[9]。

就作者发文量上看，医疗卫生事业领域发文量排在前五的作者为李敏、顾俊、李霞、刘文生、顾昕等，发文量均超过5篇。结合图9-2，来自上海市公共卫生临床中心的作者李敏与顾俊在该领域的发文量最多，文献数量分别为22篇与13篇。他们共同对卫生院社会效益进行了分析，指出卫生院在承担社会职责和发挥社会效益方面表现突出。卫生院通过加强人力资源管理、重视资产结构和利用、加强成本核算以及控制成本支出等措施，实现了资源利用的最大化，承担了较高的社会责任。此外，他们还通过数据进一步说明了卫生院的社会效益。卫生院职工平均诊疗人数、平均住院床日数、健康检查人数占比等指标均显示出卫生院在提供医疗服务方面的高效率。同时，卫生院的治愈率和好转率也保持在较高水平，为解决农村诊治难题做出了一定贡献[10]。来自浙江大学的作者顾昕发文数量为6篇。其详细分析了中国卫生总费用的构成。卫生总费用包括公共支出与私人支出两部分，其中公共支出又进一步细分为政府预算卫生支出和社会卫生支出，私人支出则为居民个人卫生支出。政府预算卫生支出反映了政府财政对医疗卫生的投入水平与支持力度，主要包括公共卫生服务经费和公费医疗经费等[11]。

9.3.3 关键词热点分析

关键词是对论文内容和主题的高度凝练与概括，能够直观、准确地反映研究的重点内容。研究热点则主要体现的是一定时期内一组论文所呈现的问题或主题之间的内在联系[12]。二者之间联系紧密。因此，本文在CiteSpace可视化软件中，设置Top N值为10，以关键词共现网络方法为主，生成医疗卫生事业关键词共现网络知识图谱（见图9-3）和关键词频次统计表（见表9-1）。

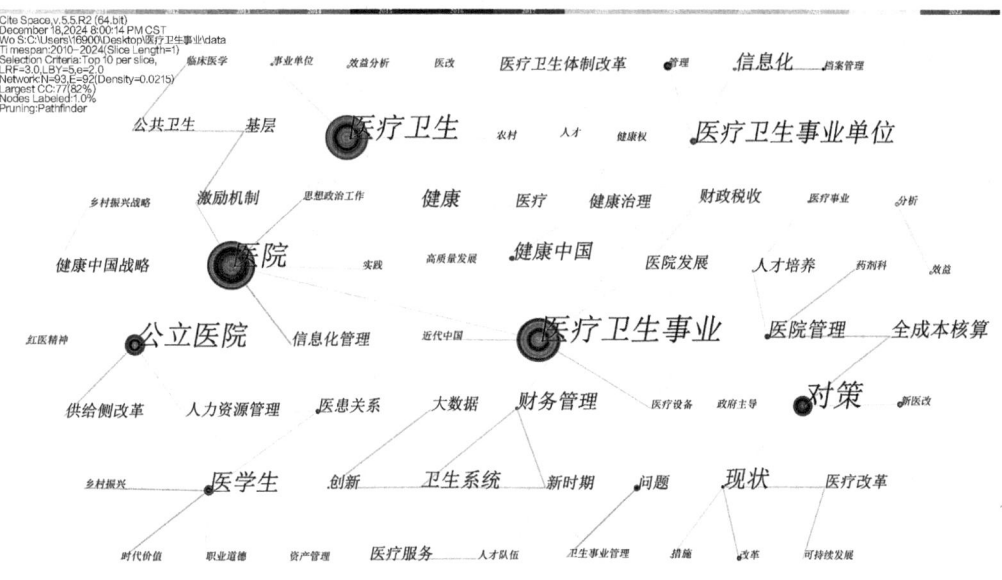

图 9-3 关键词共现网络知识图谱

表 9-1 关键词频次统计表

序号	关键词	频次	中心性	序号	关键词	频次	中心性
1	医院	133	0.27	16	内部控制	15	0.65
2	医疗卫生	118	0.24	17	医疗卫生事业单位	13	0.61
3	医疗卫生事业	114	0.44	18	档案管理	13	0
4	对策	58	0.42	19	绩效工资	12	0.21
5	公立医院	57	0.59	20	分析	12	0
6	医学生	39	0.11	21	事业单位	11	0
7	卫生事业	32	0.13	22	信息化	11	0.04
8	管理	29	0	23	财务管理	11	0.07
9	问题	27	0.04	24	现状	11	0.14
10	发展	22	0.23	25	人民健康	10	0.1
11	新医改	17	0	26	红医精神	10	0
12	医院管理	17	0.11	27	效益	10	0
13	改革	17	0	28	中国共产党	9	0.23
14	医患关系	16	0.14	29	医疗事业	9	0
15	健康中国	16	0.2	30	效益分析	8	0

由图 9-3 可知，医疗卫生事业领域研究主要包括如下几方面内容：①关键词医院的节点最大，出现频次最多，为 133 次，其他与医院相关的关键词还包括公立医院、医院管理、医院发展等。随着改革开放的深入，中国的医疗体制经历了重大变

革。在医疗体制改革中，公立医院的地位和作用得到了进一步强化，成为医疗服务的主要提供者[13]。②关于医疗卫生的关键词如医疗卫生事业、医疗卫生事业单位、医药卫生、卫生事业发展等。医疗卫生作为一个多维概念，涉及社会公共卫生服务、医疗服务、健康促进服务以及与这些服务相关的保障体系、组织管理和监督体系等。优质的医疗卫生服务能够提高人们的生活质量，促进社会的和谐稳定发展。③关于财务管理的关键词有医院财务管理、财务管理、资产管理、档案管理等。当前行政事业单位改革不断深化，构建科学完善的医疗事业单位财务管理内部控制结构，不仅可以促进医疗事业单位的发展，还能够最大限度地保持医疗事业单位财务状况的稳定[14]。④与健康中国相关的关键词有健康中国战略、人民健康、健康中国、健康治理等。习近平总书记在党的十九大报告中明确指出，实施健康中国战略，要完善国民健康政策，为人民群众提供全方位全周期健康服务。而当前医疗卫生事业发展日新月异，在维护人民健康方面发挥着不可替代的作用[15]。

9.3.4 关键词演进分析

关键词时区图可以依据时间先后将文献的更新，以及文献间的相互关系，清晰地展示在以时间为横轴的二维坐标中，在时区图中，节点大小表示该关键词出现的频次，节点所处的年份表示该关键词首次出现的时间，节点间的连线表示不同关键词同时出现在同一篇文献中，预示着不同时段间的传承关系。因此，为了探究医疗卫生事业研究的主题演进过程，本文利用CiteSpace可视化软件，生成医疗卫生事业关键词时区知识图谱，参见图9-4。

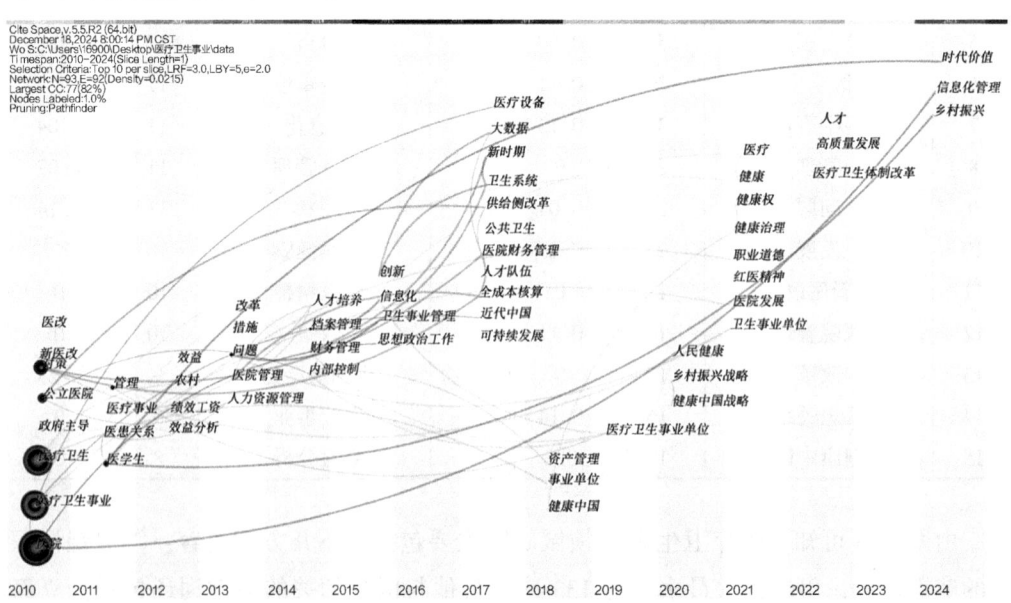

图9-4 关键词时区知识图谱

从图 9-4 来看，医疗卫生事业研究的关键词在 2010 年开始出现，包括主要检索词医疗卫生事业，以及政府主导、公立医院、新医改等关键词。同时，在 2010—2024 年间，关键词分布较为平均。随着"新医改"的不断深化，加强医疗卫生服务体系建设的路径也在不断发生变化[16]。有学者指出，新医改应将过去碎片化的卫生服务体系转变为整合型卫生服务体系，从而提高医疗服务质量与经济效益[17]。分阶段来看，2011—2016 年出现的关键词包括医患关系、医院管理、人才培养、档案管理等。医患关系对医疗卫生事业具有深远的影响。为了推动医疗卫生事业的健康发展，需要不断改善医患关系，提高医疗质量和安全性，增强患者的满意度和信任度。

多数关键词集中出现在 2017 年以后，如大数据、公共卫生、可持续发展等 11 个关键词。医疗卫生事业的可持续发展是指在满足当代人医疗卫生需求的同时，不损害后代人满足其自身医疗卫生需求的能力，通过合理配置资源、创新技术与管理、促进公平性与可及性等多方面举措，构建一个长期稳定、高效且能适应社会经济与环境变化的医疗卫生服务体系。此后几年，陆续出现乡村振兴战略、健康中国战略、高质量发展、信息化管理等符合时代背景的关键词，体现出医疗卫生事业研究与时俱进的特点。

9.3.5 关键词突现分析

关键词突现是指关键词在较短时间内使用频次显著增加，反映相应时间节点内出现频繁的关键词，通过对关键词进行突现分析，能够在一定程度上帮助我们了解该研究领域内一段时间中突现的研究热点，把握前沿趋势和判断该研究的发展动向，进而为未来医疗卫生事业研究提供参考。通过 CiteSpace 可视化软件在关键词共现网络基础上进行关键词突现知识图谱绘制，如图 9-5 所示。

由图 9-5 可知，在医疗卫生事业研究领域中共出现了 21 个突现词或激增词。在突现强度上，突现词发展的强度最大，突现强度高达 6.7735。强度排在第二位的突现词为健康中国，突现强度为 6.2005。而突现强度高于 5 的突现词还有新医改、档案管理、红医精神等。随着我国医疗卫生事业的深化改革，传统的人工档案管理模式已经不符合时代需要，只有加强医疗卫生档案管理工作，采用现代化的档案管理工作思路[18]，才能适应医疗卫生事业的发展需求，为医疗卫生事业的可持续发展提供有力保障。

在持续时间上，各突现词持续时间较为平均。其中，突现词管理的持续时间最长，持续时长为 7 年，在长时间内研究热度较高，于 2011—2016 年间受到学者们的广泛关注。持续时间排在第二位的突现词为健康中国，持续时长为 5 年。其余突现词持续时间均在 5 年以下。在研究趋势上，突现词红医精神、中国共产党、医学生、高质量发展的突现始于 2020 以后，并持续至今，仍属于医疗卫生事业研究的热点内容。

关键词	年份	强度	开始年	终结年	2010—2024
新医改	2010	5.2191	2010	2011	
发展	2010	6.7735	2010	2013	
管理	2010	3.9282	2011	2016	
医患关系	2010	3.6632	2013	2015	
改革	2010	4.8287	2013	2015	
现状	2010	2.5429	2013	2014	
档案管理	2010	5.9565	2014	2016	
创新	2010	2.9809	2015	2017	
问题	2010	2.2344	2015	2016	
医院财务管理	2010	2.4601	2017	2020	
医院管理	2010	3.3914	2017	2019	
事业单位	2010	5.5968	2018	2020	
健康中国	2010	6.2005	2018	2022	
内部控制	2010	3.0637	2018	2021	
医疗卫生事业单位	2010	5.8188	2019	2022	
人民健康	2010	5.0427	2020	2022	
习近平	2010	2.5043	2020	2022	
红医精神	2010	5.5412	2021	2024	
中国共产党	2010	4.7563	2021	2024	
医学生	2010	3.1461	2022	2024	
高质量发展	2010	2.9803	2022	2024	

图 9-5 前 21 个关键词突变情况

目前我国经济已由高速发展阶段转向高质量发展阶段，推动整个医疗卫生体系的高质量发展也成了时代发展的重要任务[19]。

9.4 研究结论

本文基于 CiteSpace 可视化软件，运用文献计量法对 2010—2024 年中国知网数据库中关于医疗卫生事业研究的 2167 篇文献进行数据整理与信息挖掘，通过系统分析该领域的年度发文趋势、作者合作情况，以及研究主题热点、关键词时区、关键词突现等，揭示该领域研究的前沿热点与演进历程，以期为我国未来的医疗卫生事业相关研究提供借鉴与参考，主要结论如下：

（1）从文献发表情况上看，医疗卫生事业研究的文献数量整体表现出先上升后下降的趋势。其中，2010—2019 年是我国医疗卫生事业研究的快速发展阶段，发文数量较高，每年发文量均超过 130 篇。2020—2024 年属于医疗卫生事业研究的缓慢下降阶段，发文数量逐渐走低。从作者合作网络上看，医疗卫生事业研究的核心作者数量较多，李敏、顾俊、李霞、刘文生以及顾昕等发文数量排在前列，同时，作者间联系较多,合作比较紧密,共形成13个研究团队。

(2)从研究热点上看,医疗卫生事业的研究热点主要聚焦医院、医疗卫生、财务管理、健康中国等方面。共现频次较高的关键词有医院、医疗卫生、医疗卫生事业、对策、公立医院等。从关键词演进上看,医疗卫生事业研究的关键词于2010年首次出现,且每年关键词出现数量较为平均,2024年出现的关键词包括时代价值、信息化管理、乡村振兴。

(3)从突现词上看,发展、健康中国、新医改、档案管理等突现词强度较高,均高于5。管理、健康中国等突现词持续时间较长,均超过5年。而近期开始突现的突现词有红医精神、医学生、高质量发展等,逐步成为医疗卫生事业领域的研究重点。

参考文献

[1] 罗洁. 改革开放以来我国医疗卫生事业发展历程及绩效——基于"六五"计划至"十四五"规划 [J]. 中国物价, 2022 (8): 63-65, 68.

[2] 刘元花. 我国医疗卫生事业财政投入问题研究 [J]. 新疆农垦经济, 2014 (8): 72-79.

[3] 余杰. 大数据背景下医疗卫生事业管理模式的现状与改进策略 [J]. 活力, 2023, 41 (9): 127-129.

[4] 陈桂花. 医疗卫生事业单位绩效考核如何落地 [J]. 人力资源, 2019 (22): 102.

[5] 余仲华. 我国卫生人力资源配置探析 [J]. 中国卫生人才, 2019 (11): 12-16.

[6] 郭晓璇. 浅谈如何加强医疗卫生档案管理 [J]. 黑龙江档案, 2023 (5): 160-162.

[7] 符洪峰. 推进医疗卫生事业发展 为群众健康撑起一片蓝天 [J]. 人口与健康, 2023 (6): 67-68.

[8] 包信勇, 金玲, 王盛平, 等. 关于烟台市基层卫生事业发展的调研与思考 [J]. 中国医院统计, 2020, 27 (6): 481-483.

[9] 拉巴桑珠, 扎西达娃, 卓玛次仁, 等. 医疗人才"组团式"援藏对西藏医疗卫生发展及铸牢中华民族共同体意识的成效 [J]. 中国医药, 2021, 16 (12): 1761-1765.

[10] 李敏, 顾俊. 中国医疗卫生事业效益分析之系列研究——2010年全国卫生院社会效益分析 [J]. 价值工程, 2012, 31 (34): 291-292.

[11] 顾昕. 全社会对于医疗卫生事业的投入:中国卫生总费用分析 [J]. 中国医院院长, 2019 (9): 84-89.

[12] 凌金忠, 李珊珊, 朱国旗, 等. 人参的文献计量学研究: 热点与趋势分析 [J]. 中草药, 2024, 55 (17): 5952-5963.

[13] 黄琼, 吴安娜, 杨颖, 等. 我国公立医院服务效率及其影响因素研究 [J]. 现代医学, 2024, 52 (11): 1758-1764.

[14] 刘章姬. 探究如何加强医疗卫生事业单位财务管理内部控制 [J]. 财经界, 2021 (28): 169-171.

[15] 董钰源, 吴冬梅, 刘冰. "健康中国2030" 医疗相关指标体系研究 [J]. 中国临床研究, 2021, 34 (5): 717-720.

[16] 董志勇, 赵晨晓. "新医改" 十年: 我国医疗卫生事业发展成就、困境与路径选择 [J]. 改革, 2020 (9): 149-159.

[17] YIP W, HSIAO W. Harnessing the privatization of China's fragmented health-care delivery [J]. The Lancet, 2014, 384 (9945): 805-818.

[18] 郭晓璇. 浅谈如何加强医疗卫生档案管理 [J]. 黑龙江档案, 2023 (5): 160-162.

[19] 王涓, 卢若艳. 基于政策文献计量法的医疗卫生高质量发展任务研究 [J]. 福建医科大学学报 (社会科学版), 2024, 25 (1): 36-42.

第 10 章 医院感染管理

10.1 引言

医院感染是医疗机构中最常见的不良事件之一，发达国家医院感染患病率为 3.5%～12.0%，发展中国家的更高，给社会造成了巨大的资源浪费[1]。因此，如何切实有效地提高医院感染管理质量至关重要。医院感染管理关系到患者安全和医疗质量，是决定宏观医疗水平与医疗质量的基础性关键因素[2]。随着现代医学技术的快速发展，医疗服务模式的持续变革以及公众对医疗质量与安全关注度的不断攀升，医院感染管理面临着一系列前所未有的挑战与机遇。

国内医院感染管理研究历经多年的发展历程，研究成果较为丰富。在研究内容上，涉及医院感染的监测与防控技术、感染源追踪与分析、抗菌药物合理应用、医护人员感染防控知识培训、医院环境卫生管理以及医院感染管理的信息化建设等方面。在研究视角上，学者们从临床医学、预防医学、护理学、管理学等不同学科角度对医院感染管理问题进行了深入探讨与剖析。在研究方法上，使用包含实证研究、案例分析、模型构建以及大数据分析等众多方法。然而，目前尚未发现探讨医院感染管理的文献计量学研究。因此，本文采用 CiteSpace 可视化软件，将 2000—2024 年间医院感染管理相关主题的文献进行梳理分析，深度厘清研究热点与发展趋势，以期为今后相关研究的深入发展提供参考和借鉴。

10.2 数据来源

本文的研究数据全部来源于中国知网数据库，具体的检索策略如下：首先，在中国知网数据库中，以主题词"医院感染管理"检索公开发表的文献，期刊来源选择 CSSCI 来源期刊和北大核心期刊，时间范围限制 2000—2024 年，检索日期为 2024 年 12 月 15 日。其次，在所有文献中进行筛选和去重，剔除广告、图书信息、会议通知等与主题不相关文献，最终纳入 2402 篇文献进行数据分析。最后，将上述文献数据以 RefWorks 的格式导入 CiteSpace 可视化软件中进行相关图谱绘制。

10.3 研究结果

10.3.1 年度发文量分析

每年发表的文献数量是反映相关领域研究发展趋势和研究成熟度的重要指标。发文量的多少往往与研究热度和兴趣点密切相关。一般而言，如果该研究领域的年度发文量持续上升，说明其受到越来越多的关注和重视，可能正处于上升期。反之，如果发文量下降，则可能意味着其研究已经相对成熟或遇到了瓶颈。图 10-1 显示了 2000—2024 年医院感染管理的发文量走势情况。

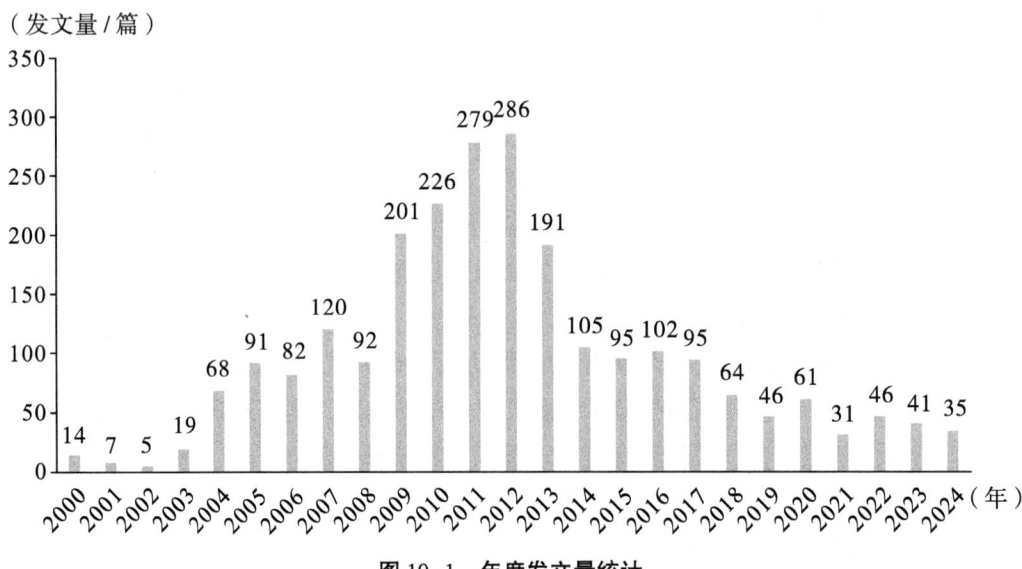

图 10-1　年度发文量统计

观察图 10-1 可知，医院感染管理的研究数量可以划分为三个阶段：

一是初步探索阶段（2000—2003 年），发文量较少，最大的发文量仅为 19 篇。在此阶段，医院感染管理作为一个新兴的研究领域尚未得到广泛的重视，许多医疗机构缺乏系统性的感染管理理念和措施，导致相关研究数量较少。研究内容包括沟通技巧对医院感染管理的重要性[3] 以及如何做好医院感染管理工作[4] 等。

二是蓬勃发展阶段（2004—2013 年），此阶段是发文高峰期，每年发文量均超过 60 篇，且多数年份发文量超过 100 篇。2004 年以后，国家卫生健康部门加强了对医疗质量和安全的监管，出台了一系列与医院感染管理相关的政策法规和行业标准。例如，规定医疗机构必须建立完善的医院感染监测系统，加强消毒灭菌管理等措施。这些政策推动了医疗机构对医院感染管理的重视，促进了研究的快速发展。此阶段研究的内容包括我国医院感染管理现状的分析[5]、护理管理在医院感染控制中的作用[6] 等。

三是缓慢下降阶段（2014—2024 年），在这一跨度较长的时期内，发文量呈下降趋势。可能的原因在于，在前期大量研究的基础上，医院感染管理的一些基础理论和常规防控技术已经相对成熟。医院感染管理研究进入了一个整合阶段。学者们更加注重将之前的研究成果进行系统整合，形成综合的防控体系和管理模式，而不是单纯地开展创新研究。

10.3.2 研究机构分析

机构合作网络知识图谱能够诠释该领域研究力量的空间分布。为了发现推动医院感染管理研究发展的机构，本文利用CiteSpace可视化软件中的合作网络分析功能，挖掘社区养老研究领域的研究机构的网络关系，并绘制机构合作网络知识图谱，具体如图10-2所示。在机构图谱中，连线与节点间的颜色深浅代表了机构的合作时间，节点的大小代表了发文数量的多少，节点间的连线则代表了作者合作发表文章的紧密程度。

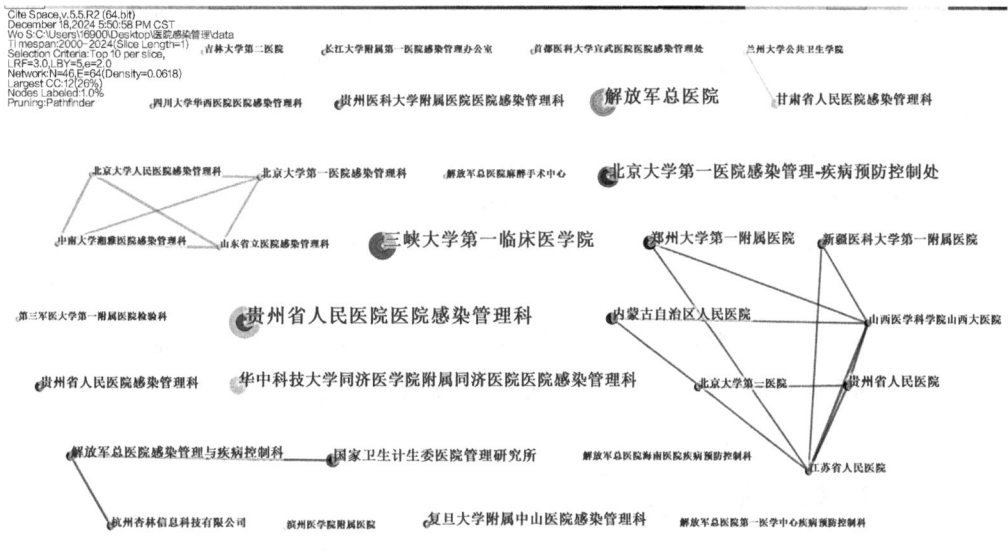

图 10-2 机构合作网络知识图谱

由图10-2可知，目前国内对医院感染管理的研究尚未形成较强的合作网络关系。发文机构之间合作较少，共产生了5个研究团队。其中，郑州大学第一附属医院所在的研究团队规模最大，共包含7个核心机构。这一研究团体抽取东部、中部、西部14个省的省级、地市级、县级医院作为调查对象，并发放感染管理调查表，旨在深入了解我国手术部位感染的管理现状。调查结果显示，多数医院已开展手术部位感染的目标性监测，并采用了信息化手段进行预警，但防控措施的具体落实和手术区皮肤准备、消毒等方面仍存在差异和不足。因而，提出要加强手术部位感染监测、提升信息化水平、优化手术区皮肤准备和消毒流程等建议，从而进一步提升我国手术部位感染的防控水平[7]。北京大学第一医院感染管理科所在的合作团队共包含4个核心机构，团队规模位居第二。该研究团队为了全面了解我国综合医院感染管理科的设置情况，提高医院感染防控水平，对全国6个省市36所综合医院进行了深入调查。结果表明，大部分医院已设立医院感染管理科，体现出医院感染管理在多数医院中得到了重视。同时，多数医院感染管理科为一级科室，直接由主管医疗的副院长领导，表明医院感染管理在医院组织架构中的重要地位[8]。

而在医院感染管理研究中，较为活跃的研究机构有贵州省人民医院医院感染管理科、解放军总医院、三峡大学第一临床医学院、北京大学第一医院感染管理-疾病预防控制处、华中科技大学同济医学院附属同济医院医院感染管理科等。而由图10-2可以看出，贵州省人民医院医院感染管理科的节点最大，表示其发文数量最多，共发文16篇。该机构的研究学者指出随着医疗技术的不断进步和医疗环境的日益复杂，医院感染问题愈发受到重视。因此，为实现精准化感染控制，明确临床科室的风险级别及风险指标特点，他们针对医院感染风险管理方法进行了深入研究。研究表明，运用医院感染风险管理方法能够明确临床科室的风险级别及相关指标，为精准化感染控制提供了有力支持。此外，通过实施和运用风险管理方法，医院能够更有效地应对感染风险，保障患者安全[9]。解放军总医院在图中的节点同样较大，共发文14篇。该机构的研究学者讨论了物联网技术在医院感染管理中的应用。物联网技术通过现代信息手段，如超高频射频识别技术等，实现全方位、全时空监控，对医院的人员、设备、环境、流程进行实时智能识别和管理。这种技术为医院感染管理提供了有力的技术支持。一方面，物联网技术能够实时监控医院环境、设备和人员的状态，及时发现潜在的感染风险。另一方面，利用物联网技术，医院可以建立基于实时数据的感染管理子系统，实现精准感控[10]。

10.3.3　研究热点分析

关键词通过对文章主要内容的概括和提炼，体现了该领域的研究历史、热点问题与今后发展趋势[11]。关键词共现分析能够直观反映医院感染管理的研究热点。因此，本文在CiteSpace可视化软件中选择参数keyword，阈值设置为10，网络切割剪枝算法选择最小生成树算法，可视化方法选择静态视图，最终得到关键词共现网络知识图谱（见图10-3），共产生109个节点，111条连线，网络密度为0.0187。同时，生成关键词频次统计表（见表10-1）。

观察图10-3可知，医院感染管理研究主要聚焦以下几方面内容：

（1）医院感染。关键词包括医院感染管理、感染管理、感染部位等。医院感染直接影响医疗质量和患者安全，是现代医院管理的难题和面临的重要挑战[12]。医院感染不仅会延长患者的住院时间，增加患者的痛苦和经济负担，还可能引发医疗纠纷等一系列严重后果。因此，深入探究医院感染管理的优化策略与创新方法，持续提升医院感染防控的专业水平与实践效能，已成为保障医疗事业稳定发展、维护患者健康权益的核心任务与紧迫使命。

（2）感染防控。关键词包括医院感染防控、医院感染控制、感染防控、预防与控制等。有效的感染防控措施能够最大限度地降低患者在医院内感染的风险，确保其

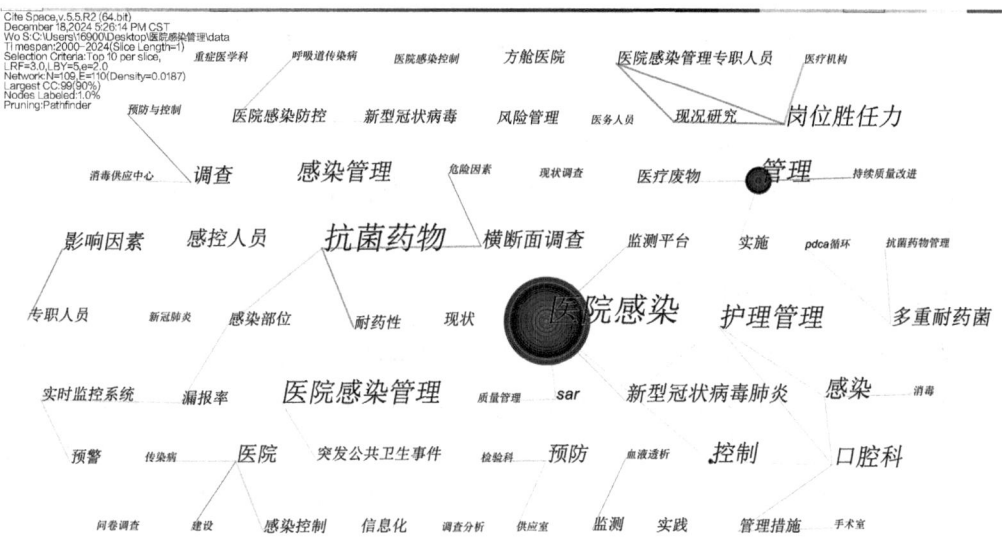

图 10-3　关键词共现网络知识图谱

表 10-1　关键词频次统计表

序号	关键词	频次	中心性	序号	关键词	频次	中心性
1	医院感染	1570	0.87	16	现状	27	0.33
2	管理	591	0.58	17	感染控制	25	0.1
3	医院感染管理	190	0.22	18	基层医院	24	0.6
4	控制	133	0.5	19	手卫生	24	0.16
5	对策	94	0.32	20	重症监护病房	22	0.1
6	预防	75	0.07	21	消毒供应中心	20	0
7	调查	57	0.07	22	多重耐药菌	20	0.07
8	现患率	57	0.03	23	管理对策	16	0.03
9	感染管理	51	0.6	24	消毒	16	0
10	监测	49	0.03	25	危险因素	15	0
11	护理管理	47	0.17	26	口腔科	14	0.14
12	手术室	38	0	27	感染	14	0.07
13	新型冠状病毒肺炎	28	0.2	28	医疗机构	13	0
14	抗菌药物	27	0.4	29	预防与控制	12	0
15	风险评估	27	0.57	30	基层医疗机构	12	0.03

能够在安全的环境中接受治疗，提高治愈率和康复质量，保障患者的生命健康。

（3）抗菌药物。关键词包括多重耐药菌、多药耐药菌、病原菌、抗菌药物管理等关键词。近年来，随着人类疾病谱的改变、抗菌药物的不合理应用和侵入性操作愈加频繁等，医院感染呈逐年增长趋势，患者原发疾病的治疗与恢复效果大打折扣[13]，在此背景下，加强医院感染管理，优化抗菌药物使用策略，推广严格的消毒隔离措施及手卫生规范，提升医护人员的感染防控意识和技能，显得尤为重要。

（4）医疗机构。关键词包括基层医院、基层医疗机构、医院、综合医院等。医院感染管理是医疗机构医疗服务质量重要的组成部分[14]，不仅关系到患者的治疗效果和康复进程，还深刻影响着医疗机构的声誉和社会形象。

10.3.4 关键词聚类分析

在关键词共现网络的基础上，使用对数似然比算法（LLR）对高频关键词进行聚类，得到比较清晰的医院感染管理关键词聚类知识图谱（见图10-4）。在聚类图谱中，需要关注两个重要指标，Q 值与 S 值。由图10-4可知，模块值 $Q=0.7987>0.7$，说明该聚类结构是显著的。平均轮廓值 $S=0.4448$，接近0.5，表明该聚类是高效率令人信服的。

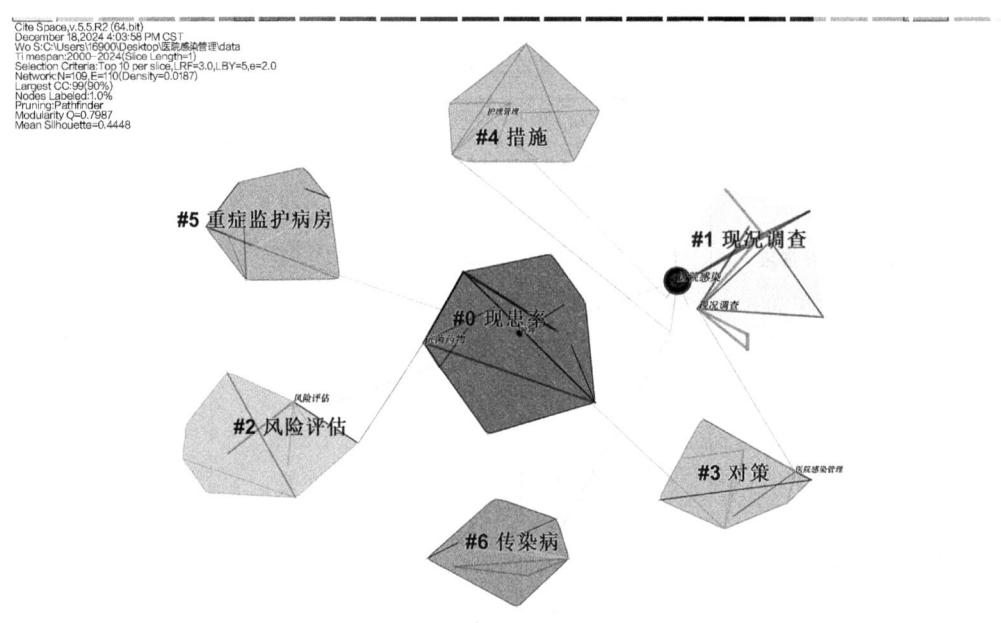

图10-4 关键词聚类知识图谱

医院感染管理领域共得到7个主要集群，分别为#0现患率、#1现况调查、#2风险评估、#3对策、#4措施、#5重症监护病房、#6传染病，各聚类间联系较近，且出现时间较为分散。具体来看，该领域最大的聚类为2016年出现的现患率，共包含危险因素、病原体、横截面调查等14个关键词。医院感染现患率调查是医院感染全面监测的重要手段，根据《医院感染监测规范》，医疗机构每年应开展一次调查，通过现患调查可准确掌握医院感染动态，发现日常监测工作中存在的问题[15]。规模第二大的聚类是现况调查，共包括问卷调查、专职人员、医疗机构等 13 个关键词，出现时间为 2022 年。而风险评估的聚类规模排在第三位，涵盖医院感染控制、方舱医院、感染防控等 12 个关键词，于 2019 年出现。通过风险评估，医疗机构可以系统地收集和分析医院感染的相关信息，识别出感染风险因素，并评估其风险程度。这有助于发现医院感染管理中的薄弱环节，从而制定有针对性的改进措施，提高医院感染管理的整体水平。

10.3.5 关键词突现分析

关键词突现为特定时间段内某一关键词研究频数骤增的现象，可体现该时间段关注度较高的研究方向。通过筛选关键词并绘制关键词突现知识图谱，能够直观反映近 20 年突现词突现的起始时间、终止时间及突现强度。因而，本文利用 CiteSpace 可视化软件，在关键词共现网络图谱中，选择参数 burstness，生成关键词突现知识图谱，如图 10-5 所示。

关键词	年份	强度	开始年	终结年	2001—2024
消毒	2001	9.3908	2001	2006	
控制	2001	11.6029	2004	2011	
检验科	2001	5.4964	2006	2007	
对策	2001	6.4362	2007	2012	
手术室	2001	6.5708	2008	2013	
预防	2001	6.5858	2009	2013	
消毒供应中心	2001	9.2812	2011	2012	
危险因素	2001	5.5688	2012	2016	
重症监护病房	2001	10.0011	2013	2017	
调查	2001	11.3796	2013	2017	
现患率	2001	16.9176	2013	2019	
手卫生	2001	5.9333	2014	2016	
抗菌药物	2001	11.5584	2014	2019	
多重耐药菌	2001	8.4671	2015	2024	
基层医疗机构	2001	7.4112	2016	2017	
医疗机构	2001	6.8348	2017	2024	
现状	2001	6.0142	2017	2019	
风险评估	2001	14.8073	2018	2024	
新型冠状病毒肺炎	2001	17.7597	2020	2022	
医院感染管理	2001	6.1901	2021	2024	

图 10-5　关键词突现网络图谱

图 10-5 显示，在医院感染管理研究中，共出现 20 个突现词。就持续时间来看，多重耐药菌的持续时间最长，共持续 10 年，在 2015—2024 年间成为该领域的研究热

点内容。其次是突现词控制与医疗机构，均持续8年的时间。而持续时间7年的突现词同样共有两个，分别为现患率与风险评估。开展风险评估的目的是发现医疗机构医院感染预防和控制工作中重要的内部和外部薄弱环节，为医院感染管理工作计划、目标的制定和相应感控措施的实施提供科学依据[16]。就突现强度来看，新型冠状病毒肺炎的强度最高，高达17.7597。抗击新型冠状病毒肺炎是大规模的公共卫生事件，医院是做好医疗救治、控制疫情蔓延的前线阵营，医院内部的感染防控管理需要多方协同，合力共治，综合施策，精准发力[17]。突现词现患率以16.9176的突现强度位居第二。其余突现强度高于10的突现词有控制、风险评估、调查、抗菌药物、重症监护病房。重症监护病房（ICU）由于收治的患者病情危重、免疫力低下，且常接受多种侵入性诊疗操作，是医院感染的高发区域，因此其医院感染预防工作至关重要。值得注意的是，多重耐药菌、医疗机构、风险评估、医院感染管理在近年来开始突现，有可能成为未来该领域的研究重点。

10.4 研究结论

本文以2000—2024年中国知网数据库的核心期刊中关于医院感染管理的2402篇文献为数据来源，借助CiteSpace可视化软件进行可视化分析，解读该领域的发文特征、发文作者、关键词等相关知识图谱，呈现医院感染管理研究领域的研究热点和发展趋势，结果表明：

第一，在医院感染管理发文特征方面，该领域研究发文数量呈现先升后降的整体走势。分阶段来看，2000—2003年为初步探索阶段，发文数量较少；2004—2013年属于蓬勃发展阶段，发文数量显著上涨。2014—2024年则为缓慢下降阶段，发文数量逐渐下降。在机构发文与合作方面，医院感染管理领域发文超过2篇的机构共有46个，贵州省人民医院医院感染管理科、解放军总医院、三峡大学第一临床医学院等机构发文数量较为靠前。但机构间合作尚待加强，仅出现5个研究合作团队。

第二，在医院感染管理研究热点方面，主要关注医院感染、感染防控、抗菌药物、医疗机构等内容。出现频次大于100次的关键词包括医院感染、管理、医院感染管理以及控制。在关键词聚类方面，该领域关键词共生成7个主要集群，分别是#0现患率、#1现况调查、#2风险评估、#3对策、#4措施、#5重症监护病房、#6传染病，聚类之间联系较多，但出现时间比较分散。在关键词突现方面，医院感染管理研究中共出现20个突现词，其中，持续时间超过7年的突现词有多重耐药菌、控制与医疗机构。强度较高的有新型冠状病毒肺炎、现患率、风险评估等。

医院感染管理对于保障患者安全、提升医疗质量以及维护医护人员健康等方面具有极其重要的意义。加强医院感染管理工作，首先需构建完善的管理制度与组织架构，使医院感染管理有章可循、责任明确。其次要提高人员培训教育水平，提升医护人员的感染防控专业知识与操作技能。同时，应加强医院环境管理，通过科学分区、规范清洁消毒与通风提高空气质量。最后，需积极开展医院感染监测工作，依据监测结果及时调整优化防控策略，从而全方位降低医院感染风险，保障医疗安全与患者健康。

参考文献

[1] 王旭艳，吴艳艳，张玉鹏，等．2023年湖北省482家医院医院感染管理信息化监测现况及其影响因素［J］．中华医院感染学杂志，2024，34（19）：3003-3007．

[2] 张玉鹏，王旭艳，石雨鑫，等．湖北省476所医疗机构医院感染管理专职人员及医院感染信息化监测现状调查［J］．中国感染控制杂志，2024，23（9）：1150-1156．

[3] 雷俊香．基层医院感染管理现状调查［J］．实用护理杂志，2003，19（14）：66．

[4] 薛文英．谈如何做好医院感染管理工作［J］．中华医院管理杂志，2003（5）：49-50．

[5] 朱士俊，郭燕红，韩黎，等．对我国医院感染管理现状及发展趋势分析［J］．中华医院管理杂志，2005（12）：819-822．

[6] 杨风萍，吴文．护理管理在医院感染控制中的作用［J］．中华医院感染学杂志，2011，21（19）：4106-4107．

[7] 何文英，史发林，张玉，等．我国手术部位感染管理现状调查［J］．中华医院感染学杂志，2018，28（5）：768-771，786．

[8] 李六亿，贾会学，朱其凤，等．综合医院感染管理科设置现状的调查分析［J］．中华医院感染学杂志，2009，19（11）：1386-1387．

[9] 徐艳，杨怀，牟霞，等．医院感染风险管理方法的实施与运用［J］．中华医院感染学杂志，2017，27（12）：2824-2826，2833．

[10] 姚宏武，刘伯伟，索继江，等．物联网技术在医院感染管理工作中的应用进展［J］．中华医院感染学杂志，2017，27（14）：3131-3134．

[11] 夏琼，田雨，王凯正，等．基于CiteSpace可视化分析有限元技术在腰椎中的研究现状及热点［J/OL］．实用中医内科杂志，1-10［2024-12-18］．

[12] 李洪山，郭燕红．加强能力建设预防医院感染［J］．中国感染控制杂志，2015，14（8）：505-506．

[13] 丁梦媛，李文进，耿苗苗，等．耐药菌医院感染风险评估与管理研究进展［J］．中国卫生资源，2020，23（4）：378-383．

[14] 赵烁, 付强. 中国基层医疗机构医院感染管理现状及对策 [J]. 中华医院感染学杂志, 2017, 27 (24): 5699-5703.

[15] 刘卫平, 赵宇平, 杨永芳, 等. 内蒙古地区医院感染现患率调查分析 [J]. 中国感染控制杂志, 2019, 18 (6): 531-537.

[16] 贾会学, 赵艳春, 贾建侠, 等. 医院感染管理风险评估的效果 [J]. 中国感染控制杂志, 2020, 19 (4): 347-352.

[17] 黄慧敏, 李亚楠, 戴焓, 等. 新型冠状病毒肺炎疫情背景下医院感染防控举措 [J]. 军事医学, 2020, 44 (4): 286-290.

第 11 章 应急管理

11.1 引言

在当今复杂多变且充满不确定性的时代背景下,各类突发事件频发,频繁冲击着社会的稳定运行与公众的日常生活。从自然灾害领域的地震、洪水、台风,到公共卫生危机引发的全球性疫情,再到人为因素导致的安全生产事故、社会群体性事件等,这些紧急情况的发生不仅打乱了正常的社会秩序,更对人类的生命、财产以及社会的可持续发展造成巨大威胁。

我国是世界上受自然灾害影响较为严重的国家之一,灾害种类多、发生频率高、损失严重,应急管理已成为当前我国政府治理与和谐社会建设的重中之重[1]。因此,深入研究和探讨应急管理领域的发展动态、研究热点和趋势,对于提高我国应急管理的水平和能力具有重要意义。

应急管理研究始于 21 世纪初,经过多年的发展,已经取得了一定的研究成果。然而,大多数研究属于定性研究,从科学计量学角度研究较少,缺少对国内应急管理研究的全面回顾。基于此,为了解应急管理的研究热点与发展趋势,本文对核心期刊有关中国应急管理研究的文献进行统计,利用 CiteSpace 可视化软件绘制相关知识图谱,分析应急管理研究关注的热点问题及其演进趋势,以期为应急管理领域研究提供参考和借鉴。

11.2 数据来源

本文以中国知网数据库作为文献检索来源,并进行高级检索,设置篇名为"应急管理",文献类型选择学术期刊中的北大核心期刊与 CSSCI 来源期刊,检索时间跨度为 2001—2024 年,检索日期为 2024 年 12 月 27 日,共计检索得到 1743 篇有效文献。将获取的 1743 条样本数据导出并以 RefWorks 格式保存,利用 CiteSpace 可视化软件,通过 Data-Import/Export-CNKI 进行数据转换与处理。

11.3 研究结果

11.3.1 年度发文量分析

各个时间段的发文量能够即时反映该时间段内某些科研名词、工具、软件等的使用程度，折射出某一科研领域的研究热度，有时某些相关的社会事件也会在发文量上显著地体现出来[2]。发文量高的年份通常意味着该领域在当时是学者们关注的焦点。本文通过统计2001—2024年中国知网数据库收录的应急管理文献，绘制年度文献变化趋势柱状图（见图11-1）。

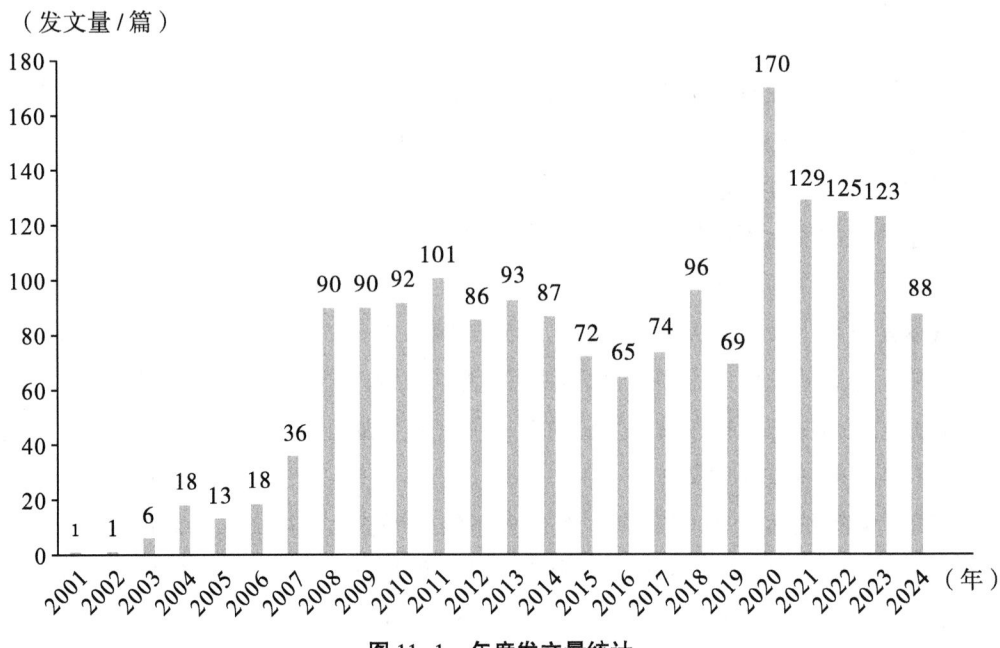

图11-1 年度发文量统计

从图11-1中可以看到，2001—2024年，与应急管理研究相关的文献数量总体呈增长趋势，说明学者们对应急管理的关注度在增加。其中，2001—2007年，应急管理研究发文数量较少，增长速率较低。尽管此前已有针对自然灾害等突发事件的应对和管理，但应急管理的理论体系、研究方法和实践经验都在逐步积累，系统化的应急管理研究和实践尚未广泛展开。这一阶段的研究内容包括高速公路应急管理系统的总体设计[3]、城市供电应急管理系统的构建[4]等。

2008—2019年，这一阶段发文数量逐年上升，发文量变化幅度较小，年发文量维持在90篇左右。2008年汶川地震这一重大突发事件的发生，极大地推动了社会各界对应急管理的关注和重视。随着应急管理学科的不断发展，越来越多的学者开始投身于应急管理研究，相关的研究成果和发文数量也逐年上涨。研究内容有如何加强应急管理的基础性工作[5]、供应链突发事件应急管理策略[6]等。

2020—2024年，这一阶段发文数量显著攀升，发文增长速率明显加快，并在2020年达到顶峰，为170篇。经过多年的研究积累和实践探索，应急管理领域的研究取得了丰硕的成果。随着我国经济社会的快速发展和国际国内形势的变化，面临的各类风险挑战日益复杂严峻,对国家应急管理体系和能力提出了更高要求,需要加强应急管理理论和实践创新,使得相关研究数量显著增加。

11.3.2 研究作者分析

文献作者是科研的主体,分析作者合作网络有利于探查应急管理研究领域中核心作者的合作关系及紧密程度。本文通过设置图谱种类为 author,Top N 值设为 5,时间范围为 2001—2024 年,绘制应急管理研究作者合作网络知识图谱(见图 11-2),以此来查看作者在合作网络中的重要性指标以及相关的网络属性。图谱中,节点越大表示作者出现的次数越多。

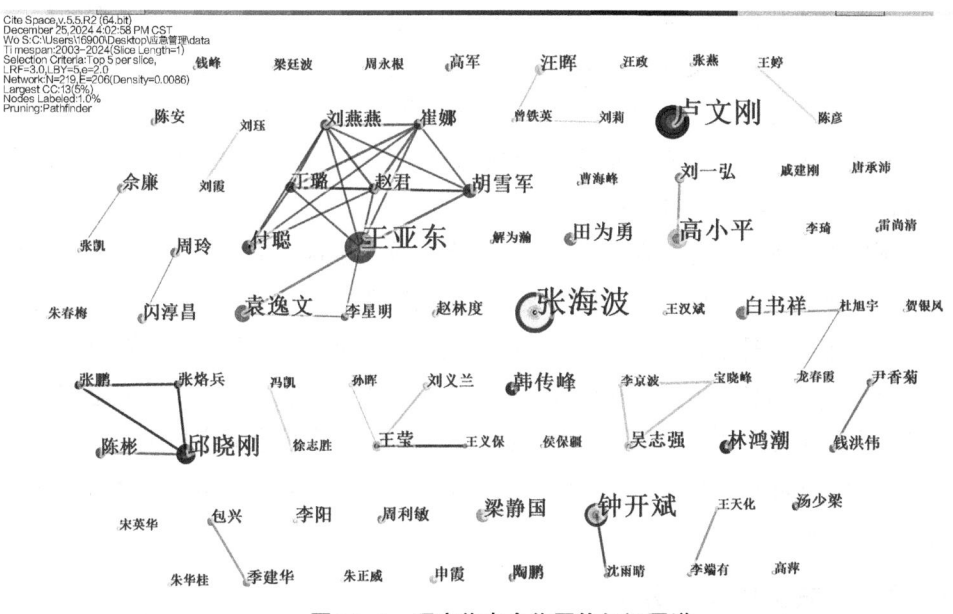

图 11-2 研究作者合作网络知识图谱

从图 11-2 可以看出,节点总体呈现多且聚拢的状态,表明大多数作者间的合作比较紧密。同时,国内应急管理研究的核心作者形成了 16 个学术团体,最大的学术团体是以作者王亚东、胡雪军等为中心,共有 9 位研究作者组成。这一研究团体采用问卷调查法,对卫生应急管理案例教学的适用性进行了实证分析,结果显示,在适用性认可方面,大部分被调查者认可案例教学在卫生应急管理培训中的高度适用性。在师生喜好方面,教师和学员表示喜欢案例教学,显示出案例教学在卫生应急管理培训中受到师生的广泛欢迎。而案例教学在卫生应急管理培训效果的影响因素调查中,案例的选取和设计的合理性、教师的实践经验以及教师的理论水平及对案例的把握程度被认为是关键因素[7]。

其次是以邱晓刚为中心的学术团体,包含了 4 位研究作者。该团体主要探讨了将人工社会元建模方法应用于应急管理领域的相关理论与实践。他们详细阐述了人工社会元建模方法的基本概念、原理及其优势。该方法尝试利用元模型描述人工社会的基本要素，通过领域建模方法刻画应急管理领域模型，并采用模型变换和代码生成技术来支持计算实验。同时，该团队以公共卫生突发事件应急管理为例，详细展示了人工社会元建模方法在实际应用中的效果。通过构造人工社会元模型、突发事件模型和应急管理模型，并采用仿真模型代码生成技术直接产生计算实验模型代码框架，验证了这一方法的可行性和有效性[8]。同时，王莹所在的研究团队同样包含4位研究人员，而其余的合作团队均是由2到3位研究学者构成。

从作者图谱中也可以看出，在应急管理研究中，节点比较大的作者有张海波、卢文刚、王亚东、钟开斌以及高小平，发文数量均超过7篇。其中，发文量最多的作者是南京大学的张海波，发文数量为15篇，首次发文在2016年。其指出随着突发事件不确定性的增强，适应性逐渐成为应急管理研究的核心议题。在我国的应急管理实践中，应急规划作为"五年规划"的重要组成部分，具有鲜明的中国特色，并在提升应急管理适应性中发挥了重要作用[9]。

卢文刚作为广东省物业管理协会的研究学者，发文量排在第2位，共发文12篇。其基于城市广场踩踏事件的特点与成因提出了防范踩踏的应急管理策略。城市广场踩踏事件的特点主要包括事件发生的突然性、人群的密集性和无序性、后果的严重性等。踩踏事件的成因在于人群过度密集、活动组织不当、信息传播不畅、应急准备不足等。基于上述特点与成因，其提出既要加强跨部门协作和信息共享机制建设，提高应急管理的专业化和精细化水平。同时，也要加强公众安全教育和培训力度，提高市民的应急自救互救能力[10]。

11.3.3 关键词热点分析

关键词是对文献的高度凝练，能有效地反映文献的核心观点。而一篇论文中列出的几个关键词一定存在着某种关联，这种关联可以用共现的频次来表示。其背后的基础为共词分析。共词分析法利用文献集中词汇对或名词短语共同出现的情况，来确定文献所代表学科中各主题之间的关系。本文借助CiteSpace可视化软件，绘制应急管理研究关键词共现网络知识图谱（见图11-3）与关键词频次统计表（见表11-1）。

结合图11-3和表11-1可以发现，应急管理研究关键词研究热点主要集中于以下几个领域：

（1）关于应急管理体系的关键词包括应急管理系统、应急管理能力、应急管理体系、应急管理现代化等。随着人类社会进入风险社会时代，应急管理日益成为复杂开放的系统工程，凸显出应急管理体系和能力现代化的必要性和紧迫性[11]。面对自然灾害、事故灾难、公共卫生事件和社会安全事件等多元化、高频率的风险挑战，传

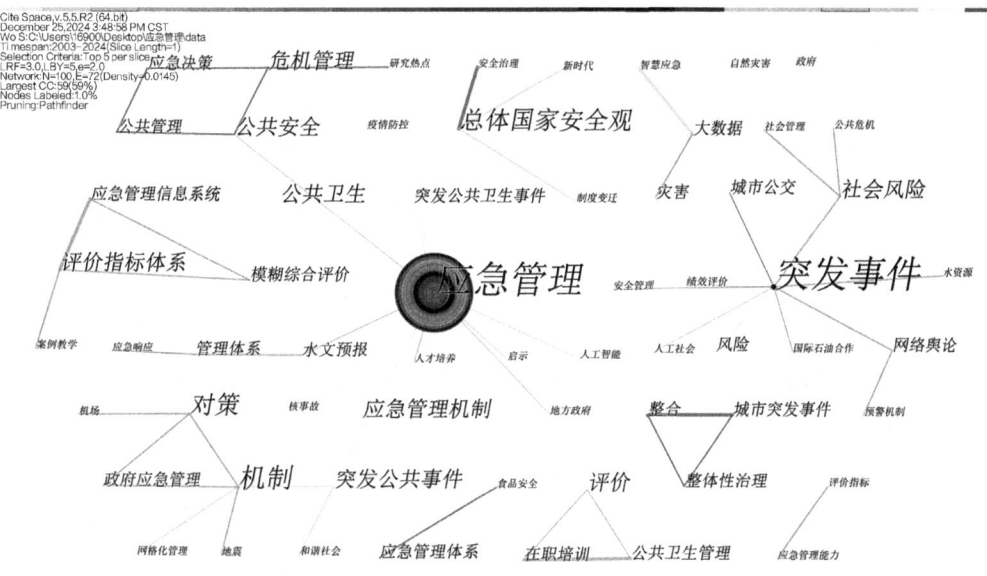

图 11-3　关键词共现网络知识图谱

表 11-1　关键词频次统计表

序号	关键词	频次	中心性	序号	关键词	频次	中心性
1	应急管理	933	0.46	16	评价	9	0.04
2	突发事件	146	0.35	17	大数据	8	0.02
3	应急管理体系	59	0.02	18	总体国家安全观	8	0.06
4	新型冠状病毒肺炎	46	0	19	应急管理系统	7	0
5	突发公共卫生事件	37	0.11	20	新冠肺炎	7	0
6	应急预案	24	0.14	21	政府	6	0
7	公共卫生	21	0.04	22	应急管理机制	6	0.02
8	应急管理能力	15	0.02	23	公共卫生管理	6	0
9	新冠肺炎疫情	15	0	24	人才培养	6	0
10	机制	12	0.35	25	在职培训	6	0
11	突发公共事件	12	0.32	26	高校	6	0
12	公共安全	11	0.1	27	水文预报	5	0.04
13	应急	10	0.09	28	重大突发事件	5	0
14	危机管理	10	0.15	29	食品安全	5	0
15	地方政府	9	0	30	管理体系	5	0.02

统的应急管理模式已难以满足当前社会对应急响应速度、效率和效果的高标准要求。因此，亟须推动应急管理体系和能力现代化，进而保障人民生命财产安全，维护社会

和谐稳定。

（2）关于突发公共卫生事件的关键词包括突发事件、突发公共卫生事件、突发公共卫生、重大突发事件等。突发公共卫生事件的应急管理是一个复杂而系统的过程，它涉及多个层面和多个环节，旨在有效预防、及时控制和消除突发公共卫生事件的危害，保障公众身体健康与生命安全，维护正常的社会秩序。随着我国的突发公共卫生事件应急管理体系逐渐形成并日趋完善，突发公共卫生事件应急管理政策研究也成了学界的研究热点[12]。

（3）关于数字赋能的关键词包括数字技术、数字化转型、数字赋能、人工智能等。近年来，以数字技术为代表的科技迅猛发展，在这个过程中，以政府为中心的传统应急管理理念不断被突破，新兴数字技术与多中心主体协同应急的理念逐渐嵌入原有的应急机制[13]。

（4）关于公共应急管理的关键词包括政府应急管理、公共应急管理、城市应急管理、灾害应急管理等。公共应急管理是针对可能发生的突发事件，如自然灾害、事故灾难、公共卫生事件和社会安全事件等，进行预防、准备、响应和恢复的一系列活动。面对新的挑战和发展趋势，需要不断加强公共应急管理体系和能力建设，提高应急管理的效率和准确性，为构建和谐社会提供有力保障。

11.3.4 关键词演进分析

基于关键词聚类结果绘制关键词聚类时间线知识图谱，可以直观展现所有聚类出现的时间跨度及聚类间的联系，从而了解应急管理领域研究主题的时间变化。关键词时间线图谱将每类关键词根据出现时间的不同由左向右依次展开，每个聚类包含的关键词处于聚类名称的下方。本文借助 CiteSpace 可视化软件，生成应急管理研究关键词时间线知识图谱（见图 11-4），可以更加直观地了解该领域研究热点的演进历程。

从图 11-4 中可以看出一共聚类出 7 类，分别是 #0 突发事件、#1 新型冠状病毒肺炎、#2 总体国家安全观、#3 应急预案、#4 突发公共事件、#5 在职培训、#6 公共卫生。各个聚类之间连线较多，联系非常紧密。聚类的模块值 Q 大小与节点的疏密情况相关，由于 $Q=0.8503$，说明聚类结构显著，可以用来进行科学的聚类分析。平均轮廓值 $S=0.3753$，表明聚类结果相对令人信服。

从关键词时间分布来看，关键词首先出现于 2001 年，包含了应急管理、核事故等关键词。此后几年，新增关键词数量较少。而在 2007—2019 年，出现的关键词数量显著增加，既包括应急管理体系、公共安全、总体国家安全观等关键词，也包括大数据、人工智能、智慧应急等关键词。近年来，新增关键词数量开始减少，涵盖了人才培养、免疫理论、基层治理等。进入新时代，切实践行总体国家安全观，全面推进应急管理体系建设，不断提高国家应急管理能力和水平，对于切实维护国家安全、公

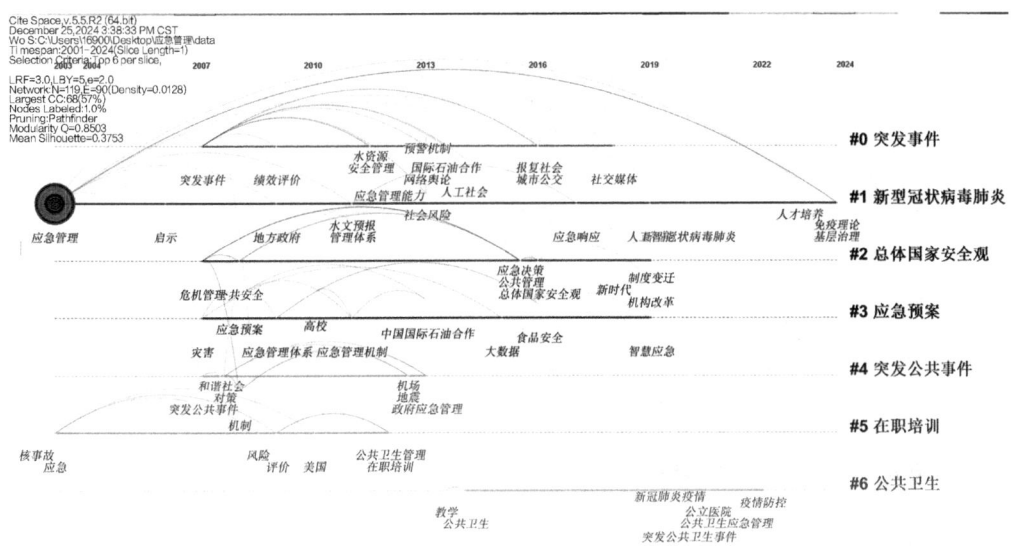

图 11-4 关键词聚类时间线知识图谱

共安全具有重大意义[14]。而基层应急管理,作为应急管理体系中的基础环节,是指在县、乡、村等基层行政区域内,针对各类突发事件所开展的预防、准备、响应与恢复等一系列活动。在整个应急管理的大格局中,基层应急管理占据着举足轻重的地位。2019 年,该领域出现的关键词数量逐渐减少。

11.3.5 关键词突现分析

关键词突现是指关键词在较短时间内使用频次显著增加,通过对关键词进行突现分析可以明确某一时间段内的研究重点与热点,判断研究的发展动向与前沿研究。本文运用 CiteSpace 可视化软件对应急管理进行关键词突现分析,其中,强度越高表示该突现词的影响力越大,如图 11-5 所示。

图 11-5 显示了应急管理领域的 22 个突现词,从持续时间上看,突现词应急的持续时间最长,为 10 年,持续阶段为 2003—2012 年。其次是机制,共持续 9 年的时间。应急管理机制是指为确保应急体系内各要素及要素之间高效运转,通过组织整合、资源整合、信息整合、路径整合而形成的统一应对各种突发事件的路径、程序及各种准则的总称。其余持续时间较长的突现词包括政府、地方政府等,持续时长均超过 6 年。提高地方政府防范化解重大安全风险能力既是夯实社会稳定和国家安全的坚实基础,也是确保人民群众生命财产安全的重要保障[15]。

从突现强度上看,突发公共卫生事件的突现强度最高,达到了 12.3272。新冠肺炎疫情的突现强度排在第二位,强度为 7.5603。其余突现强度较高的突现词有公共卫生、突发公共事件、总体国家安全观等,强度均在 4 以上。加强公共卫生应急管理体系建设是新时代完善国家治理体系与治理能力的重要环节[16]。其不仅需要多方面

关键词	年份	强度	开始年	终结年	2003—2024
应急	2003	3.4896	2003	2012	
自然灾害	2003	2.7429	2004	2009	
政府	2003	3.7508	2004	2010	
突发公共事件	2003	6.8036	2007	2010	
汶川地震	2003	3.4919	2008	2010	
机制	2003	2.704	2008	2016	
地方政府	2003	3.16	2009	2015	
评价	2003	3.8773	2009	2012	
突发事件	2003	4.7713	2010	2015	
大数据	2003	3.2435	2015	2019	
食品安全	2003	3.0963	2016	2017	
总体国家安全观	2003	4.4413	2016	2019	
公共安全	2003	2.984	2016	2018	
应急管理部	2003	3.1522	2018	2019	
新冠肺炎	2003	3.8054	2020	2022	
突发公共卫生事件	2003	12.3272	2020	2024	
新冠肺炎疫情	2003	7.5603	2020	2021	
公共卫生	2003	7.513	2020	2024	
疫情防控	2003	3.8054	2020	2022	
应急管理体系	2003	3.9319	2020	2024	
公立医院	2003	3.4584	2021	2024	
政策工具	2003	2.719	2021	2022	

图 11-5 关键词突现图谱

的共同参与和努力，还需要加强制度建设与人才培养，以提升我国公共卫生应急管理的整体水平，为构建人类卫生健康共同体贡献中国力量。从研究趋势来看，突发公共卫生事件、应急管理体系、公立医院等将会是未来应急管理研究中受到关注的主要问题。

11.4 研究结论

本文利用文献计量学工具 CiteSpace 可视化软件，基于中国知网数据库，对 2001—2024 年的应急管理研究文献进行了梳理和统计，分析了该领域的研究热点及演进历程，以期为我国后续应急管理研究提供借鉴与参考，主要研究结论如下：

（1）从研究总体现状来看，应急管理的研究呈现分阶段递增的趋势。其中，2001—2007 年，有关应急管理研究的发文数量较少，增速缓慢。2008—2019 年，发文数量波动上升。2020—2024 年，发文数量显著上涨，增速明显加快。从发文作者方面看，张海波、卢文刚、王亚东等人为主要研究贡献者，作者之间形成的合作关系网较大，多数作者是合作研究状态，研究团队众多，但研究规模差异较大。

（2）从研究热点来看，应急管理的研究内容主要聚焦在应急管理体系、突发公共卫生事件、公共应急管理、数字赋能等方面，从关键词共现频率来看，应急管理、突发事件、应急管理体系、新型冠状病毒肺炎以及突发公共卫生事件等是高频关键词。从关键词演进来看，该领域最早出现的关键词为应急管理与核事故，且关键词主要分布在2007—2019年，而在2001—2006年以及2019—2024年这两个时间内的关键词数量较少。从研究前沿来看，突发公共卫生事件、应急管理体系、公立医院将进一步受到应急管理研究者的集中关注。

提高应急管理能力至关重要，一方面，有效的应急管理能够最大限度地减少人员伤亡和经济损失，保护人民的生命财产安全。同时，也能够提高政府在民众心中的形象和公信力，增强政府的凝聚力和号召力。另一方面，有效的应急管理能够减少灾害对经济发展的影响，促进经济的可持续发展。因此，未来需进一步加强应急管理研究，构建科学、有效的应急管理体系。

参考文献

[1] 陈振明. 中国应急管理的兴起——理论与实践的进展 [J]. 东南学术, 2010（1）: 41-47.

[2] 温学兵, 姚佳宜, 王秋萍. 基于CiteSpace的字母词研究现状与热点分析 [J]. 沈阳师范大学学报（自然科学版）, 2020, 38（6）: 548-552.

[3] 刘清, 张存保, 陶存新. 高速公路应急管理系统总体设计 [J]. 公路, 2007（7）: 132-136.

[4] 范明天, 刘思革, 张祖平, 等. 城市供电应急管理研究与展望 [J]. 电网技术, 2007（10）: 38-41.

[5] 刘铁民. 构建新时代国家应急管理体系 [J]. 中国党政干部论坛, 2019（7）: 6-11.

[6] 王彦伟, 宋林. 供应链突发事件应急管理策略与仿真分析 [J]. 统计与决策, 2019, 35（10）: 51-55.

[7] 胡雪军, 王明亮, 彭博, 等. 卫生应急管理案例教学适用性调查分析 [J]. 中华疾病控制杂志, 2014, 18（6）: 564-567.

[8] 陈彬, 张鹏, 张洛兵, 等. 面向应急管理的人工社会元建模方法 [J]. 系统工程理论与实践, 2015, 35（10）: 2490-2503.

[9] 刘煊, 张海波. 规划何以提升应急管理适应性 [J]. 广州大学学报（社会科学版）, 2024, 23（4）: 19-33.

[10] 卢文刚, 田恬. 城市广场人群聚集防范踩踏应急管理研究 [J]. 江西社会

科学,2016,36(5):216-221.

[11] 顾金喜,蒋林慧.应急管理体系和能力现代化的整体逻辑、多重困境与优化策略[J].治理研究,2024,40(6):140-156,160.

[12] 张枫怡,赵静,傅云翔,等.我国突发公共卫生事件应急管理政策变迁研究[J].医学与社会,2023,36(4):68-73,79.

[13] 刘银喜,张春颜.数字赋能应急管理协同:结构响应、机制运行与效能输出[J].南京社会科学,2024(9):60-69.

[14] 马宝成.坚持总体国家安全观全面推进新时代应急管理体系建设[J].国家行政学院学报,2018(6):52-56,188.

[15] 张晓君,王伟桥.地方政府应急管理五年规划内容再生产——影响因素与实证分析[J].软科学,2024,38(10):47-54.

[16] 曹清峰.中国城市公共卫生应急管理体系建设研究[J].现代经济探讨,2020(6):86-91.

网较大，多数作者是合作研究状态，研究团队众多，但研究规模差异较大。

（2）从研究热点来看，应急管理的研究内容主要聚焦在应急管理体系、突发公共卫生事件、公共应急管理、数字赋能等方面，从关键词共现频率来看，应急管理、突发事件、应急管理体系、新型冠状病毒肺炎以及突发公共卫生事件等是高频关键词。从关键词演进来看，该领域最早出现的关键词为应急管理与核事故，且关键词主要分布在 2007—2019 年，而在 2001—2006 年以及 2019—2024 年这两个时间内的关键词数量较少。从研究前沿来看，突发公共卫生事件、应急管理体系、公立医院将进一步受到应急管理研究者的集中关注。

提高应急管理能力至关重要，一方面，有效的应急管理能够最大限度地减少人员伤亡和经济损失，保护人民的生命财产安全。同时，也能够提高政府在民众心中的形象和公信力，增强政府的凝聚力和号召力。另一方面，有效的应急管理能够减少灾害对经济发展的影响，促进经济的可持续发展。因此，未来需进一步加强应急管理研究，构建科学、有效的应急管理体系。

参考文献

［1］陈振明．中国应急管理的兴起——理论与实践的进展［J］．东南学术，2010（1）：41-47．

［2］温学兵，姚佳宜，王秋萍．基于 CiteSpace 的字母词研究现状与热点分析［J］．沈阳师范大学学报（自然科学版），2020，38（6）：548-552．

［3］刘清，张存保，陶存新．高速公路应急管理系统总体设计［J］．公路，2007（7）：132-136．

［4］范明天，刘思革，张祖平，等．城市供电应急管理研究与展望［J］．电网技术，2007（10）：38-41．

［5］刘铁民．构建新时代国家应急管理体系［J］．中国党政干部论坛，2019（7）：6-11．

［6］王彦伟，宋林．供应链突发事件应急管理策略与仿真分析［J］．统计与决策，2019，35（10）：51-55．

［7］胡雪军，王明亮，彭博，等．卫生应急管理案例教学适用性调查分析［J］．中华疾病控制杂志，2014，18（6）：564-567．

［8］陈彬，张鹏，张烙兵，等．面向应急管理的人工社会元建模方法［J］．系统工程理论与实践，2015，35（10）：2490-2503．

［9］刘煊，张海波．规划何以提升应急管理适应性［J］．广州大学学报（社会科学版），2024，23（4）：19-33．

［10］卢文刚，田恬．城市广场人群聚集防范踩踏应急管理研究［J］．江西社会

科学，2016，36（5）：216-221.

[11] 顾金喜，蒋林慧. 应急管理体系和能力现代化的整体逻辑、多重困境与优化策略 [J]. 治理研究，2024，40（6）：140-156，160.

[12] 张枫怡，赵静，傅云翔，等. 我国突发公共卫生事件应急管理政策变迁研究 [J]. 医学与社会，2023，36（4）：68-73，79.

[13] 刘银喜，张春颜. 数字赋能应急管理协同：结构响应、机制运行与效能输出 [J]. 南京社会科学，2024（9）：60-69.

[14] 马宝成. 坚持总体国家安全观全面推进新时代应急管理体系建设 [J]. 国家行政学院学报，2018（6）：52-56，188.

[15] 张晓君，王伟桥. 地方政府应急管理五年规划内容再生产——影响因素与实证分析 [J]. 软科学，2024，38（10）：47-54.

[16] 曹清峰. 中国城市公共卫生应急管理体系建设研究 [J]. 现代经济探讨，2020（6）：86-91.

第12章 初级卫生保健

12.1 引言

在1978年的《阿拉木图宣言》中首次提出，初级卫生保健是基于切实可行、学术上可靠而又为社会所接受的方式与技术之上的主要的卫生保健，通过个人及家庭的参与，并在本着自力更生及自决精神发展的各个阶段上，群众及国家能以维持的费用而使之遍及所有人[1]。宣言中提出了"社会公正、社会参与、部门协调和注重成本效益"四项原则，明确了初级卫生保健的主要内容[2]。近年来，随着全球人口老龄化的加剧、慢性疾病的普遍化以及人们健康意识的显著提升，初级卫生保健的重要性愈发凸显。作为公共卫生体系的首要环节，初级卫生保健承担着预防疾病、促进健康、提供基本医疗服务以及实现全民健康覆盖等多重任务。

我国人口众多、地域广袤、城乡二元结构特征较为显著，初级卫生保健的战略意义尤为凸显。从基层医疗卫生机构的广泛布局，到乡村医生与社区医护人员的坚守奉献，初级卫生保健网络深度嵌入社会基层，在控制传染病蔓延、应对慢性非传染性疾病挑战、保障妇幼与老年人等重点人群健康等诸多方面，持续发挥着重要作用。这一过程伴随着大量的实践探索与研究积累，初级卫生保健的研究领域逐渐拓宽，研究方法日益丰富，研究深度不断提升。因此，本文利用科学知识图谱研究方法，借助CiteSpace可视化软件，归纳总结国内初级卫生保健的研究现状和热点，探讨该领域前沿动态，以期为未来初级卫生保健相关研究提供参考。

12.2 数据来源

本文的文献数据全部选自中国知网数据库，检索时段为2000—2024年。期刊类型选中文学术期刊，检索主题词为"初级卫生保健"，剔除新闻报道、广告信息、会议稿件等文献，最终获得984篇有效文献。同时，将有效数据以纯文本格式导出，形成本文所需样本数据。

12.3 研究结果

12.3.1 年度发文量分析

年度发文量是衡量某一研究领域活跃程度的重要指标。发文量的多少直接反映了该领域的研究人员数量、研究投入以及研究成果的产出情况。通过对比不同年份的发文量，可以评估该领域的研究处于上升期、稳定期还是衰退期。因此，本文通过利用Excel软件处理在中国知网数据库所导出的2000—2024年关于初级卫生保健领域研究的相关文献并进行整理，生成该领域研究发文趋势图（见图12-1），以此窥探当前我国初级卫生保健研究的发展趋势。

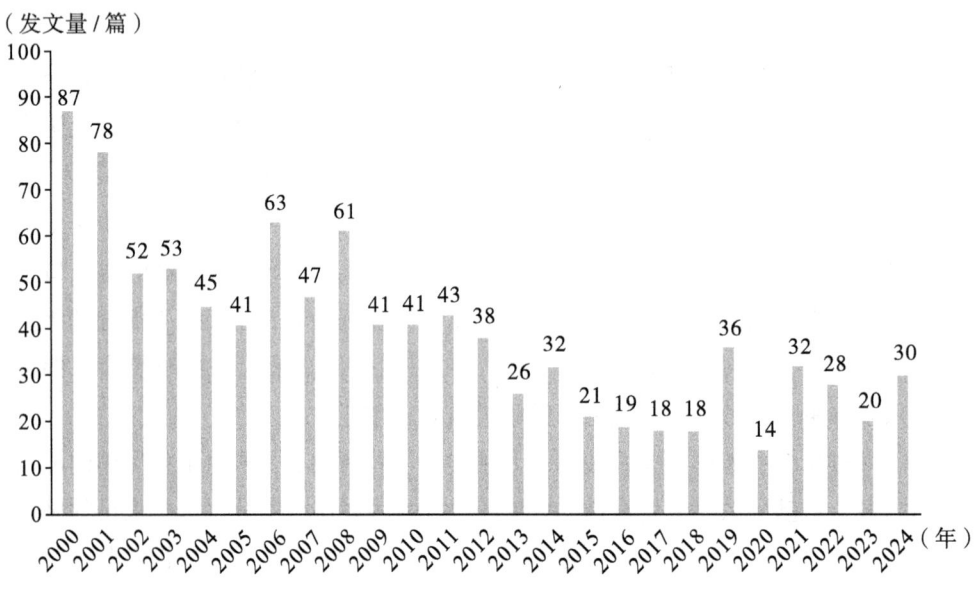

图12-1　年度发文量统计

由图12-1可知，我国初级卫生保健的研究发展历程分为两个阶段：

2000—2008年，此阶段属于初级卫生保健研究的蓬勃发展时期，发文数量较多，最大的发文数量出现于2000年，为87篇。2000年前后，我国处于推进医疗卫生体制改革的重要阶段，出台了一系列相关政策，如《中国农村初级卫生保健发展纲要（2001—2010年）》等。同时，随着生活水平的提高和健康知识的普及，人民群众的健康意识不断增强，对初级卫生保健的需求不断提高，促使更多的研究力量投入到该领域，以探索如何更好地满足人们对初级卫生保健的需求，使得发文数量逐步增多。这一阶段的研究内容有健康教育在初级卫生保健中的作用[3]以及我国农村初级卫生保健事业的发展[4]等。

2009—2024年，此阶段，初级卫生保健研究发文数量呈现波动下降的趋势，但近年来发文数量略有上升。可能的原因在于，当前基层医疗卫生服务的重要性日益凸显，社会各界加大了对初级卫生保健的投入和关注，从而一定程度上推动了初级卫生保健研究的发文数量逐渐回暖。这一阶段的研究内容包括初级卫生保健的发展及挑战[5]、初级卫生保健质量评价指标的构建[6]等。

12.3.2　研究作者分析

在学术期刊上发表文献的总数能够在一定程度上说明该作者在初级卫生保健领域

研究的学术地位。而 CiteSpace 可视化软件可以绘制出初级卫生保健研究文献的作者合作知识图谱，以此来发现哪些有影响力的作者在该领域中进行研究。本文通过设置图谱类型为 author，时间跨度为 2000—2024，时间间隔为 1 年，Top N 值设为 50，其余值默认，生成初级卫生保健研究作者合作知识图谱（见图 12-2）。在这一图谱中，连线的粗细程度与作者间的合作强度显著正相关，作者名字的大小与其文献数量同样显著正相关，名字字体越大代表作者发文越多。

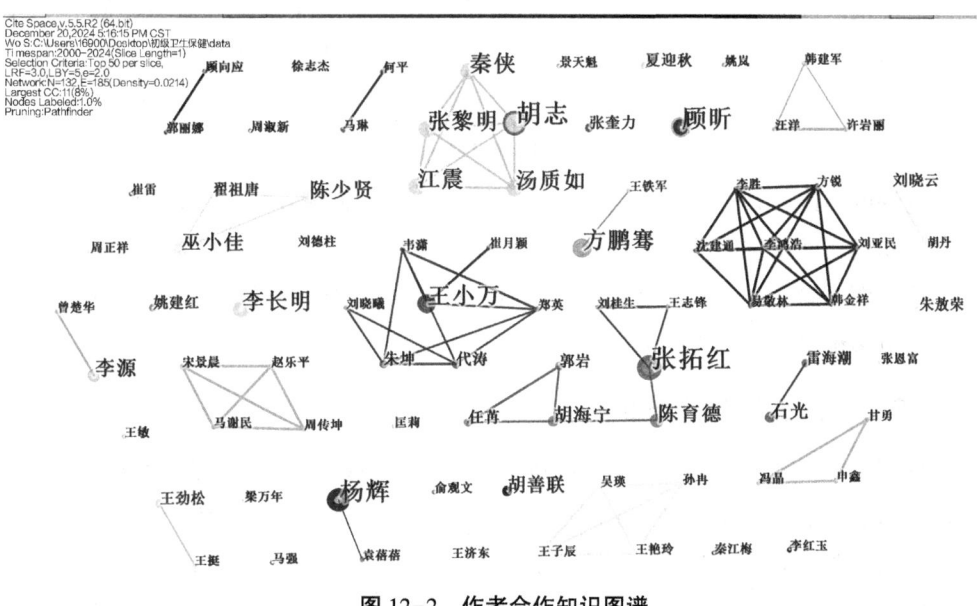

图 12-2　作者合作知识图谱

图 12-2 的节点数为 135，连线数为 185，网络密度为 0.0057，说明共有 135 位研究作者参与研究，且发文作者的核心研究团队比较明显，呈现较为集中的合作特征，出现了 17 个研究合作团体。最大的研究团队共有 3 个，均由 7 位作者组成。其中，易敬林所在的研究团队通过问卷调查与专题访谈相结合的方法对江西省永新县芦溪乡卫生院的医疗卫生服务现状进行调查，发现芦溪乡卫生院硬件条件不够完善，尽管与全国平均水平相比，卫生人力职称结构尚可，但数量不足，专业结构不合理，学历构成低下，此外，芦溪乡卫生院的基本设备装备率较低，每千农业人口编制床位数较少，针对上述问题，这一研究团队提出了相应的政策建议[7]。王小万所在的研究团队重点阐述了卫生服务购买的基本概念、理论基础与模式。卫生服务购买是指在一定时期内，以一定价格水平购买卫生服务。其理论基础包括需求理论、市场理论以及新制度经济学理论等。这些理论为卫生服务购买提供了理论支撑和指导。卫生服务购买的几种模式主要有购买者与提供者分离模式、合同承包模式以及凭单购买模式等[8]。

从作者发文量上看，发文量超过 6 篇的作者有胡志、张拓红、杨辉、顾昕、王小万以及方鹏骞。在上述作者中，胡志节点最大，说明其发文数量最多，共发文 17 篇。其指出，我国政府在初级卫生保健方面提出了明确的奋斗目标，并经过政府和人民的共同努力取得了显著成绩。然而，初级卫生保健的目标任务尚未完成，农村仍面临许多新的卫生问题。首先，政府卫生经费投入不足，导致农村卫生资源严重不足，农村居民的医疗卫生负担加重。其次，农村卫生人力资源总量不足，且专业技术水平较低，难以适应卫生服务需求。最后，乡镇卫生院存在预防保健机构不健全、人员配备不到位以及预防保健费用不足等问题，导致整个农村预防保健服务网功能低下。因此，其提出要加大政府投入、加强人才队伍建设和完善乡镇卫生院功能等措施，进而推动我国农村初级卫生保健工作的持续发展[9]。杨辉发文同样较多，共发文 9 篇。其主要探讨了动机谈话这一心理学技术在初级卫生保健专业人员中的应用过程及其效果。通过深度访谈，并对访谈数据进行深入编码，得出如下结果：卫生保健专业人员在忠实于动机谈话精神的话语、简单反应和复杂反应方面，对患者行为改变的语言有促进作用；而不忠实于动机谈话精神的话语、封闭式提问以及复杂反应，则可能使患者表达出更多维持现有行为的话语，不利于其发生行为改变[10]。

12.3.3 关键词热点分析

关键词对于文献通常具有概括与凝练的作用，能够直观地体现文献所要表达的核心要点。通过关键词共现网络知识图谱，我们可以清晰地了解初级卫生保健领域当前的研究热点和前沿问题。基于此，本文在 CiteSpace 可视化软件中，以关键词共现网络的方法为主，生成初级卫生保健研究关键词共现网络知识图谱（见图 12-3）与关键词频次统计表（见表 12-1），可以此揭示进入 21 世纪后初级卫生保健领域的研究主题热点内容。

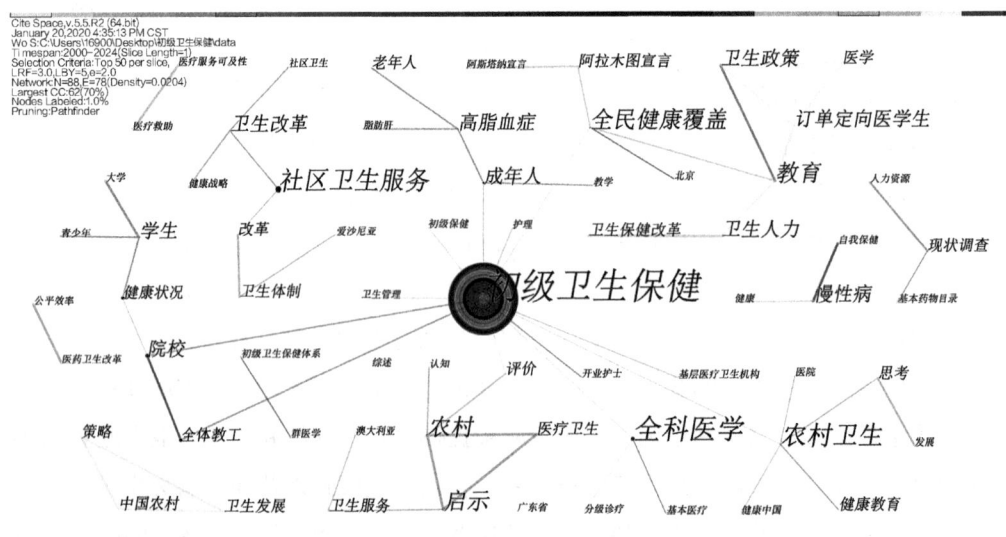

图 12-3 关键词共现网络知识图谱

表 12-1 关键词频次统计表

序号	关键词	频次	中心性	序号	关键词	频次	中心性
1	初级卫生保健	193	0.77	16	学生	12	0.06
2	社区卫生服务	120	0.54	17	教育	10	0.12
3	全科医生	110	0.69	18	高脂血症	6	0.39
4	院校	60	0.52	19	评价	5	0.2
5	全科医学	57	0.43	20	卫生人力	5	0.04
6	健康状况	50	0.09	21	健康	5	0
7	农村卫生	44	0.18	22	广东省	5	0
8	农村	36	0.18	23	改革	5	0.06
9	健康教育	32	0.03	24	卫生政策	4	0.02
10	成年人	37	0.15	25	开业护士	4	0
11	全民健康覆盖	30	0.38	26	卫生保健改革	4	0
12	慢性病	26	0.06	27	卫生服务	4	0.03
13	卫生改革	20	0.36	28	脂肪肝	4	0
14	老年人	17	0.03	29	护理	4	0
15	启示	14	0.09	30	卫生发展	4	0

结合图 12-3 与表 12-1，初级卫生保健研究主要关注如下几方面内容：

第一，社区卫生服务。关键词有卫生服务、社区卫生服务、医疗服务可及性等。社区卫生服务是实现人人享有初级卫生保健目标的重要内容，大力发展社区卫生服务对城市基本医疗卫生事业发展具有重要的现实意义[11]。

第二，全科医学。涵盖的关键词包括全科医生、全科医学、群医学、远程医学等。全科医学是一个面向社区与家庭，整合临床医学、预防医学、康复医学以及人文社会学科相关内容于一体的综合性医学专业学科。其服务对象涵盖不同性别、年龄、疾病类型的人群。在初级卫生保健体系中，全科医生扮演着资源整合者的角色。他们能够协调社区内不同医疗机构之间的资源。同时，全科医生还可以整合医疗、预防、康复等多种资源，为患者提供一站式的健康服务。

第三，卫生改革。关键词包含卫生保健改革、卫生改革、医药卫生改革、改革等。《2023 年国务院政府工作报告》提出"深入推进和努力普及健康中国行动，深化医药卫生体制改革，把基本医疗卫生制度作为公共产品向全民提供，进一步缓解群众看病难、看病贵问题。"体现出医疗卫生问题始终是事关中国高质量发展的重要民生问题，医改永远在路上[12]。

第四，农村卫生。包括中国农村、农村卫生、农村、农村初保等。近年来，我国农村卫生事业在党和政府的重视及领导下，坚持立足国情，锐意进取，开拓创新，经历了艰难的探索、徘徊及再出发，取得了举世瞩目的显著成就[13]。农村医疗基础设施大幅改善，医疗卫生服务队伍不断壮大，公共卫生体系日益完善，未来还需持续发力，精准施策，向着更高质量、更公平可及的目标奋勇前行。

12.3.4 关键词战略分析

战略坐标是 Law 等人于 1988 年提出的，用来描述一个研究领域内部各主题之间相互联系和相互影响的程度。在关键词战略图中，中心性为横轴，用来度量各个类别主题词与其他类别主题词之间互相联系的紧密程度，中心性越高，这个主题词在整个研究工作中就越趋于中心地位；出现频次为纵轴，用来度量各个类别内部的主题词的紧密程度，其表示该类别维持自己和发展自己的能力[14]。2000—2024 年初级卫生保险领域的关键词战略图如图 12-4 所示。

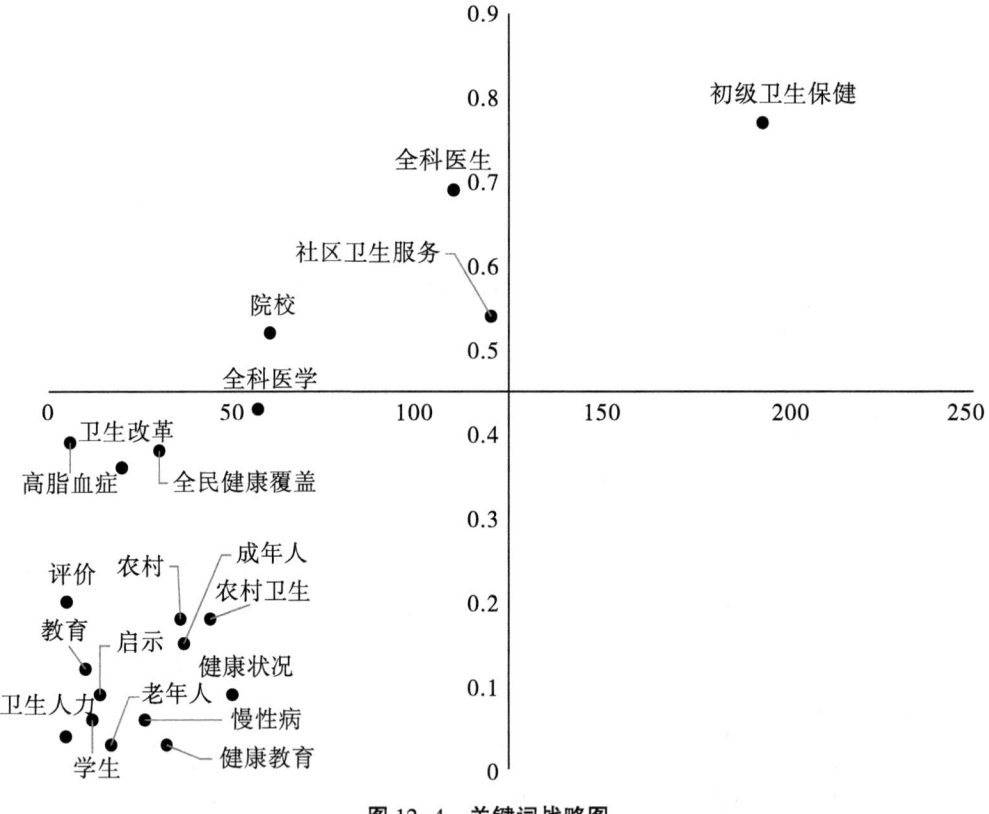

图 12-4 关键词战略图

第一象限：该象限是主流领域，包括关键词初级卫生保健。这一象限的关键词具有高频次和高中心度，表明初级卫生保健研究成果较为丰富，且与其他主题有很高相关性。初级卫生保健是指最基本的、人人都能得到的、体现社会平等权利的、人民群众和政府都能负担得起的卫生保健服务。包括健康教育、合理营养、安全饮水、妇幼保健、预防接种、常见病防治、基本药物供应、非传染性疾病预防和环境保护等内容。

第二象限：这一象限具有低频次高中心性的特点，属于该研究的高潜热点，主要包括全科医生、社区卫生服务、院校。上述研究主题在初级卫生保健领域的研究中虽然频次较低，但具有较高的中心度，表明它们与其他主题密切相关，具有较高的研究潜力。

第三象限：该象限被称为孤岛领域，关键词的出现频次和中心度均较低。一般来说，该象限涵盖的关键词数量最多。然而，其中一些领域研究也有可能是潜在的研究热点。如全民健康覆盖、卫生改革、健康教育、健康状况等。2010年世界卫生组织（WHO）发布《卫生系统筹资：实现全民覆盖的道路》以来，全民健康覆盖受到越来越多的关注，作为2030可持续发展目标之一，成为所有国家努力的目标和方向[15]。

第四象限：这一象限是边缘地带，具有高频次低中心性的特点，尽管在研究中出现频率高，但与其他主题联系少，逐渐边缘化。而初级卫生保健领域的关键词并没有出现在该象限中。

12.3.5 关键词突现分析

突现词是指出现频率在短时间内突然增加或者使用频率明显增长的关键性术语。突现词在学术研究中具有重要意义，因为其反映了特定主题或领域的研究热点和趋势。通过分析突现词，研究者可以获得关于该领域的最新动态和前沿趋势。而CiteSpace可视化软件能够根据文献的题目、关键词、摘要等信息提取候选专业术语，通过跟踪分析它们在一段时间内出现频次的突现突然增加或者使用频次明显增多，识别出代表研究前沿的若干突现词。因而，本文利用CiteSpace可视化软件，绘制初级卫生保健关键词突现知识图谱，如图12-5所示。

图12-5显示，初级卫生保健共出现21个突现词，且多数突现词出现于2011年以后。从突现强度来看，全科医生这一突现词的突现强度最高，高达8.9012，这说明该领域是目前具有较大影响力的研究热点。其次是院校，突现度达到8.4907。高校是国家培养人才的重要基地。高校医疗保健机构是指设在高校内主要为师生员工提供医疗保健服务的机构，开展健康教育是高校医疗保健机构的主要工作任务之一。在高校加强开展健康教育对促进我国初级卫生保健工作有积极作用[16]。其余突现度较高的突现词还有全体教工、健康状况、成年人与健康教育。

从突现持续时间来看，各突现词的持续时间均相对较短，持续时间为6年的突现词则有农村、医学、教育、全科医学等。而全科医生、订单定向医学生、卫生政策等

关键词	年份	强度	开始年	终结年	2000—2024
健康教育	2000	5.6148	2000	2004	
农村	2000	3.0788	2001	2006	
农村卫生	2000	4.7445	2007	2010	
卫生改革	2000	4.5094	2008	2010	
启示	2000	2.5427	2009	2014	
全体教工	2000	7.9754	2011	2012	
健康状况	2000	7.4621	2011	2012	
院校	2000	8.4907	2011	2012	
成年人	2000	5.9344	2011	2012	
学生	2000	3.428	2011	2012	
社区卫生服务	2000	2.6234	2013	2016	
英国	2000	2.6581	2014	2019	
全民健康覆盖	2000	3.4206	2018	2019	
医学	2000	3.3523	2019	2024	
全科医学	2000	5.6896	2019	2024	
教育	2000	2.9276	2019	2024	
卫生保健改革	2000	2.3791	2019	2020	
全科医生	2000	8.9012	2020	2024	
综述	2000	4.0245	2021	2022	
订单定向医学生	2000	2.8566	2022	2024	
卫生政策	2000	2.2808	2022	2024	

图 12-5 关键词突现知识图谱

突现词的突现始于 2019 年以后，且持续时间在不断增强。订单定向医学生培养政策的实施旨在打破城乡医疗人才分布不均的壁垒，为基层医疗注入新鲜血液，提升基层医疗服务的可及性、质量与水平，使广大基层民众能够享受到更为优质、便捷的医疗服务，从而推动基层医疗卫生事业的可持续发展，逐步缩小城乡医疗卫生服务差距，助力实现全民健康覆盖的宏伟目标。

12.4 研究结论

本文以 2000—2024 年中国知网数据库收录的关于初级卫生保健文献为基础，借助 CiteSpace 可视化软件，对作者、关键词等进行知识图谱可视化处理，系统梳理了初级卫生保健领域的研究现状、关注热点和演变趋势，得到以下主要结论：

第一，初级卫生保健研究的发文趋势呈现明显的阶段性特征，2000—2008 年为初级卫生保健研究的蓬勃发展阶段，年均发文量较高。2009—2024 年为该领域的波动发展阶段，发文量波动下降，但 2019 年以后发文量缓慢上升。初级卫生保健研究的核心作者占比较高，作者胡志、张拓红、杨辉、顾昕、王小万的发文数量位居前五。同时，核心作者合作较多，联系非常紧密，出现了 17 个研究合作团队。

第二，初级卫生保健研究的主要内容有社区卫生服务、全科医学、卫生改革、农村卫生等，研究热点关键词包括初级卫生保健、社区卫生服务、全科医生、院校、全科医学。关键词战略图的结果显示，具有高频次、高中心性的第一象限出现了初级卫生保健这一个关键词。低频次、高中心性的第二象限出现了全科医生、社区卫生服务等关键词，而大部分关键词位于低频次、低中心性的第三象限。

第三，关键词突现结果表明，初级卫生保健研究共产生 21 个突现词，同时，全科医生、院校、全体教工等突现词的突现强度较高，农村、教育、全科医学等持续时间在 5 年以上。此外，全科医学、全科医生、订单定向医学生、卫生政策的突现时间在持续增强，属于近期初级卫生保健领域的研究重点。

参考文献

[1] 秦江梅，林春梅，张艳春，等. 中国初级卫生保健的现状与挑战 [J]. 中国全科医学，2024，27（16）：1917-1923.

[2] 杨维中. 建强初级卫生保健体系是实现健康中国的重要保障 [J]. 中国初级卫生保健，2023，37（5）：1-4.

[3] 赵建梅，赵莉莉. 健康教育在初级卫生保健中的作用 [J]. 中国误诊学杂志，2008（26）：6501-6502.

[4] 王燕，韩东，杨洪亨，等. 新时期农村初级卫生保健事业发展的思考 [J]. 中国初级卫生保健，2007（1）：2-4.

[5] 杨辉. 初级卫生保健与中国全科医学的发展及挑战 [J]. 中国全科医学，2018，21（28）：3407-3410.

[6] 袁莎莎，王芳，衡驰，等. 初级卫生保健质量评价指标及方法研究的系统评价 [J]. 中国循证医学杂志，2016，16（6）：719-729.

[7] 刘小明，周天生，洪凌燕，等. 江西省永新县芦溪乡卫生院医疗卫生服务现状调查 [J]. 中国循证医学杂志，2012，12（1）：10-15.

[8] 王小万，李蕾，刘丽杭. 卫生服务购买的基本理论与模式 [J]. 中国卫生经济，2006（6）：29-34.

[9] 秦侠，张黎明，胡志，等. 我国农村初级卫生保健工作存在的主要问题与启示 [J]. 中国农村卫生事业管理，2001（9）：22-24.

[10] 刘硕，杨辉，BROWNING C，等. 初级卫生保健专业人员实施动机谈话干预的过程分析——快乐生活俱乐部 TM 项目成果报告 [J]. 中国全科医学，2015，18（19）：2241-2248.

[11] 陈超. 城市社区卫生服务工作浅析 [J]. 社区医学杂志，2012，10（19）：

23-24.

[12] 袁野. 深化医药卫生体制改革深入推进健康中国建设 [J]. 经济研究参考, 2023 (4): 23-25.

[13] 王小合, 王福洁, 张靖. 我国农村卫生事业发展历程及取得的成就 [J]. 中国初级卫生保健, 2019, 33 (8): 1-4.

[14] 赵蕾. 我国网络舆情研究的知识图谱——基于CiteSpace软件的可视化分析 [J]. 秘书, 2020 (4): 40-56.

[15] 张小娟. 全民健康覆盖视角下的分级诊疗制度研究 [J]. 卫生经济研究, 2021, 38 (6): 10-13.

[16] 孙继红. 探讨高校开展健康教育之于初级卫生保健的作用 [J]. 中国初级卫生保健, 2019, 33 (8): 84-85.

第 13 章 公共卫生管理

13.1 引言

在当今全球化进程加速、人口流动频繁、社会环境日益复杂的时代背景下，公共卫生管理作为公共卫生体系的重要基石，直接关系到广大人民群众的健康福祉和社会稳定[1]。随着人口老龄化的加剧、城市化进程的推进、新兴传染病的频繁爆发、慢性病负担的日益沉重以及健康不平等问题的持续存在，公共卫生管理不仅需要在传统的疾病防控、健康教育、医疗服务等领域持续发力，还需在跨学科融合、技术创新、政策优化等方面不断探索与突破。在此背景下，深入剖析公共卫生管理领域的研究进展、识别其关键议题与未来趋势，对于指导公共卫生实践、提升管理效能、促进社会健康公平具有至关重要的意义。

公共卫生领域的范围广泛，涉及疾病防控、环境卫生、食品安全、健康教育等诸多核心议题，其主要模式为以公务部门为中心，各级自治组织提供辅助、各有关部门负责执行，形成三位一体的立体化工作模式[2]。近年来，国内学者在公共卫生管理领域进行了大量的研究工作，涵盖了从理论探讨到实践应用等多个方面。但大多数研究属于定性研究，鲜有学者对公共卫生管理进行定量研究。鉴于此，本文借助 CiteSpace 可视化软件，进一步梳理和廓清 20 年来公共卫生管理研究的发展脉络，以期能有效助力未来国内公共卫生管理实践并提供相关研究参考。

13.2 数据来源

为保障文献计量分析的科学性，文献来源的代表性和完整性是其前提。具体的检索策略为：在中国知网数据库中以"公共卫生管理"为主题词进行高级检索，文献类型选择核心期刊，时间范围选择 2005—2024 年，筛除无关或超出本研究范围的文献，最终获得 2881 篇文献，作为本文计量分析的依据。

13.3 研究结果

13.3.1 年度发文量分析

文献年度发文数量是衡量某一研究领域学术研究活跃度的一个重要指标。通过对文献数量特征的分析，可以更加直观地了解特定时期内学者们对该领域的关注度。因此，本文通过 Excel 软件，处理导出的 2005—2024 年总计 20 年的公共卫生管理研究的相关文献，绘制公共卫生管理研究发文量分布图，如图 13-1 所示。

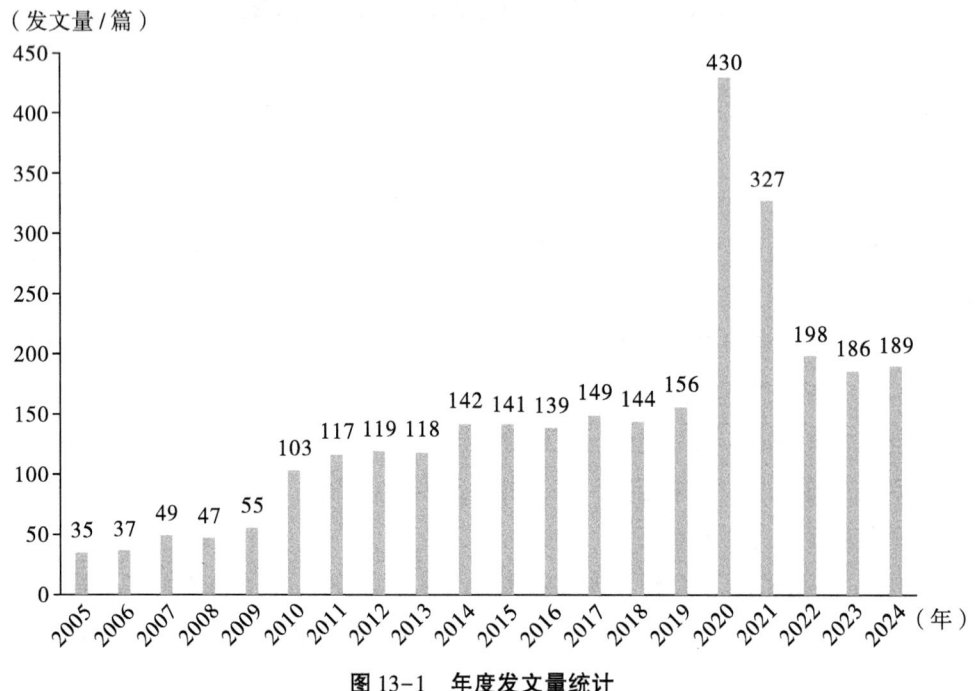

图 13-1　年度发文量统计

观察图 13-1 可知，公共卫生管理研究年度发文趋势整体呈现三个阶段。

2005—2009 年为公共卫生管理研究的起步阶段，公共卫生管理虽然在 21 世纪初就已经引起国内学者的关注，但此时学术界对其关注度不高，总发文量较少。在此期间，社会焦点更多地集中在个体医疗服务的可及性和质量上，对于公共卫生层面的预防、监测和管理等环节缺乏足够的重视，导致研究数量较低。这一阶段最高的被引文章是《我国流动人口的公共卫生现状》[3]，共被引 114 次。

2010—2019 年属于公共卫生管理研究的稳定发展阶段，发文量逐年递增，年均发文量达到 132 篇。这一时期国家对公共卫生领域的重视程度不断提高，相关政策法规的出台为公共卫生管理研究提供了有力的支持和保障。此外，随着社会经济的发展和人民生活水平的提高，公众对公共卫生服务的需求不断增加，推动了公共卫生管理研究的深入发展。该阶段被引次数最高的文章是《我国公共卫生体系建设发展历程、现状、问题与策略》[4]，被引次数为 220 次。

2020—2024 年为公共卫生管理研究的快速发展期，发文量显著攀升，年均发文量高达 266 篇，发文增长速率明显加快。2020 年新冠肺炎疫情的爆发，给公共卫生系统带来了巨大的挑战，使得公共卫生管理研究成为学者们关注的焦点，研究数量快速增加。

13.3.2 研究作者分析

公共卫生管理这一研究领域的发展与学者们的努力密不可分，尤其是高产作者的贡献极为重要。通过对作者及其合作网络进行分析，可以了解该研究领域的核心作者及其研究团队的合作情况。因而，本文利用 CiteSpace 可视化软件绘制公共卫生管理研究文献的作者合作网络知识图谱（见图 13-2）。在图谱中，节点越大则代表发文量越多。作者间的合作通过作者间连线的粗细展现出来，连线较粗表示合作比较紧密。

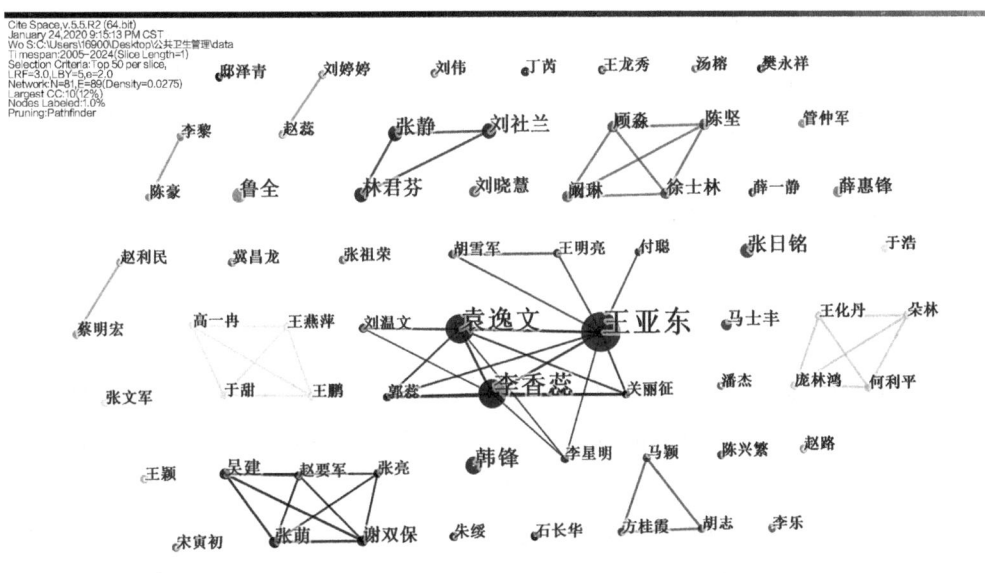

图 13-2　作者合作网络知识图谱

观察图 13-2 发现，2005 年至今，公共卫生管理研究领域共有 81 名作者发表 2 篇以上文献，同时作者间连线为 89 条，合作相对紧密，共形成 10 个研究团队，但各研究团队规模差距较大。其中，以作者王亚东、袁逸文等为中心的研究团队规模最大，共涵盖 10 位研究作者。该研究团队主要对全国 20 个省级单位的省、地市、县级卫生应急管理人员进行了问卷调查，旨在探索"模块化培训"在卫生应急管理人员培训中的应用，发现提高应急能力是培训的首要目标，教学方法上偏好案例分析、桌面推演和专题讲座，形式上倾向于短期集中培训，师资上更期待国内专家和卫生应急管理干部，考核倾向于模拟问题处理，结业方式则偏好颁发证书。这一研究结果为完善卫生应急管理人员培训方案提供了有力的参考依据，有助于提升卫生应急管理人员的综合能力和应对突发公共卫生事件的能力[5]。

以张萌等作者为中心的研究团队规模次之，包含 5 位作者。该团队通过社会学评估方法，对试行政府购买农村公共卫生服务绩效合同管理项目的县进行了现场调查分析，总结了政府购买农村公共卫生服务绩效合同管理的六项运行机制，具体包括筹资机制、机构准入机制、乡村合作机制、服务选择机制、监督评价机制和支付机制。同时，他们还验证了政府购买农村公共卫生服务绩效合同管理机制的可行性，认为该机制有助于提升农村公共卫生服务的效率和质量，促进公共卫生服务的均等化和可持续发展[6]。

从作者发文情况上看，发文量在5篇及以上的高产作者包括王亚东、袁逸文、李香蕊、韩锋、鲁全、张静等。其中，前三位作者同属同一研究团队，发文数量较为领先。之后是来自复旦的研究学者韩锋，发文量为5篇，其指出了我国在突发公共卫生事件应急管理方面所面临的困境。一方面，卫生应急管理决策指挥机制不完善，突发公共卫生事件监测预警能力不强。另一方面，存在跨部门和机构配合不顺畅、协调力度不足的问题。协作环节和过程尚不成熟，卫生应急资源尚未实现充分共享。因此，其提出了相应的对策建议，一是要加强政府各部门和卫生系统之间的沟通与协作，建立更加统一和完善的应急指挥系统。二是应建立完善的监测网络和信息共享机制，确保信息的及时传递和有效利用。三是需明确各部门的职责和分工，确保在突发公共卫生事件发生时能够迅速集结资源、形成合力[7]。

13.3.3 研究热点分析

关键词是对文献研究主题和核心内容的高度概括，其频次越高代表在这一研究领域的热度越高，可以用于判断和确定其中的热点问题。关键词共现网络知识图谱通常用来分析某个领域的研究热点，出现频次高的关键词往往代表着该领域研究的主要方向。本文在 CiteSpace 可视化软件中，设置 Top N 值为 15，以关键词共现网络的方法为主，生成公共卫生管理研究关键词共现网络知识图谱与关键词频次统计表（见图13-3 与表 13-1）。

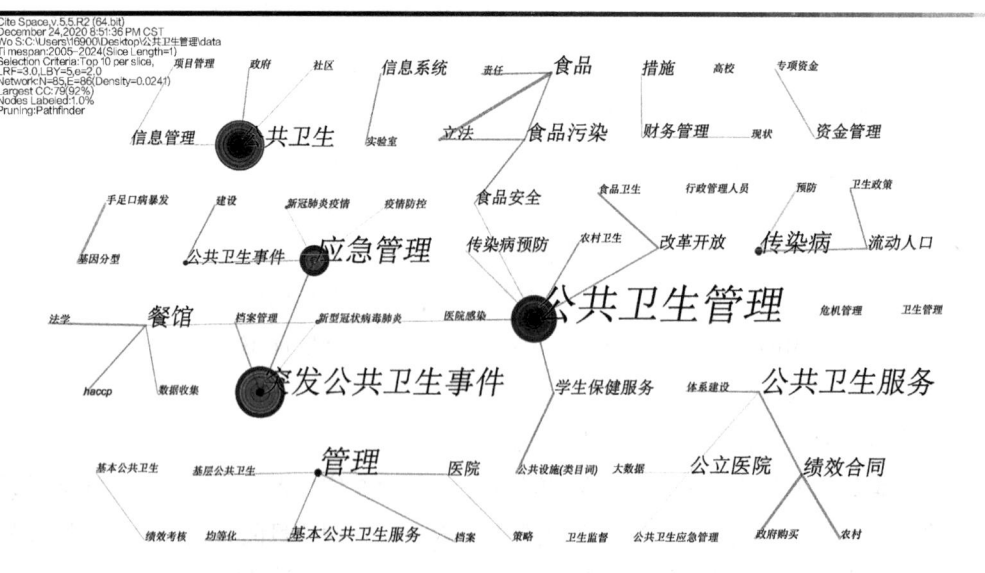

图 13-3 关键词共现网络知识图谱

第13章 公共卫生管理

表13-1 关键词频次统计表

序号	关键词	频次	中心性	序号	关键词	频次	中心性
1	公共卫生	466	0.21	16	危机管理	29	0
2	突发公共卫生事件	461	0.24	17	卫生管理	26	0
3	公共卫生管理	401	0.68	18	传染病预防	23	0
4	应急管理	273	0.43	19	公立医院	22	0.07
5	管理	116	0.38	20	应急管理体系	20	0
6	公共卫生事件	87	0.08	21	农村	19	0
7	对策	67	0.8	22	资金管理	19	0.51
8	基本公共卫生服务	66	0.05	23	高校	19	0.03
9	问题	57	0.44	24	疫情防控	17	0
10	新型冠状病毒肺炎	46	0	25	公共卫生应急管理	17	0
11	传染病	45	0.32	26	大数据	16	0
12	医院	45	0.04	27	定位	15	0.07
13	新冠肺炎疫情	37	0	28	健康管理	14	0
14	新冠肺炎	31	0	29	食品	14	0.04
15	公共卫生服务	29	0.33	30	措施	12	0

首先，主题词公共卫生在图谱中的节点最为突出，共现频次达到466次。与公共卫生相关的关键词有基层公共卫生、农村卫生、基本公共卫生、公共卫生事业等。改革开放以来，我国农村公共卫生服务事业已取得了一定的发展，但与城市卫生服务事业相比，还存在着管理体制落后、资金投入不足等问题[8]。需要进一步缩小城乡公共卫生服务差距，实现公共卫生服务的均等化，让广大农村居民也能享受到与城市居民同等水平的健康保障。

其次，关于突发公共卫生事件的关键词有公共卫生事件、突发公共卫生事件、新型冠状病毒肺炎、新冠肺炎等，突发公共卫生事件是指突然发生的并造成或者可能造成社会公众健康严重损害的重大传染病疫情、群体性不明原因疾病、重大食物和职业中毒以及其他严重影响公众健康的事件[9]。对突发公共卫生事件的管理不仅是保障公众健康与安全的基石，也是维护社会稳定、促进经济发展的关键。

再次，关于公共卫生服务的关键词包括基本公共卫生服务、公共卫生服务、卫生服务、学生保健服务等。国家基本公共卫生服务项目是我国政府为了实现人人享有基本医疗卫生服务的目标，尊重国民健康权、体现社会公平的重大项目，是公共卫生管理领域的重要内容[10]。

最后，与应急管理相关的关键词有公共卫生应急管理、危机管理、应急管理、应急管理体系等。公共卫生应急管理是指在突发公共卫生事件发生前或出现后，采取相应的监测、预测、预警、储备等应急准备，以及现场处置等措施，及时对产生突发公共卫生事件的可能因素进行预防和对已出现的突发公共卫生事件进行控制，在保障公众健康与安全、维护社会稳定、促进经济发展、提升政府公信力等方面具有极其重要的作用。

13.3.4 关键词聚类分析

为了进一步探究公共卫生管理相关研究热点，本文运用 CiteSpace 可视化软件进行聚类分析，算法选择 LLR，最终生成关键词聚类知识图谱（见图 13-4）。在聚类图谱中，每一个色块代表一个聚类，色块内的节点都属于所在聚类范围，聚类标签以相关文献题名显示。

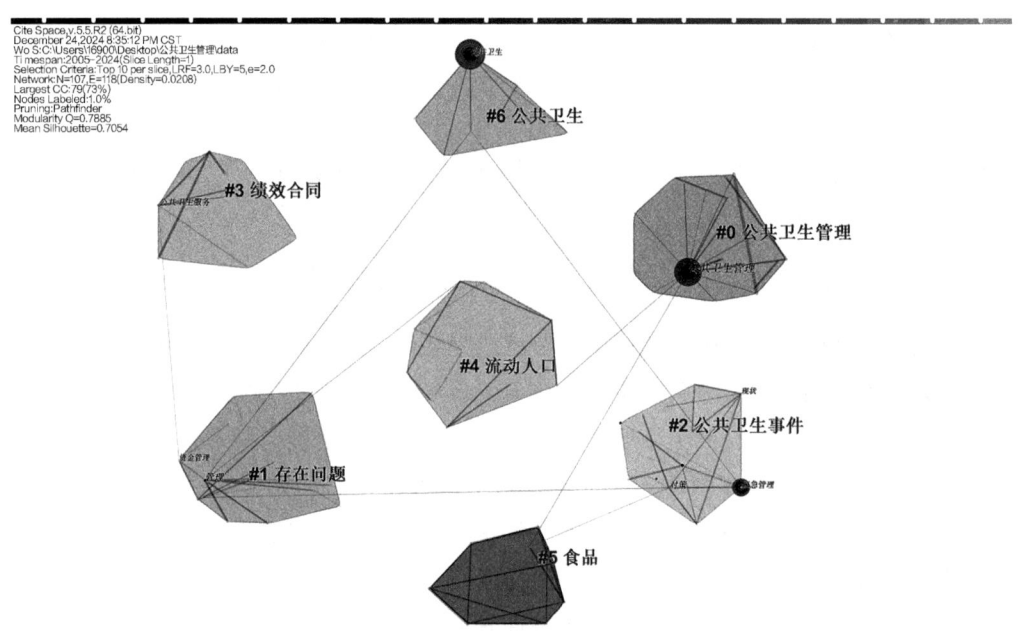

图 13-4　关键词聚类知识图谱

观察图 13-4 可知，共生成了 7 个模块，同时也代表了 7 个研究方向。具体包括 #0 公共卫生管理、#1 存在问题、#2 公共卫生事件、#3 绩效合同、#4 流动人口、#5 食品以及 #6 公共卫生。各个模块呈线性排布，连线较多，关系紧密。聚类模块值 $Q=0.7885>0.7$，平均轮廓值 $S=0.7054>0.5$，表明聚类结果高效、可信。

聚类出现的平均年份在 2007—2013 年，且三个聚类出现在 2010 年，说明相关研究在此时期较为成熟。其中最大的聚类为 #0 公共卫生管理，共包含政府职能、行政管理人员、卫生监督等 17 个关键词。公共卫生监管是运用一系列专业知识和法律手段，行使公共卫生管理职能、保障人民群众身体健康的一种公共管理手段，经过多年的发展，我国已经建立了一整套系统的公共卫生管理机构和体制，公共管理水平显著增强[11]。规模排在第二位的聚类为#1 存在问题，在 2013 年出现，包含均等化、项目管理、资金管理等 14 个关键词。均等化的目标是促进社会公众都能公平地享受基本卫生服务，缩小区域、城乡、群体之间居民基本卫生服务的差异，由此确保社会全体公民分享经济社会发展成果[12]。#2 公共卫生事件的规模排在第三位，包括 13 个关键词，如应急管理、健康管理、财务管理等。健康管理通过集成大数据、人工智能、物联网等先进技术，能够实时监测用户的生理指标，并提供个性化的健康建议。这种精准化的健康管理不仅帮助个体及时了解自身健康状况，还能预警潜在的健康风险，促使人们采取预防措施，避免疾病的发生或恶化。

13.3.5 关键词突现分析

突现分析适用于探测某一时段所突现的学术概念或潜在问题，展示不同阶段的前沿研究节点，进而对学科发展的新兴趋势和研究转向进行研判[13]。本文利用 CiteSpace 可视化软件在关键词共现网络基础上绘制公共卫生管理研究关键词突现知识图谱，如图 13-5 所示。

关键词	年份	强度	开始年	终结年	2005—2024
食品	2005	7.8513	2005	2009	
农村	2005	7.8625	2009	2012	
管理	2005	9.7306	2010	2019	
基本公共卫生服务	2005	10.4222	2013	2019	
问题	2005	18.9878	2014	2019	
措施	2005	7.2474	2015	2016	
传染病预防	2005	8.1767	2016	2019	
医院	2005	6.5389	2017	2020	
传染病	2005	6.4454	2018	2020	
公共卫生应急管理	2005	7.5433	2020	2021	
新冠肺炎	2005	13.8529	2020	2021	
突发公共卫生事件	2005	25.3428	2020	2022	
公共卫生事件	2005	10.3003	2020	2024	
新冠肺炎疫情	2005	14.3057	2020	2022	
新型冠状病毒肺炎	2005	17.8664	2020	2022	
应急管理	2005	36.1822	2020	2024	
疫情防控	2005	6.5075	2020	2022	
公立医院	2005	8.4032	2021	2024	
大数据	2005	8.1388	2022	2024	

图 13-5 关键词突现知识图谱

图13-5显示了公共卫生管理研究的19个突现词的名称、强度、起止时间。在突现知识图谱中，需要关注两个重要指标，一是持续时间，二是突现强度。在持续时间上，管理的持续时间最长，在2010—2019年这一跨度较长的时间范围内一直是公共卫生管理研究的研究热点。持续时间紧随其后的是基本公共卫生服务，为7年。基本公共卫生服务是我国政府为全体居民提供的重要公共卫生服务，其内容丰富、覆盖面广，对于保障人民群众基本公共卫生需求、促进公共卫生服务均等化、加强公共卫生体系建设以及推动医疗卫生事业可持续发展具有重要意义。而问题这一突现词的持续时间排在第三位，共持续6年的时间。

在突现强度上，应急管理的突现强度在所有突现词中一骑绝尘，高达36.1822。突发公共卫生事件的突现强度次之，达到了25.3428。其他突现强度高于14的突现词还有问题、新型冠状病毒肺炎、新冠肺炎疫情。近期该领域的研究重点包括公共卫生事件、应急管理、大数据等。随着第四次工业革命浪潮席卷全球，以大数据、人工智能和物联网为代表的新一轮技术革命对公共卫生管理产生了深刻影响[14]。其不仅提升了疾病监测与预警能力，优化了公共卫生资源配置，还推动了公共卫生服务的智能化发展以及加强了跨部门数据的共享与协同。

13.4 研究结论

本文通过整理公共卫生管理研究相关文献资料，借助CiteSpace可视化软件绘制知识图谱，形象直观地对公共卫生管理研究领域的热点话题以及研究前沿进行分析，总结发现：

首先，公共卫生管理的研究数量呈现明显的上升趋势，关注度较高。具体来看，2005—2009年属于起步阶段，发文数量较少。2010—2019年为稳定发展阶段，发文量逐年递增。2020—2024年为快速发展阶段，发文量显著上升，发文增长速度较快。同时，公共卫生管理领域的高产作者数量较多，王亚东、袁逸文、李香蕊、韩锋等作者发文数量较为靠前。高产作者间合作较多，形成了较为成熟的研究团队。

其次，关键词共现结果显示，公共卫生管理的研究重点主要集中于公共卫生、突发公共卫生事件、公共卫生管理、应急管理等内容。聚类结果显示，公共卫生管理关键词共生成了7个聚类，聚类之间联系较近。具体为#0公共卫生管理、#1存在问题、#2公共卫生事件、#3绩效合同、#4流动人口、#5食品以及#6公共卫生。其中，聚类#0公共卫生管理的规模最大，涵盖17个关键词。

最后，关键词突现结果表明，管理、基本公共卫生服务以及问题等持续时间相对较长，持续时间超过5年。应急管理、突发公共卫生事件、新型冠状病毒肺炎等突现强度相对较高，强度均高于17。此外，公共卫生事件、应急管理、大数据等突现词在近期开始突现，有可能引领公共卫生管理领域的研究方向。

参考文献

[1] 李晶. 信息化管理对卫生事业规划工作的影响和管理效果 [J]. 中国卫生标准管理，2024，15（12）：10-13.

[2] 刘伟，张秋敏，郭玉平. 新时期下公共卫生管理的现状与展望探讨 [J]. 中国卫生产业，2024，21（6）：246-249.

[3] 胡连鑫，陈燕燕. 我国流动人口的公共卫生现状 [J]. 现代预防医学，2007（1）：96-98.

[4] 王坤，毛阿燕，孟月莉，等. 我国公共卫生体系建设发展历程、现状、问题与策略 [J]. 中国公共卫生，2019，35（7）：801-805.

[5] 李香蕊，袁逸文，关丽征，等. 卫生应急管理人员培训方式的需求分析 [J]. 中华疾病控制杂志，2011，15（11）：923-926.

[6] 谢双保，吴建，张萌，等. 政府购买农村公共卫生服务绩效合同管理运行机制研究 [J]. 中国卫生经济，2010，29（9）：18-20.

[7] 韩锋. 浅谈我国突发公共卫生事件应急管理的困境及对策 [J]. 中国集体经济，2015（34）：152-153.

[8] 熊文飞. 浅谈农村基层公共卫生管理存在的问题及对策 [J]. 求医问药（下半月），2012，10（12）：16-17.

[9] 李利宏. 对农村基层公共卫生管理的反思及对策 [J]. 中共山西省委党校学报，2004（3）：42-43.

[10] 邱德星，吴聪丽，朱中平，等. 新形势下基本公共卫生服务精细化管理实践探索——以深圳市光明区为例 [J]. 中国初级卫生保健，2022，36（9）：5-8.

[11] 彭宁. 公共卫生监督管理的现状、存在问题及对策探讨 [J]. 中国农村卫生，2021，13（2）：81，80.

[12] 余苏珍，王力，王素珍，等. 促进基本公共卫生服务均等化的现实困境及对策 [J]. 中国卫生事业管理，2011，28（6）：478-479.

[13] 龙喜平，王健. 基于CiteSpace的低碳校园研究可视化分析 [J]. 湖南师范大学学报（自然科学版），2024（6）：106-114.

[14] 申烨境，唐文君. 大数据赋能公共卫生管理模式创新发展 [J]. 经济师，2024（8）：244-245.

第14章 社区卫生服务

14.1 引言

社区卫生服务是基本医疗、预防、保健、康复、计生指导、健康教育"六位一体"的社区医疗模式，是社区卫生服务和大医院之间合理分工、相互协作的新型城市卫生双层服务体系[1]。其作为公共卫生体系的重要组成部分，直接关系到人民群众的健康福祉和社会和谐稳定。我国社区卫生服务自1997年正式启动以来，至今发展已经荏苒二十余年[2]，取得了举世瞩目的成就。

社会卫生服务涵盖的内容非常广泛，包括基层医疗卫生服务、公共卫生事件应对、医疗卫生治理以及在线医疗等多个方面。基层医疗卫生服务是保障人民群众基本健康需求的重要基础，其服务能力和服务质量的提升一直是学术界和实践界关注的焦点。公共卫生事件，如近年来的新冠疫情，对全球公共卫生体系造成了巨大冲击，也促使更多的学者投入到公共卫生事件的应对、管理和预防研究中。医疗卫生治理则是实现医疗资源优化配置、提高医疗服务效率和质量的关键，新医改和深化医改政策的推进，为医疗卫生治理研究提供了新的契机和挑战。而在线医疗作为互联网+医疗的重要形式，正在逐步改变传统的医疗服务模式，为患者提供更加便捷、高效的医疗服务。

随着信息技术的快速发展，特别是互联网和大数据技术的广泛应用，有关国内社会卫生服务的研究已经进入一个全新的发展阶段，并取得了丰硕的研究成果。综上，本文CiteSpace可视化软件，挖掘社区卫生服务研究成果的年限分布、作者合作网络、关键词共现网络、关键词聚类时间线等信息，以期直观呈现社区卫生服务的研究现状及其热点议题，尝试为促进社区卫生服务研究的深入发展提供参考与借鉴。

14.2 数据来源

为保证文献样本的代表性与可获得性，本文以中国知网数据库为检索平台，文献检索日期为2024年12月21日。具体检索策略如下：以"社区卫生服务"作为篇名在中国知网中进行高级检索，检索时间范围设置为2000—2024年，文献来源选择学术期刊的北大核心期刊与南大核心期刊，文献分类目录选择全选，在排除会议、评论、新闻报道等与社区卫生服务研究不相关的文献后，最终得到1451条有效文献。

14.3 研究结果

14.3.1 年度发文量分析

发文量是衡量一个研究领域活跃度的重要指标。统计不同时期的发文量，可以直观地看到该领域是处于蓬勃发展阶段，还是逐渐趋于平稳或者出现衰退迹象。一般来说，如果某一时间段内的发文量增加，可能意味着该研究领域取得了新的研究突破或热点问题吸引了更多研究者。本文借助 CiteSpace 可视化软件对 1451 篇文献进行统计，结果如图 14-1 所示，对社区卫生服务研究可划分为三个阶段：

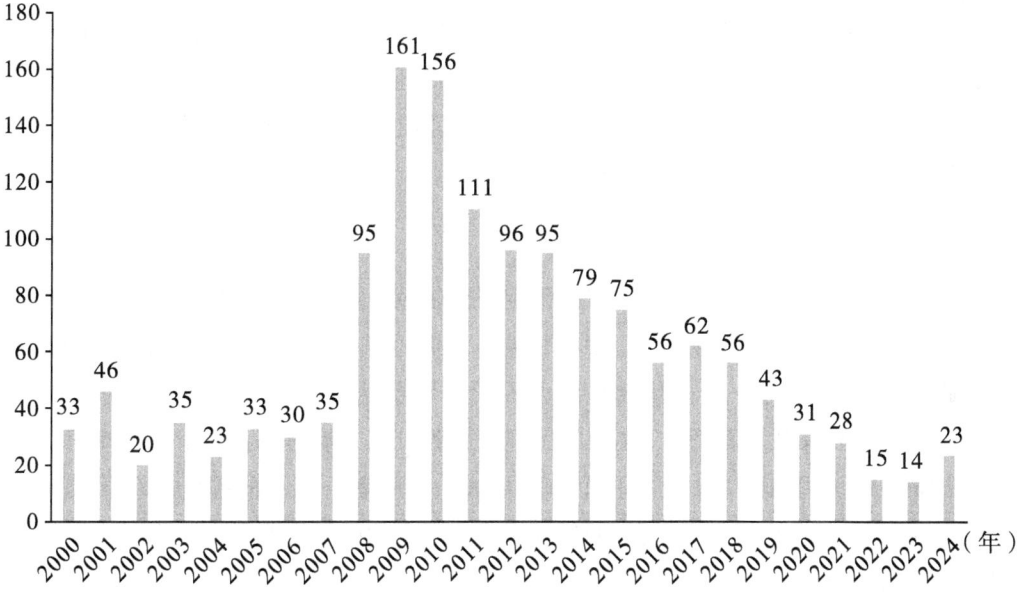

图 14-1 年度发文量统计

阶段一：2000—2007 年，这一阶段属于社区卫生服务研究的初步探索阶段，发文数量较少，且各年度变化幅度较低。这一阶段，我国政府开始意识到社区卫生服务在提升公共卫生水平、缓解医疗资源分配不均等方面的重要作用，并着手制定相关的政策与制度。然而，由于政策尚不完善，加之实施力度有限，导致社区卫生服务的发展相对缓慢，研究基础相对薄弱。同时，公众对社区卫生服务的认知程度普遍较低。居民更习惯去大医院看病，对于社区卫生服务机构的功能和优势缺乏了解，也间接影响了相关研究的开展。此阶段被引量最多的文章是《中国城市社区卫生服务评价指标体系的建立》[3]，被引次数达到了 286 次。

阶段二：2008—2013 年，此阶段为社区卫生服务研究的深入发展阶段，发文数量显著上升，为该领域的发文高峰期。2006 年《国务院关于发展城市社区卫生服务的指导意见》发布后，各地开始积极落实相关政策，加大对社区卫生服务的投入。2009年新医改方案的出台，更是将社区卫生服务作为构建基层医疗卫生服务体系的重要环节，明确了社区卫生服务的定位和发展方向。此外，随着社会经济的发展和健康观念的转变，居民对社区卫生服务的需求逐渐增加。人们开始认识到社区卫生服务在疾病预防、健康管理、康复护理等方面的优势，对社区卫生服务的接受度有所提高。这一阶段被引量最多的文章是《我国社区卫生服务利用及居民满意度的分析研究》[4]，共被引用112次。

阶段三：2014—2024年，这一阶段为社区卫生服务研究的衰退阶段，发文数量逐年递减。近年来，我国在分级诊疗、医联体建设等宏观政策方面投入更多精力，研究热点也随之向这些领域倾斜。尽管社区卫生服务仍然是分级诊疗的重要基础，但研究重点更多地放在了如何加强社区卫生服务与上级医疗机构的协同合作、双向转诊等方面，而不是单纯的社区卫生服务内部研究，使得社区卫生服务研究的发文数量出现下降趋势。这一阶段被引量最多的文章为《我国社区卫生服务机构服务能力现状、问题及对策》[5]，被引次数为107次。

14.3.2 研究作者分析

结合发文量和作者合作情况，可以确定研究领域的核心作者。核心作者不仅发文数量较多，而且在合作网络中处于中心位置，与其他作者存在较为密切的合作关系。本文通过运用CiteSpace可视化软件，设置图谱种类为author，时间跨度为2000—2024年，最小发文数设置为4，生成社区卫生服务研究文献的作者合作网络知识图谱（见图14-2）。在图14-2中，每一个节点代表一个作者，节点的颜色越深代表该作者发表的文章年份越近，节点之间的连线代表作者之间的联系或合作关系，连线越粗代表联系越紧密。

由图14-2可知，社区卫生服务研究的核心作者节点数有100个，表明共有100位研究作者在核心期刊上发表过3篇以上相关文献。同时，节点连线有205条，各作者间合作关系较强，共出现了15个研究团队。其中，最大的研究团队是作者刘杭生所在的研究团队，共涵盖8位研究作者。该研究团队为了解沈阳市居民的社区卫生服务需求和利用情况，以沈阳市大东区作为调查点，采用多阶段随机抽样问卷调查的方式对该区域的1224户家庭进行了走访，并收集调查问卷。结果显示，绝大多数人都认为自己的身体状况良好，但老年人对自身健康状况的评价普遍较低，患病未就诊率高达71%，自我医疗已成为未就诊原因中的首要因素，且自购药比例高达80%。基于上述结果，他们提出要扩大参保范围，增强居民自我保健意识，还需完善社区卫生服务，明确服务目标和重点[6]。其次是作者姚岚所在的研究团队，共由7位研究作者组成。这一研究团队首先指出随着卫生改革的深入，社区卫生作为基层卫生服务体系

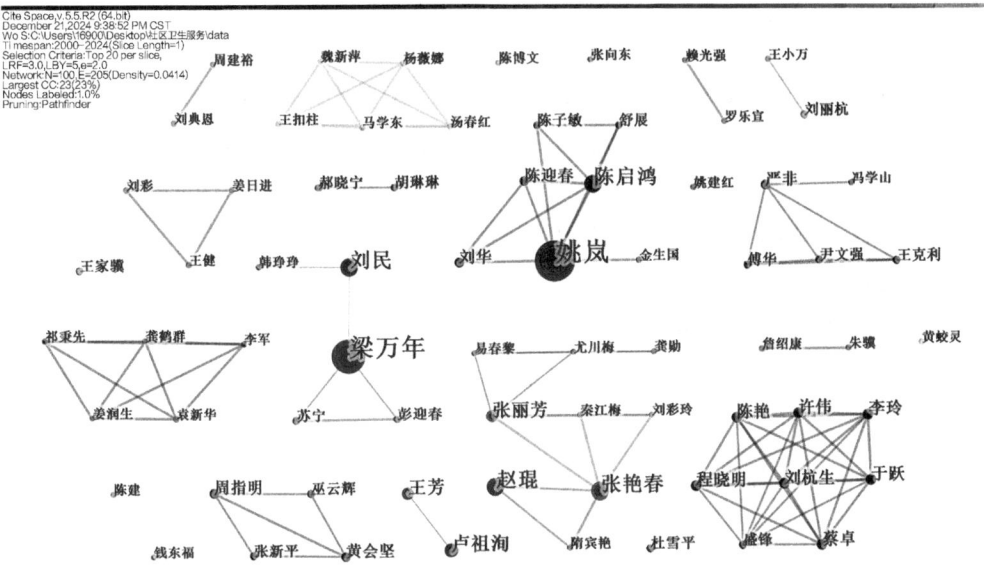

图 14-2　作者合作网络知识图谱

中的重要组成部分得到了发展和壮大。然而，社区卫生服务的筹资机制问题一直是制约其发展的关键因素之一。之后提出了两种主要的筹资机制：收支两条线和政府购买。收支两条线是指社区卫生服务机构的收入和支出分别管理，政府通过财政补贴等方式对社区卫生服务机构进行资金支持。而政府购买则是指政府直接向社区卫生服务机构购买服务，并按照服务数量和质量进行支付。最后，他们分析了这两种筹资机制的背景、理解和风险[7]。

在社区卫生服务领域的作者发文量排行中，姚岚、梁万年、张艳春、刘民、陈启鸿等作者发文排在前列，发文量均在 10 篇以上。其中，来自华中科技大学的作者姚岚在图谱中节点最大，发文数量最多，共计 26 篇。其被引次数最多的文章是《北京市社区卫生服务机构实施药品"零差率"政策的效果评价与思考》（被引 71 次），在这篇文章中，其指出"零差率"政策实施后，显著降低了社区卫生服务机构的药品价格，减轻了开大处方的情况，次均处方药品个数和次均药品费用有所下降。总的来说，这一政策在一定程度上缓解了"看病难、看病贵"的难题，但仍需要不断完善政策和补偿机制[8]。发文数量排在第二位的作者是来自清华大学的梁万年，共计发文 22 篇。其为了解北京市社区卫生服务机构绩效考核的实施现状，以及不同岗位人员对当前机构所实行的岗位绩效考核的满意程度，采用分层抽样法，对 530 名社区卫生服务人员进行了问卷调查。研究表明，大部分调查对象所在机构已实行绩效考核，但接近一半的调查对象对目前的绩效考核制度的满意程度不高。因此，其指出当前社区卫生服务机构的岗位绩效考核制度亟须完善，应该结合各岗位的职责特征制定考核方案[9]。

14.3.3 关键词热点分析

关键词是从文献内容中提炼出来、能够准确反映文献核心主题和关键概念的词汇或短语。关键词共现网络知识图谱能够反映社区卫生服务领域的热点话题。而共词分析的主要途径之一便是提取引文的关键词、摘要等相关信息，统计形成直观的知识图谱。因而，在 CiteSpace 可视化软件中，选取节点类型 keywords，年份切片为 1 年，连接强度选择 cosine，运行得到关键词共现网络知识图谱（见图 14-3）。同时，生成关键词频次统计表（见表 14-1）。

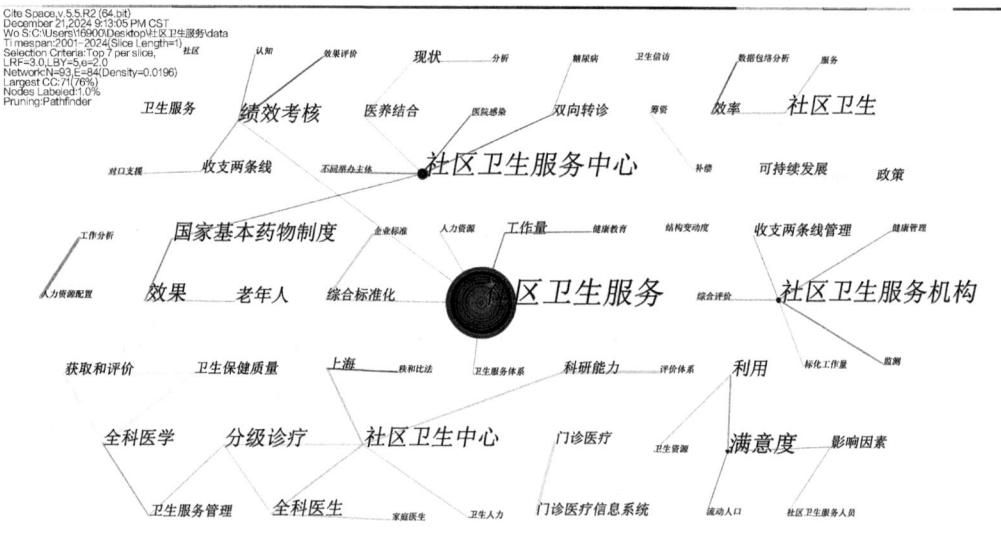

图 14-3 关键词共现网络知识图谱

表 14-1 关键词频次统计表

序号	关键词	频次	中心性	序号	关键词	频次	中心性
1	社区卫生服务	765	0.44	11	利用	14	0.03
2	社区卫生服务中心	152	0.49	12	现状	14	0.24
3	社区卫生服务机构	105	0.17	13	社区	14	0
4	满意度	73	0.35	14	双向转诊	12	0.03
5	影响因素	50	0.35	15	卫生服务	12	0.03
6	社区卫生中心	32	0.37	16	对策	12	0.08
7	绩效考核	28	0.08	17	人力资源	11	0.2
8	社区卫生	26	0.56	18	老年人	11	0.21
9	效率	18	0.28	19	全科医生	11	0.05
10	北京	18	0.05	20	卫生人力	10	0.3

续上表

序号	关键词	频次	中心性	序号	关键词	频次	中心性
21	全科医学	9	0.05	26	数据包络分析	8	0.27
22	影响因素分析	9	0.34	27	医养结合	8	0
23	收支两条线	9	0.03	28	健康管理	7	0
24	上海	9	0.03	29	慢性病管理	7	0.05
25	医疗保险	9	0	30	糖尿病	7	0

根据图 14-3，社区卫生服务研究主要聚集如下内容：首先，与社区卫生服务中心相关的关键词包括社区卫生中心、社区卫生服务中心、社区卫生服务机构等，上述关键词共现频次均超过 30 次。社区卫生服务中心是城乡医疗卫生服务体系的基础，也是分级诊疗的关键环节，承担着常见病和多发病诊疗、基本公共卫生服务和健康管理等功能任务[10]。其次，关于分级诊疗的关键词包括双向转诊、分级诊疗、门诊医疗等。分级诊疗制度被认为是破解我国"看病难、看病贵"问题的治本之策，是全面深化医药卫生体制改革的关键举措[11]。再次，与医院管理相关的关键词，包括绩效管理、医院管理、质量管理、人力资源配置等。最后，关于养老模式的关键词有居家养老、医养结合、社区护理等。居家养老是中国老年人养老的主要模式，社区卫生服务的医疗条件、水平与社区环境对老年居民健康共同发挥基础保障功能[12]。而医养结合是一种新型的养老服务模式，它将医疗资源和养老资源相结合，旨在为老年人提供全方位的健康和生活照料。这种服务模式超越了传统养老理念中只强调单一性的养老服务，更加注重养老服务与医疗服务的兼得性，以满足老年人在生活保障需求中"养"与"医"的结合。医养结合充分利用了社区卫生服务中心的医疗资源和养老资源，实现了资源的优化配置和高效利用。

14.3.4 关键词演进分析

关键词聚类时间线知识图谱中各聚类节点在不同时区的变化能够体现研究领域的时间演变过程以及发展演化情况。有助于研究者进一步了社区卫生服务领域的研究情况，把握研究趋势。本文在关键词聚类图谱的基础上，以年份为 X 轴，聚类标签为 Y 轴，利用 CiteSpace 可视化软件绘制社区卫生服务领域关键词聚类时间线知识图谱（见图 14-4）。在该类图谱中，节点大小表示该关键词出现的频次，节点所处的年份表示该关键词首次出现的时间。

在关键词聚类上，社区卫生服务领域的研究热点关键词共生成了 8 个类别，分别是 #0 对口支援、#1 卫生服务、#2 社区卫生、#3 全科医学、#4 社区卫生服务机构、#5 真实世界研究、#6 利用以及#7 对策。同时，聚类模块值 Q 的大小与节点的疏密情况相关，由于 $Q=0.8188$，大于 0.7，说明该网络结构聚类效果较好，可以用来进行

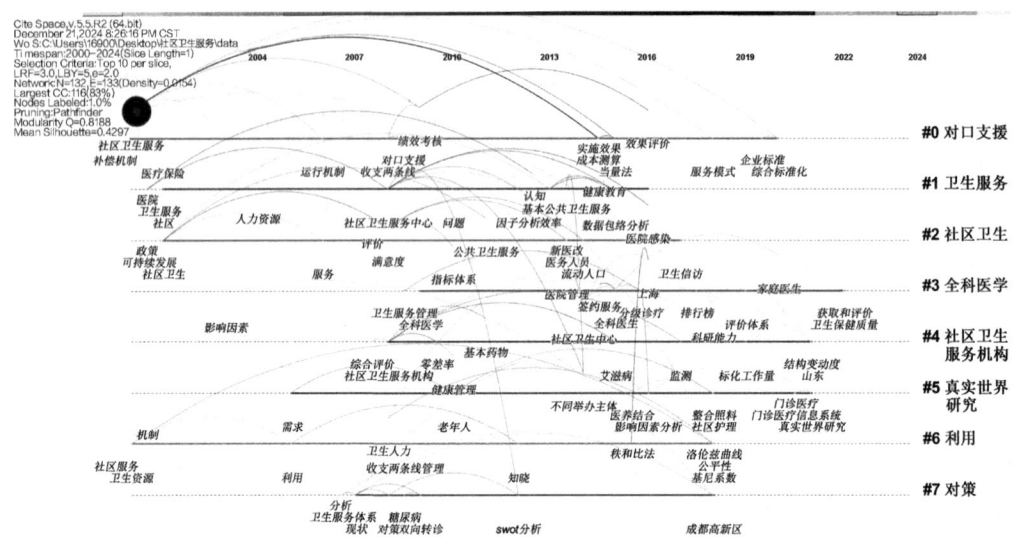

图 14-4 关键词聚类时间线知识图谱

科学的聚类分析。平均轮廓值 S 大小能够用来衡量聚类的同质性，鉴于 $S=0.4297$，接近0.5，表明同质性较高，不同聚类划分较好。

在关键词演进上，社区卫生服务研究的关键词在2000年开始出现，包括社区卫生服务、补偿机制、社区服务等，且关键词在各年限分布较为平均。补偿机制是城市社区卫生服务能否实现可持续发展的关键因素之一[13]。合理健全的补偿机制宛如稳固的经济根基，支撑着社区卫生服务体系的良性运转。从分聚类角度看，在对口支援聚类中，较早出现的关键词为医疗保险、运行机制，之后转向服务模式、企业标准、综合标准化。医院开展对口支援社区卫生服务工作是缓解患者"看病难、看病贵"的重要举措，是医改工作的重要组成部分，随着对口支援工作的持续推动和发展，工作内容和工作方式将进一步得到深入和完善[14]。在卫生服务聚类中，关键词由人力资源、社区卫生服务中心发展为基本卫生公共服务、医院感染等。在全科医学聚类中，关键词从卫生服务管理、医院管理向评价体系、卫生保健质量转变。

14.3.5 关键词突现分析

突现词又称激增词，是指出现频次在短时间内突然增加或者使用频次明显增多的关键词。通过关键词突现分析可以较为清楚地了解某一时间段内的研究热点，判断研究的发展方向。因此，本文利用 CiteSpace 可视化软件，在关键词共现网络基础上点击 burstness，绘制出社区卫生服务研究的关键词突现知识图谱，参见图 14-5。

根据图 14-5，社区卫生服务研究共出现了17个突现词或激增词。从突现强度上看，各突现词的强度差距较大。其中，强度最大的突现词为社区卫生中心，强度高达11.068。社区卫生中心是社区建设的重要组成部分，也是城市卫生服务体系的基础。

关键词	年份	强度	开始年	终结年	2001—2024
社区	2001	4.8526	2001	2008	
卫生服务	2001	6.5528	2001	2008	
社区卫生	2001	4.6606	2006	2008	
收支两条线	2001	4.7517	2008	2009	
绩效考核	2001	5.6359	2011	2016	
影响因素	2001	10.8835	2012	2014	
满意度	2001	4.4881	2013	2014	
效率	2001	5.0063	2013	2020	
数据包络分析	2001	3.7956	2015	2018	
全科医生	2001	4.1754	2015	2021	
社区卫生服务中心	2001	11.0534	2016	2024	
医养结合	2001	4.0403	2016	2019	
影响因素分析	2001	3.6914	2016	2024	
社区卫生中心	2001	11.068	2017	2021	
科研能力	2001	3.6093	2018	2019	
上海	2001	4.2959	2019	2020	
慢性病管理	2001	3.2276	2022	2024	

图 14-5　关键词突现知识网络

随着社区卫生服务体系的不断完善和发展，社区卫生中心将为更多社区居民带来更加优质、便捷的健康服务。强度排在第二位的突现词是社区卫生服务中心，突现强度为 11.0534。其余强度高于 5 的突现词还有影响因素、卫生服务、绩效考核等。建立基于信息技术的社区卫生服务机构绩效考核系统，可以为管理机构提供有效的手段，从而提升社区卫生服务机构的整体能力[15]。从持续时间上，持续时间最长的突现词是社区卫生服务中心与影响因素分析，时间跨度均为 2016—2024 年，在长时间内研究热度较高，受到学者们的广泛关注。持续时间为 8 年的突现词分别为社区、效率与卫生服务。从近期的研究趋势上看，突现词社区卫生服务中心、影响因素分析以及慢性病管理在近年来开始出现，并持续至今，属于未来社区卫生服务领域的重点研究内容。

14.4　研究结论

本文通过采用 CiteSpace 可视化软件对社区卫生服务研究领域进行深入探讨，从科学计量学的角度梳理了中国知网数据库中的 2000—2024 年社区卫生服务研究的核心领域与演进趋势，以期为我国未来的社区卫生服务领域研究提供参考与借鉴。研究发现：

第一，社区卫生服务研究成果数量呈现先递增后递减的趋势，分阶段来看，

2000—2007年属于研究的初步探索阶段，发文数量较少。2008—2013年为深入发展阶段，发文数量显著上升。2014—2024年则为衰退阶段，发文数量逐年递减。就核心作者发文与合作情况来看，社区卫生服务领域的核心作者数量较多，姚岚、梁万年、张艳春、刘民、陈启鸿等作者发文数量均高于10篇。同时，核心作者的合作较为紧密，已经有了一定的合作基础。

第二，就研究内容而言，社区卫生服务主要聚焦于社区卫生服务中心、分级诊疗、医院管理、养老模式等方面，出现频次较高的关键词包括社区卫生服务、社区卫生服务中心、社区卫生服务机构、满意度以及影响因素等。就研究聚类来说，社区卫生服务研究共产生8个聚类，具体包括#0对口支援、#1卫生服务、#2社区卫生、#3全科医学、#4社区卫生服务机构、#5真实世界研究、#6利用、#7对策。

第三，从研究演进来看，社区卫生服务的新增关键词首次出现在2000年，且各年度关键词出现数量较为平均，近期的关键词有卫生保健质量、获取和评价、标化工作量法、门诊医疗等。从突现词来看，突现持续较长的突现词有社区卫生服务中心、影响因素分析、卫生服务等，而社区卫生中心、社区卫生服务中心、影响因素等突现词的突现强度较高。

参考文献

[1] 林桦. 浅谈城市社区卫生服务的现状和可持续发展 [J]. 福建论坛（人文社会科学版），2011（S1）：3-4.

[2] 石建伟，陆媛，张含之，等. 我国社区卫生服务功能定位发展的反思与展望 [J]. 中国全科医学，2016，19（28）：3394-3397.

[3] 梁万年，王红，杨兴华. 中国城市社区卫生服务评价指标体系的建立 [J]. 中国卫生事业管理，2002（8）：460-462.

[4] 罗秀娟，董建成，张志美，等. 我国社区卫生服务利用及居民满意度的分析研究 [J]. 中国全科医学，2010，13（25）：2790-2793，2797.

[5] 张明妍，丁晓燕，高运生. 我国社区卫生服务机构服务能力现状、问题及对策 [J]. 中国卫生事业管理，2016，33（9）：654-656，681.

[6] 陈艳，程晓明，许伟，等. 沈阳市居民社区卫生服务需求和利用分析 [J]. 中国卫生经济，2003（3）：8-10.

[7] 舒展，陈丽，姚岚. 社区卫生服务筹资机制的探索 [J]. 中国卫生经济，2011，30（1）：83-85.

[8] 厉李，刘国恩，陈瑶，等. 北京市社区卫生服务机构实施药品"零差率"政策的效果评价与思考 [J]. 中国卫生经济，2008（4）：41-43.

[9] 彭迎春，苏宁，陈琦，等. 社区卫生服务人员对机构绩效考核现状评价的

调查研究[J]. 中国全科医学, 2011, 14（4）：361-363.

[10] 王梅, 郭默宁, 谭鹏, 等. 北京市社区卫生服务中心卫生人力资源现状研究[J]. 中国全科医学, 2021, 24（10）：1211-1217.

[11] 梁勇, 张柠. 国外医疗服务体系对完善我国分级诊疗体系的启示与借鉴[J]. 中国医院, 2015, 19（8）：50-52.

[12] 吴炳义, 董惠玲, 武继磊, 等. 社区卫生服务水平对老年人健康的影响[J]. 中国人口科学, 2021（4）：114-125, 128.

[13] 姜润生, 李军, 祁秉先, 等. 云南省城市社区卫生服务补偿机制制约因素的对策研究[J]. 中国医院管理, 2003（4）：15-17.

[14] 吴月苹, 牛亚冬, 张亮, 等. 中国社区卫生服务发展的挑战与优化路径[J]. 中国全科医学, 2024, 27（10）：1162-1165.

[15] 陈荃, 黄薇, 雷行云, 等. 我国社区卫生服务机构绩效考核系统建设可行性分析[J]. 中国全科医学, 2013, 16（40）：4020-4023.

第 15 章 突发公共卫生事件

15.1 引言

21 世纪以来，全球已经进入了突发公共卫生事件的高发期，如 2009 年甲型 H1N1 流感疫情、2014 年西非埃博拉病毒疫情以及 2019 年底暴发的新型冠状病毒肺炎疫情[1]。突发公共卫生事件是指突然发生，造成或可能造成公众健康严重损害的重大传染病疫情、群体性不明原因疾病、重大食物和职业中毒及其他严重影响公众健康的事件[2]。按照其社会危害程度、影响范围等因素，自然灾害、事故灾难、公共卫生事件分为特别重大、重大、较大和一般四级。突发公共卫生事件具有成因的多样性、分布的差异性、传播的广泛性、危害的复杂性、治理的综合性等特点。因而有效预防、及时控制和消除突发公共卫生事件及其危害，做好各类突发公共卫生事件的应急处理工作，才能最大限度地减少突发公共卫生事件对公众健康造成的危害，保障公众身心健康与生命安全。

当前，国内业界和学者开展了大量关于突发公共卫生事件的研究，研究理论成果丰富。为准确把握突发公共卫生事件研究现状与研究趋势，有必要对现有突发公共卫生事件研究进行系统的分析、归纳和总结。而 CiteSpace 可视化软件作为一款专业的知识图谱绘制与可视化分析工具，为突发公共卫生事件的文献积累研究提供了新的视角和方法。因此，本文借助 CiteSpace 可视化软件对 2000—2024 年的突发公共卫生事件相关文献绘制知识图谱，对该领域的研究现状、研究热点及研究趋势进行系统梳理，以期为今后的突发公共卫生事件研究提供参考。

15.2 数据来源

本文的样本数据来自中国知网数据库，设定检索主题词为"突发公共卫生事件"在中国知网数据库中进行高级检索，文献发表时间为 2003—2024 年，检索日期为 2024 年 12 月 24 日。剔除与主题相关度不高等无效文献，得到有效文献 1449 篇。在导出相关文献时，选择格式为 RefWorks 进行导出。为了满足 CiteSpace 可视化软件绘制知识图谱的数据格式要求，利用 CiteSpace 数据转换功能将导出的数据进行格式转换，为后续绘制相关知识图谱做准备。

15.3 研究结果

15.3.1 年度发文量分析

研究某一领域在不同年份的发文量可清楚地观察该领域的研究发展趋势,随着年份的推进,发文量的增减不仅揭示了研究热点的转移,还间接反映了政策导向以及社会需求的变化。本文通过 Excel 软件处理导出的 2003—2024 年关于突发公共卫生事件研究的相关文献,汇总了其历年的发文量情况,如图 15-1 所示。

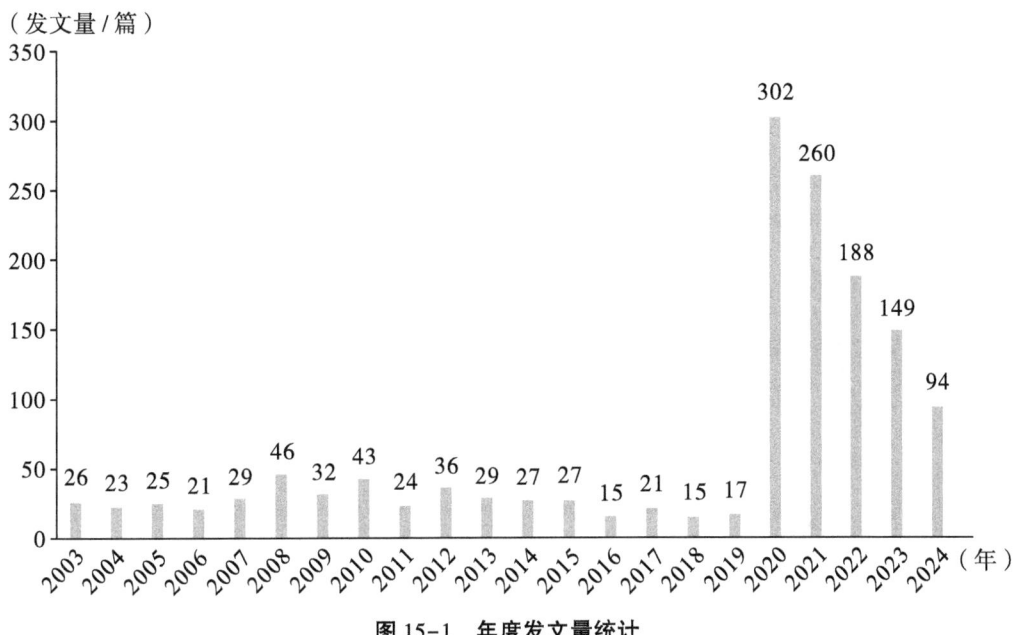

图 15-1 年度发文量统计

由图 15-1 可知,国内学者对于突发公共卫生事件的研究大致可划分为两个阶段。其中,2010—2019 年为缓慢发展阶段,这一时期发文数量较少,且增速较为缓慢,年平均发文数量为 26 篇,最大的发文数量出现在 2008 年的 46 篇。在此期间,虽然突发公共卫生事件时有发生,但由于事件规模、影响范围以及社会关注程度较低,导致相关研究数量较少。同时,这一时期的公共卫生事件大多是较为常见的类型,其应对机制和处理方式在以往的经验和研究基础上能够得到较好的处理。研究内容包括突发公共卫生事件的流行特征[3]、突发公共卫生事件的风险评估[4] 等。

2020—2024 年为高速发展时期,发文量显著上升,并于 2020 年达到发文顶峰,为 302 篇。其研究价值和研究意义得到了广泛的认可。2020 年新冠疫情的暴发是一个全球性的重大突发公共卫生事件,其传播速度快、感染范围广、防控难度大。这一事件对社会、经济、医疗等各个领域都产生了深远的影响,极大地提升了社会各界对突发公共卫生事件的重视程度，推动了相关研究的快速发展。研究内容有突发公共卫生事件的科技支撑能力[5]、突发公共卫生事件对个体创业行为的影响[6] 等。

15.3.2 研究机构分析

科研机构在提升国家科研水平创新性方面具有至关重要的作用，通过对不同科研机构所发表的论文进行分析，可以了解突发公共卫生事件领域研究力量的分布情况。本文利用CiteSpace可视化软件中的合作网络分析功能，挖掘突发公共卫生事件研究机构的网络关系，这一网络关系能直观地反映机构间的合作情况，具体如图15-2所示。

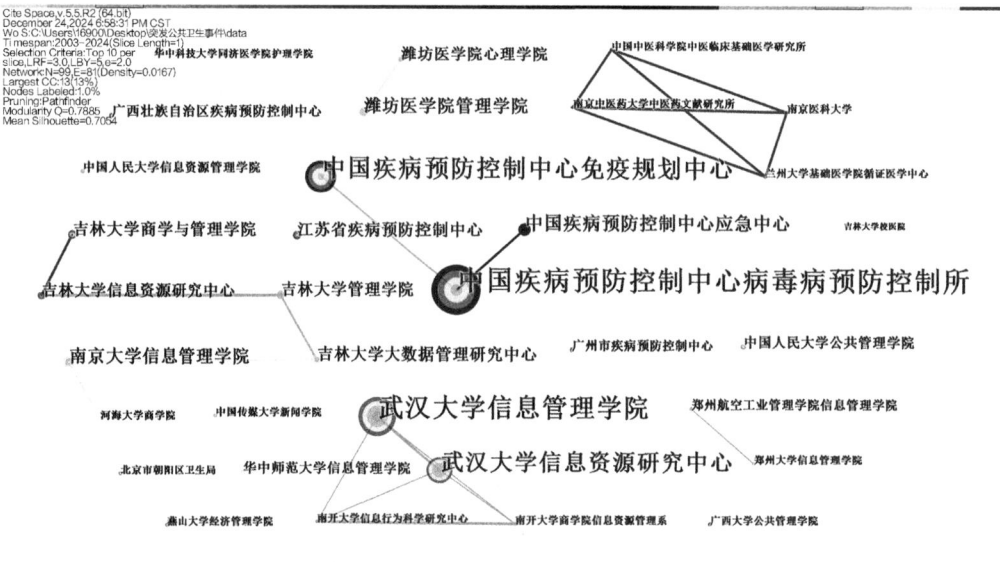

图15-2 机构合作网络知识图谱

由图15-2可知，对突发公共卫生事件研究的机构大部分为各省市疾病预防控制中心和各地区大学的信息管理学院，同时，共有99个研究机构发文数量在2篇及以上，机构间连线较多，合作比较紧密，出现了6个研究团体。其中，规模最大的研究团体共有两个，均包含5个权威机构。其中，武汉大学信息管理学院所在的研究团体探讨了突发公共卫生事件背景下，主流媒体微博影响力的评价问题。他们以20家主流媒体微博作为研究样本，通过构建突发公共卫生事件背景下主流媒体微博影响力评价指标体系，并运用因子分析法和聚类分析法，对这些媒体微博的影响力进行了评价与比较研究。结果表明，媒体微博的影响力绝大部分信息可以通过被关注度因子、用户活跃度因子和博文特征因子三个公因子反映出来。同时，这20家主流媒体微博的影响力水平可以划分为五大类型，即综合落后型、不活跃型、综合中等型、强度领先型以及黑马型[7]。

而吉林大学管理学院所在的研究团体探讨了突发公共卫生事件背景下网络谣言的

辟谣效果评价问题，这一团体从辟谣主体特征、辟谣文本特征、辟谣受众特征和辟谣背景特征四个维度构建了辟谣效果评价指标体系，并结合新冠肺炎初期微博辟谣平台的代表性事件话题，进行了实证分析，以验证评价指标体系的可行性。研究发现，辟谣效果受到多种因素的影响，包括辟谣主体的权威性、辟谣文本的准确性、辟谣受众的接受程度以及辟谣背景的复杂性等[8]。

进一步分析能够发现，突发公共卫生事件领域较为活跃的研究机构有中国疾病预防控制中心病毒病预防控制所、武汉大学信息管理学院、中国疾病预防控制中心免疫规划中心，发文量均在25篇以上。上述权威机构中，中国疾病预防控制中心病毒病预防控制所的发文数量最多，为43篇，并于2008年首次在核心期刊上发表突发公共卫生事件的相关研究文献。该机构下载量最多的文章是《中国2007—2021年水痘突发公共卫生事件流行病学特征》[9]，下载量达到818次。武汉大学信息管理学院共发文13篇，发文数量排在第二位。该机构利用拓途数据平台采集了五大官方媒体微信公众号与此次突发公共卫生事件相关推文的数据，分析了我国官媒微信公众号在突发公共卫生事件中的信息推送情况。研究发现，官媒微信公众号在突发公共卫生事件中发挥了重要作用，但信息传播效果仍有提升空间。为提高信息传播效果，建议官媒微信公众号加强内容策划和编辑，提高信息准确性和权威性；同时，注重形式创新，采用多种传播方式，提高信息的可读性和传播性[10]。

15.3.3 研究热点分析

关键词共现分析能够在一定程度上体现某一时期该研究领域的主要研究方向与热点主题。共词分析就是通过统计文献集中词汇对或名词短语的共现情况，来反映关键词之间的关联强度，进而确定这些词所代表的学科或领域的研究热点、组成与范式，横向和纵向分析学科领域的发展过程和结构演化。基于此，本文在 CiteSpace 可视化软件中，使用 pathfinder、pruning sliced networks 与 pruning the merger network 算法，生成突发公共卫生事件关键词共现网络知识图谱（见图 15-3）与关键词频次统计表（见表 15-1）。

图15-3共形成节点102个，连线102条，网络密度为0.0198，该研究领域出现频次大于10的关键词有28个，其中突发公共卫生事件出现频次最高为870次，进一步能够发现，该领域主要围绕以下内容展开：

（1）公共卫生。关键词包括公共卫生、重大突发公共卫生事件、公共卫生工作、公共卫生事件等。公共卫生是关系到公众健康的公共事业。公共卫生工作的加强有助于减少突发公共卫生事件的发生，而突发公共卫生事件的应对则需要公共卫生体系的支持和保障。

（2）流行病学。关键词如流行病学研究、流行特征、流行病学特征、流行病学分

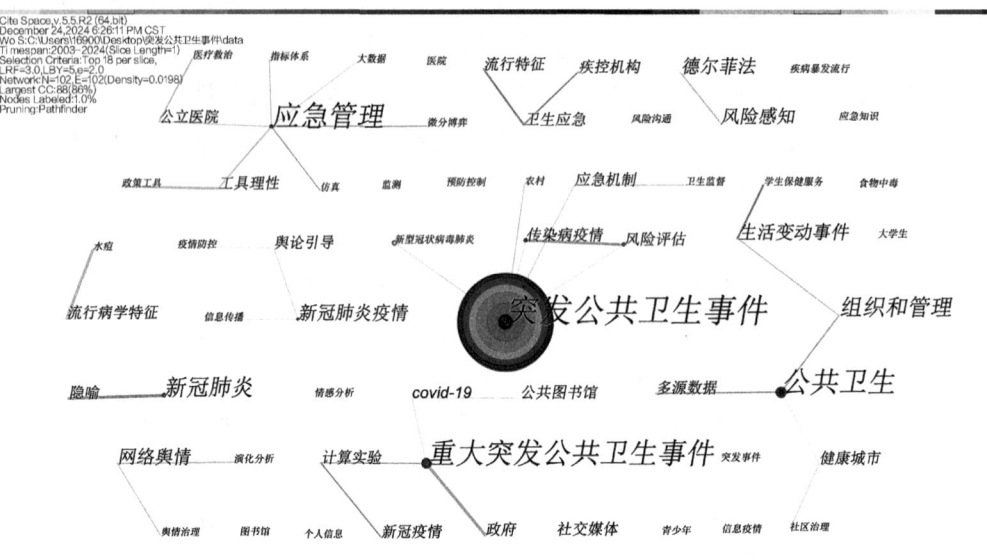

图 15-3 关键词共现网络知识图谱

表 15-1 关键词频次统计表

序号	关键词	频次	中心性	序号	关键词	频次	中心性
1	突发公共卫生事件	870	0.29	16	突发事件	26	0
2	公共卫生	125	0.65	17	流行特征	25	0.02
3	重大突发公共卫生事件	90	0.57	18	新冠疫情	24	0.06
4	公共卫生事件	53	0.62	19	影响因素	23	0.12
5	传染病	51	0.45	20	扎根理论	22	0.48
6	应急管理	50	0.23	21	流行病学	21	0.35
7	新型冠状病毒肺炎	49	0	22	学校	18	0.3
8	风险评估	49	0	23	学生	17	0
9	生活变动事件	49	0.03	24	应急能力	15	0.13
10	传染病疫情	47	0	25	疫情防控	14	0
11	新冠肺炎	45	0.12	26	分析	13	0.1
12	学生保健服务	44	0	27	组织和管理	12	0.42
13	新冠肺炎疫情	42	0.09	28	网络谣言	11	0.17
14	流行病学研究	42	0.02	29	新型冠状病毒	10	0.03
15	网络舆情	28	0.06	30	covid-19	10	0.12

析等。流行病学是人们在不断地同严重危害人类健康的疾病作斗争中发展起来的，是预防医学的一个重要组成部分，是预防医学的基础，近年来，学者们对于流行病学的研究逐渐深入并开展了大量的研究。如王淼等（2023）对我国2007—2021年水痘突

发公共卫生事件流行病学特征进行调查，发现，我国水痘 PHEE 呈上升趋势和明显季节性，主要发生在中小学和托幼机构[9]。

（3）应急管理。如危机管理、组织和管理、应急管理、医院感染管理等。危机管理是指个人或组织通过危机监测、危机预控、危机决策、危机处理，避免或减少危机产生的危害，甚至将危机转化为机会[11]。突发公共卫生事件的危机管理需要社会各界的共同努力和协作。通过加强预防、完善应急组织体系、强化监测预警与报告、迅速有效的应急反应以及及时的总结与评估，可以最大限度地减少突发公共卫生事件对公众健康和社会稳定的影响。

（4）新型冠状病毒肺炎。关键词有新冠肺炎疫情、新冠疫情、新型冠状病毒肺炎、新冠肺炎等。

15.3.4 关键词演进分析

关键词聚类时间线知识图谱可以清晰地展示某一研究领域的关键词在时间序列上的变化趋势。其是在关键词聚类知识图谱的基础上，将每类表意相近的关键词依据出现时间的前后由左向右依次展开，每个聚类包含的关键词位于所属聚类名称的下方。因此，本文在 CiteSpace 可视化软件中，在关键词聚类中点击 timeline，生成关键词聚类时间线知识图谱（见图 15-4），进一步了解突发公共卫生事件的研究热点演进过程。

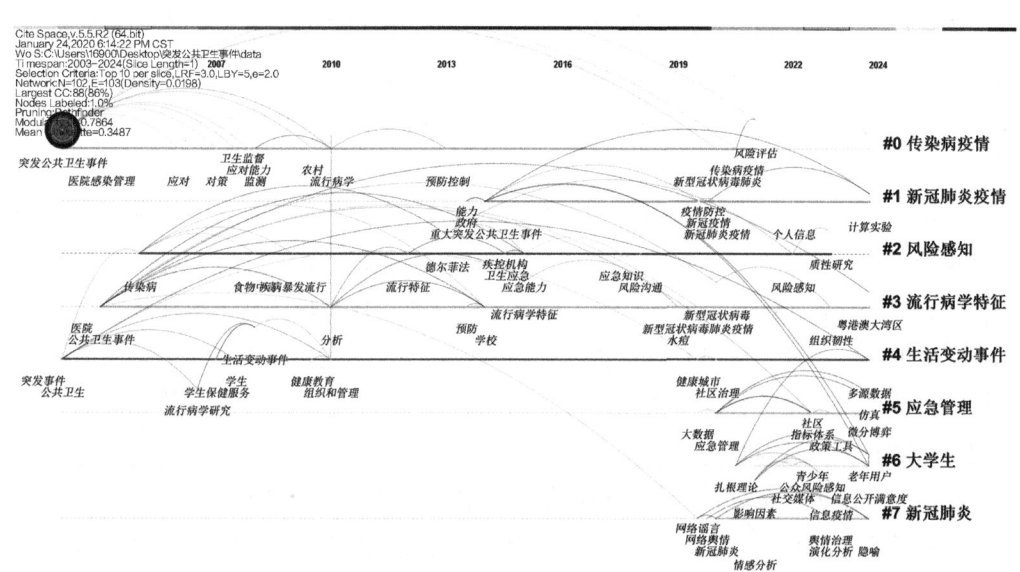

图 15-4　关键词聚类时间线知识图谱

根据图 15-4，突发公共卫生事件研究的关键词共生成了 8 个类别，分别为 #0 传染病疫情、#1 新冠肺炎疫情、#2 风险感知、#3 流行病学特征、#4 生活变动事件、#5 应急管理、#6 大学生、#7 新冠肺炎。同时，聚类模块值 $Q = 0.7864$，说明该网络结构聚类效果较好。平均轮廓值 $S=0.3487$，表明同质性较高，不同聚类划分较好。

从关键词时间分布上看，关键词在 2003 年开始出现，包括突发事件、突发公共卫生事件等。此后几年新增关键词数量较少，研究主要集中在学生保健服务、卫生应急、流行病学特征、风险沟通等。21 世纪以来，我国突发公共卫生事件频发，并日益呈现出风险叠加、耦合、变异等特点，风险沟通也因此而面临愈发艰巨的挑战[12]。在此背景下，如何及时、准确、有效地传递公共卫生信息，引导公众正确理解风险并采取合理的防护措施，成为当前一项紧迫任务。在 2019 年以后，关键词新增数量呈现显著的上升趋势。研究内容有组织韧性、风险感知、舆情治理、信息公开满意度等。鉴于当代社会风险挑战在范围和程度上的增加，叠加性、突发性和不确定性的增强，形成具有抗压力和应变力、跨越应急管理阶段甚至多灾种的应急组织韧性变得尤为重要[13]。而在突发公共卫生事件中，舆情治理的重要性不言而喻。一方面，及时、准确的信息传播能够稳定公众情绪，避免恐慌和混乱。另一方面，有效的舆情治理能够提升政府公信力，增强公众对政府处置措施的信任和支持。

15.3.5 关键词突现分析

突现词是在特定时间段内频次高的词，关键词突现分析在某种程度上可以反映领域内研究方向的热度，即研究前沿或研究热点。而 CiteSpace 可视化软件能够根据文献的题目、关键词、摘要等信息提取候选专业术语，通过跟踪分析它们在一段时间内出现频次的突现增加或者使用频次明显增多，识别出代表研究前沿的若干突现词。因而，本文利用 CiteSpace 可视化软件，绘制出突发公共卫生事件研究关键词突现知识图谱（见图 15-5）。

根据图 15-5，突发公共卫生事件研究共出现 20 个突现词，且各突现词在年限分布上较为均匀。整体上看，突发公共卫生事件研究持续时间最长的突现词为公共卫生，持续时间长达 15 年，持续阶段在 2003—2017 年，体现出公共卫生作为一个国家大众健康的公共事业，可以有效预防传染病等突发公共卫生事件的发生。持续时间排在第二位的突现词是流行病学研究，持续时长达到了 11 年。而突现词传染病的持续时间同样较长，持续时长为 10 年。

在突现强度上，强度最高的突现词依然为公共卫生，高达 30.5494。突现词生活变动事件的突现强度排在第二位，为 22.6939。强度位居第三位的是流行病学研究，强度为 18.7696。需要指出的是，传染病疫情、风险评估、扎根理论在近年来开始出现，并持续至今，可见这些研究方向已逐渐成为主流，研究内容也在逐渐具体深入，有望持续作为研究热点，引领突发公共卫生事件领域发展。风险评估的主要目的是提前识别潜在的公共卫生威胁，为决策部门制定预防和控制策略提供科学依据，从而有效降低事件发生的可能性或者减轻事件发生后的危害程度。

关键词	年份	强度	开始年	终结年	2003—2024
突发事件	2003	3.673	2003	2005	
公共卫生	2003	30.5494	2003	2017	
流行病学研究	2003	18.7696	2007	2017	
学生保健服务	2003	19.671	2007	2015	
生活变动事件	2003	22.6939	2008	2015	
食物中毒	2003	4.2366	2008	2010	
学生	2003	8.9994	2008	2013	
分析	2003	6.567	2010	2017	
传染病	2003	6.404	2010	2019	
流行病学	2003	11.087	2010	2016	
学校	2003	7.9289	2014	2019	
流行特征	2003	6.9092	2015	2018	
新冠肺炎	2003	11.5047	2020	2021	
新冠肺炎疫情	2003	8.3382	2020	2021	
疫情防控	2003	4.5962	2020	2021	
新冠疫情	2003	3.4788	2020	2022	
传染病疫情	2003	9.8258	2021	2024	
影响因素	2003	4.7364	2021	2024	
风险评估	2003	10.2569	2021	2024	
扎根理论	2003	4.7935	2022	2024	

图 15-5 关键词突现知识图谱

15.4 研究结论

本文以 2000—2024 年中国知网数据库收录的有关突发公共卫生事件的 1449 篇文献为研究对象，借助 CiteSpace 可视化软件对文献的机构、关键词进行可视化分析，绘制相应知识图谱，揭示 21 世纪以来突发公共卫生事件领域的研究力量与发展动态，以期为我国突发公共卫生事件研究前沿和方向提供参考与借鉴，主要结论如下：

第一，当前我国突发公共卫生事件研究关注度显著上升，研究内容日渐丰富，研究理论日趋成熟。从研究数量上看，2010—2019 年为突发公共卫生事件研究的缓慢发展阶段，发文数量较少。2020—2024 年则为高速发展时期，发文量快速上升。从权威机构上看，权威机构合作较为紧密，但合作规模较小，中国疾病预防控制中心病毒病预防控制所、武汉大学信息管理学院、中国疾病预防控制中心免疫规划中心等机构发文数量位居前三。

第二，突发公共卫生事件领域的研究内容主要聚焦公共卫生、流行病学、应急管理、新型冠状病毒肺炎等。出现频次较高的关键词有突发公共卫生事件、公共卫生、重大突发公共卫生事件、公共卫生事件、传染病，上述关键词出现频次均超过 50 次。

从研究聚类上看，突发公共卫生事件领域包含了8个模块，如#0传染病疫情、#1新冠肺炎疫情、#2风险感知等，这些模块联系比较紧密，集中出现在时间段的中间部分。

第三，从研究热点演进上看，突发公共卫生事件领域关键词在2003年开始出现，包括主要检索词突发事件与突发公共卫生事件。但多数关键词集中出现在2019年以后，涵盖组织韧性、风险感知、舆情治理等内容。从研究趋势上看，传染病疫情、风险评估、扎根理论等逐渐成为突发公共卫生事件的研究重点。

参考文献

[1] 柯小玲，王晨曦，郭海湘，等．面向突发公共卫生事件的城市韧性评价与仿真研究［J］．西部人居环境学刊，2024，39（4）：73-80．

[2] 李作学，张传旺，李文雅．基于知识图谱的突发公共卫生事件研究可视化分析［J］．经营与管理，2022（4）：87-96．

[3] 官晨，邓革红，韩姗珊，等．2005—2016年广西突发公共卫生事件流行特征分析［J］．现代预防医学，2018，45（4）：587-590．

[4] 王恪辉，吴翠平，王娴，等．河南省4类常见突发公共卫生事件的风险评估研究［J］．现代预防医学，2016，43（21）：3841-3844．

[5] 任立肖，傅翌宸，毛文娟．突发公共卫生事件科技支撑能力的质性研究［J］．中国卫生事业管理，2024，41（10）：1163-1168．

[6] 贾晋，温虎．突发公共卫生事件对个体创业行为的影响［J］．西南民族大学学报（人文社会科学版），2023，44（11）：115-125．

[7] 张兆阳，吕妍，罗思琪，等．突发公共卫生事件背景下微博影响力评价——以20家主流媒体微博为例［J］．信息资源管理学报，2021，11（2）：16-27，51．

[8] 王晰巍，朱泓飞，李玥琪，等．突发公共卫生事件下网络谣言辟谣效果评价和实证研究［J］．图书情报工作，2021，65（19）：36-43．

[9] 王淼，曾祥，张一平，等．中国2007—2021年水痘突发公共卫生事件流行病学特征［J］．中国疫苗和免疫，2023，29（3）：274-279．

[10] 赵蓉英，常茹茹，肖瑞琪，等．我国官媒微信公众号对突发公共卫生事件的推送信息分析［J］．信息资源管理学报，2021，11（02）：39-51．

[11] 缪凡，陈坤，张薇，等．突发公共卫生事件中危机管理模式的作用［J］．中国公共卫生，2006（10）：1276-1277．

[12] 谭爽，柴子瞳．中国突发公共卫生事件风险沟通知识生产研究［J］．中国安全科学学报，2024，34（4）：26-32．

[13] 程建新，刘派诚，杨雨萱．科层组织如何实现应急状态下的组织韧性？——基层公共组织应对重大突发公共卫生事件的案例分析［J］．中国行政管理，2023，39（4）：80-88．

第 16 章 居家养老

16.1 引言

随着我国人口老龄化程度不断加深[1]，养老问题已成为社会各界关注的焦点。由于计划生育政策的历史影响以及经济社会的快速发展，老年人口比例迅速上升，养老需求日益多样化、个性化。在这一背景下，居家养老逐渐受到广泛关注。居家养老作为一种结合家庭照顾与社会服务的养老模式，既是对传统家庭养老方式的改革与创新，也是社会经济充分发展条件下的必然产物[2]。其不仅符合中国传统文化中"养儿防老"的观念，也更加适应现代社会对老年人生活质量提升的需求。居家养老研究涉及多个学科领域，包括社会学、人口学、老年学、医学、护理学以及管理学等。这些学科从不同角度对居家养老的概念、模式、服务内容、政策支持、技术应用等方面进行了深入探讨。然而，就方法而言，现有研究以主观的内容解读，即事件和时间节点叙述为主，运用科学计量工具的客观分析不多。为准确把握居家养老研究现状，探究当前居家养老存在的问题，有必要对现有研究进行系统的分析、归纳和总结。而 CiteSpace 可视化软件作为一款专业的知识图谱绘制与可视化分析工具，为居家养老的研究提供了新的视角和方法。基于此，本文利用 CiteSpace 可视化软件对近年来国内居家养老领域研究进行可视化分析，以期为相关领域研究提供有益的参考和借鉴。

16.2 数据来源

本研究选取中国知网数据库作为研究样本数据来源平台，将检索设定为：以"居家养老"为篇名进行检索，学术期刊来源选择 CSSCI，共检索到相关文献 1298 篇，检索日期为 2024 年 10 月 13 日。在导出相关文献时，选择格式为 RefWorks 进行导出。为了满足 CiteSpace 可视化软件绘制知识图谱的数据格式要求，利用 CiteSpace 数据转换功能将导出的数据进行格式转换，为后续绘制相关知识图谱做准备。

16.3 研究结果

16.3.1 年度发文量分析

发文量的变化可以直观展示一个学科在特定时间段内研究热度的变化，是衡量一个学科发展态势的重要指标。同时，在某段时间内居家养老研究领域发表的学术文献数量既可以在一定程度上反映该领域学术研究的理论水平，也可以及时体现出社会发展与该领域之间的互动关系。因此，本文通过对中国知网数据库中2000—2024年居家养老领域的研究发文数量进行统计（见图16-1），以此探究该领域的发展趋势。

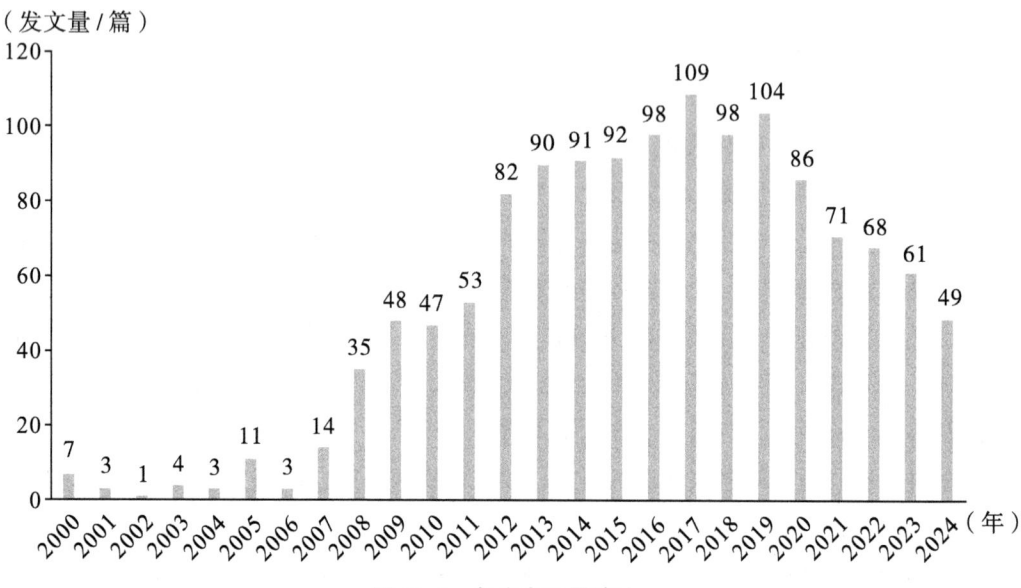

图16-1 年度发文量统计

观察图16-1可知，居家养老领域年度发文趋势整体呈现三个阶段。

阶段一：2000—2007年。这一阶段该领域研究处于起步阶段，发文量较少，大多数年份的发文量在10篇以下。研究内容包括居家养老模式的探讨[3]以及城市退休老年人居家养老消费的心理研究[4]等。

阶段二：2008—2019年。居家养老领域研究在这一阶段处于快速上升期，发文量快速上升，由2008年的35篇上升至2019年的104篇。随着人口老龄化的不断加剧，养老问题逐渐成为社会关注的焦点。同时，我国政府出台了一系列关于养老服务的政策措施，包括鼓励居家养老、支持社区养老等，这些政策为居家养老研究提供了有力的支持。

阶段三：2020—2024年。这一阶段居家养老领域研究发文量逐渐走低。可能的原因在于经过十多年的快速发展，居家养老领域的研究已经相对成熟和饱和。在这一阶段，新的研究议题和创新点相对较少，导致发文量逐渐走低。此外，在居家养老领域的研究逐渐成熟后，研究者开始将重心转向其他相关领域或更深层次的问题研究，如老年人的心理健康、社会支持网络等。

16.3.2 研究作者分析

通过对作者及其合作网络进行分析，可以了解该研究领域的核心作者及其研究团队的合作情况。因而，本文利用 CiteSpace 可视化软件绘制出居家养老领域研究文献的作者合作网络知识图谱（见图 16-2），以此直观展示作者发文数量与作者间的合作关系。在图谱中，节点越大则代表发文量越多；作者间的合作通过作者间连线的粗细展现出来，连线较粗表示合作比较紧密。

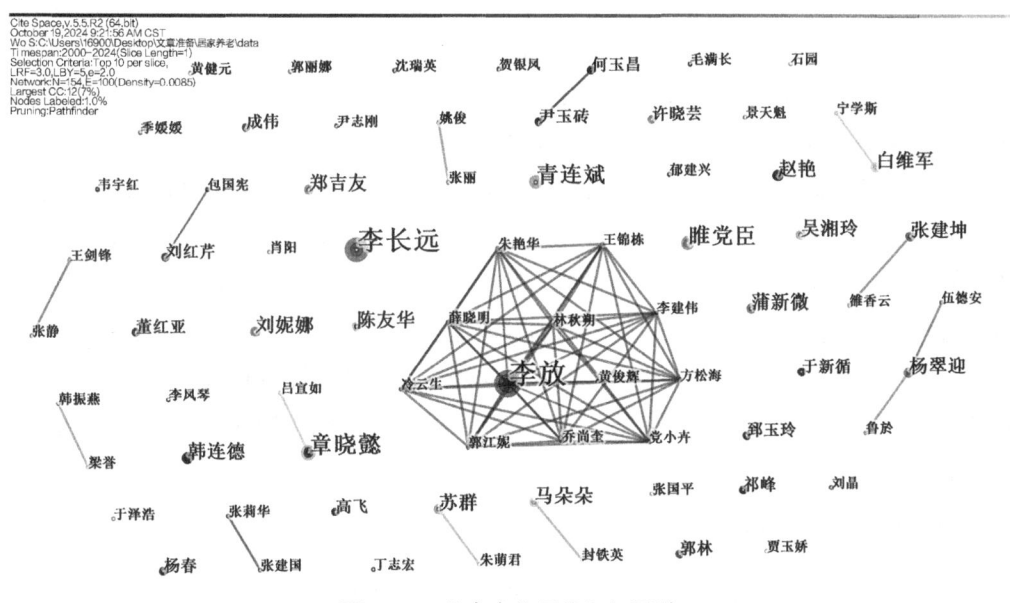

图 16-2　作者合作网络知识图谱

观察图 16-2 可以发现，在居家养老领域中研究作者数量较多，共有 154 位研究作者发文量在 2 篇及以上，同时作者间连线为 100 条，合作相对紧密，共出现了 13 个研究团队，但各研究团队规模存在明显差异。其中，以作者李放等为中心的研究团队规模最大，共涵盖 12 位研究作者。该研究团队系统地对加拿大养老保障制度进行了剖析，并提出加拿大已建立起一个广覆盖、高水平、多元参与、高效率与可持续性强的社会保障体系。该体系主要由老年收入保障计划、加拿大养老金计划以及补充养老保险计划三大支柱构成。然而，加拿大的养老保障体系也面临一些挑战，如缴费率偏高、运营社会成本较高、公共部门与私人部门差距过大等问题，以及人口老龄化和国际经济发展前景的不确定性对养老保障制度可持续性带来的潜在挑战[5]。而其余的研究团队规模较小，均由 2 到 3 位作者组成。

从作者发文情况上看，发文量在 5 篇以上的作者包括李放、李长远、章晓懿、青连斌、睢党臣等。其中，来自南京农业大学的作者李放的节点最大，在居家养老领域的发文量最多，为 10 篇。其考察了农村老人居家养老服务需求的影响因素，通过实证研究发现，影响农村老年人选择居家养老服务的因素可以分为四类：一是老年人的个体特征：包括性别、年龄和身体状况；二是老年人的经济条件；三是老年人对居家养老的认知程度；四是老年人的保障状况。同时，其指出老年人居住地的发达程度、对居家养老的了解程度以及家庭总收入会对居家养老服务需求产生正相关性影响，而年龄则会对居家养老服务需求产生负相关性影响[6]。来自甘肃政法大学的研究学者李长远在居家养老领域研究中发文量排在第二位，为9篇。其考察了"互联网+"在社区居家养老服务中的应用现状。随着信息技术的飞速发展和人口老龄化的加剧，"互联网+"思维逐渐被运用到社区居家养老服务中。通过将互联网、物联网、移动通讯网融合起来，再与社区养老相结合，可以整合养老资源，为老年人提供全面的服务，创造智能化的新型养老模式[7]。而章晓懿作为上海交通大学的研究学者，探讨了社区居家养老服务对老年人健康水平的影响。研究发现社区居家养老服务通过提供日常生活照料、健康管理、精神慰藉等多方面支持，有助于提升老年人的整体健康水平。具体来说，上述服务可以减轻老年人的生活负担，增强其生活自理能力，预防或减少慢性疾病的发生；同时，通过定期的健康监测和个性化的健康指导，有助于老年人更好地监测自身健康状况。此外，社区居家养老服务还关注老年人的心理健康，通过组织社交活动、提供心理咨询服务等方式，缓解其孤独感和抑郁情绪，提高生活满意度和幸福感[8]。

16.3.3 研究热点分析

关键词是一篇文献的核心概括，一篇文献中列出的几个关键词一定存在着某种关联，这种关联可以用共现的频次来表示。而共词分析就是通过统计文献集中词汇对或名词短语的共现情况，来反映关键词之间的关联强度，进而确定这些词所代表的学科或领域的研究热点、组成与范式，横向和纵向分析学科领域的发展过程和结构演化。基于此，本文在CiteSpace可视化软件中，设置选择标准中Top N的值为10，并在裁剪选项中设置pathfinder、pruning the merged network等参数，以关键词共现网络的方法为主生成关键词共现网络知识图谱（见图16-3）与关键词频次统计表（见表16-1）。

（1）主题词居家养老在图谱中的节点最为突出，出现频次最多，为233次，同时，居家养老节点外围的圈最为明显，中介中心性最高，为0.77。居家养老作为一种新型的养老方式，强调老年人在自己的家中进行日常生活和医疗护理，通过家庭护理、社区关爱等多种方式来实现老年人的生活自理和医疗保健。

（2）关于养老服务的关键词包含居家养老服务、养老服务、养老服务体系、社会养老服务等。居家养老服务是指为居住在家的老年人提供帮助的一种社会服务模式。近年来，我国的居家养老服务建设取得了一定成效，但也存在供给与需求匹配不足、需求识别不足与服务利用率低下等问题[9]。因而，需要加强居家养老服务体系建设，丰富服务内容，提高服务质量和效率，还需加大人才培养力度，提升服务人员专业素养。同时也要加强行业监管，建立服务标准和评估机制。进而推动我国居家养

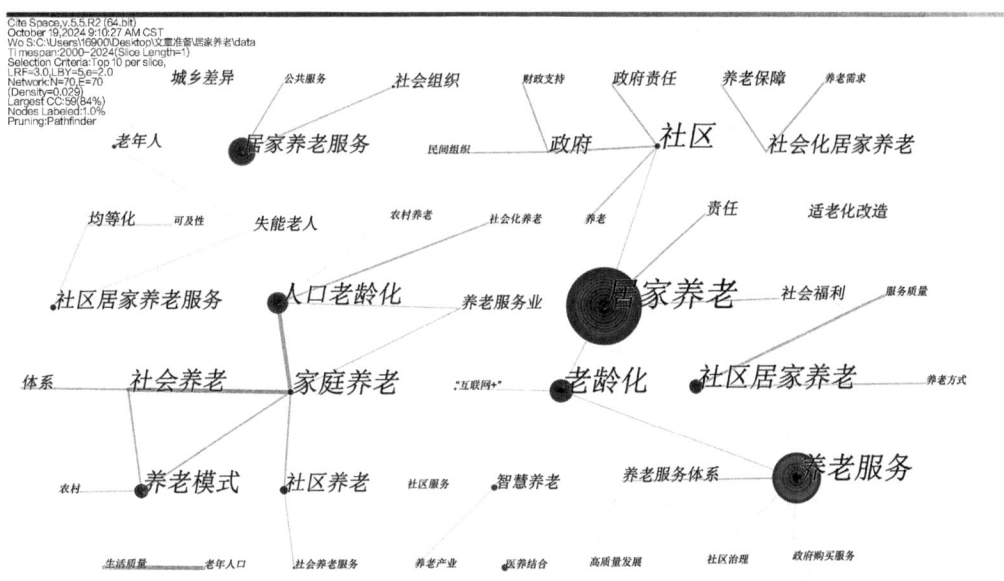

图 16-3 关键词共现网络知识图谱

表 16-1 关键词频次统计表

序号	关键词	频次	中心性	序号	关键词	频次	中心性
1	居家养老	233	0.77	16	社区	22	0.43
2	养老服务	163	0.09	17	社会组织	19	0.23
3	居家养老服务	102	0.09	18	政府购买	17	0.27
4	人口老龄化	92	0.24	19	社会养老服务	15	0.03
5	老龄化	81	0.24	20	影响因素	14	0
6	社区居家养老	63	0.11	21	养老	14	0.14
7	养老模式	55	0	22	政府	12	0.09
8	机构养老	52	0.17	23	社会养老	12	0.02
9	家庭养老	38	0.49	24	农村养老	11	0
10	社区养老	35	0.03	25	社区服务	11	0
11	老年人	34	0.33	26	农村	10	0
12	医养结合	31	0	27	公共服务	9	0
13	养老服务体系	28	0.35	28	养老方式	8	0.09
14	社区居家养老服务	27	0.47	29	农村老年人	8	0.14
15	智慧养老	26	0.07	30	"互联网+"	8	0

老服务向更加专业化、规范化、人性化的方向发展。

（3）关于社区养老的关键词，包括社区居家养老、社区居家养老服务、社区照顾、居家社区养老等。社区居家养老是应对中国社会转型和人口老龄化形势而兴起的一种新型养老模式[10]。其结合了家庭养老和机构养老的优点，既满足了老年人对家庭温暖的渴望，又提供了专业、高效的服务。社区居家养老模式的兴起，不仅缓解了家庭养老的压力，也减轻了机构养老的负担。它使得养老资源得到了更加合理的配置和利用，提高了养老服务的效率和效益。

（4）与农村养老相关的关键词有农村、农村养老、农村社区、农村老年人等。随着中国社会老龄化的加剧，农村地区的养老服务需求日益增长，但农村家庭养老面临诸多挑战，如劳动力外流导致的家庭照顾能力下降、养老服务资源匮乏等。未来需要继续加强农村养老服务体系建设，提升服务质量和覆盖面，以满足农村地区老年人日益增长的养老服务需求[11]。

16.3.4 关键词聚类分析

为了进一步探究居家养老相关研究热点，运用 CiteSpace 可视化软件进行聚类，算法为 LLR，当聚类模块值 $Q>0.7$ 时，聚类结构显著；当平均轮廓值 $S>0.5$ 时，聚类令人信服。根据对样本数据进行基于 LLR 的聚类分析，共生成了 7 个模块，同时也代表了 7 个研究方向。具体包括 #0 高质量发展、#1 社会养老服务、#2 机构养老、#3 养老产业、#4 老龄社会、#5 居家养老服务以及 #6 政府。各个模块呈线性排布，连线较多，关系较为紧密（见图 16-4）。

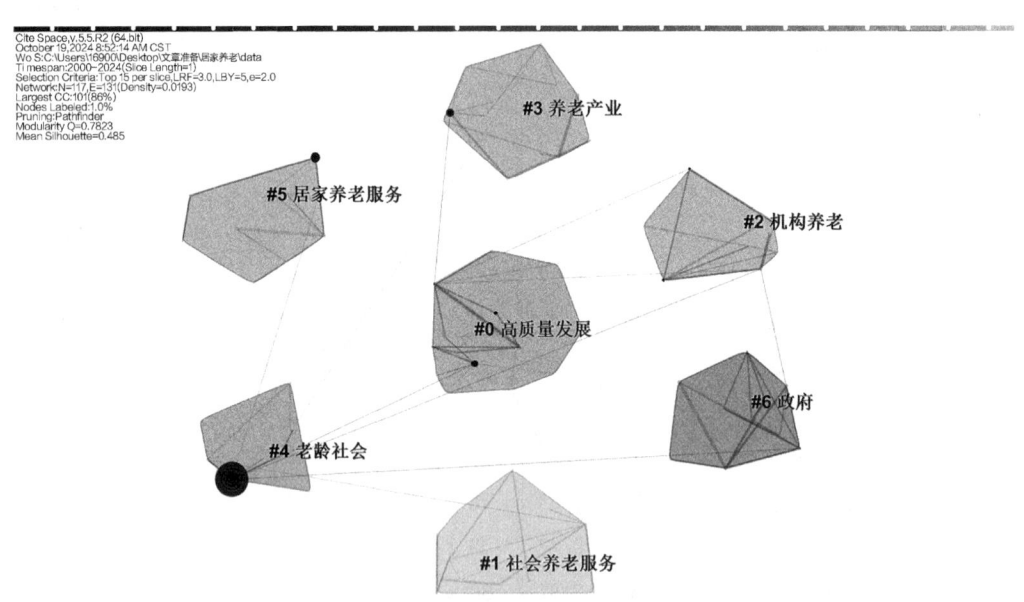

图 16-4 关键词聚类知识图谱

聚类出现的平均年份在 2011—2017 年，且多数聚类出现在 2014 年，说明相关研究在此时期成熟。其中最大的聚类为 #0 高质量发展，共包含社会养老、家庭养老、路径选择等 19 个关键词，首次出现于 2014 年。随着人口老龄化的加剧，构建高质量发展的养老服务体系已成为社会发展的重要任务。要发挥政府、市场、社会等多方面的作用，形成合力，共同推动养老服务体系的高质量发展[12]。排在第二位的聚类为 #1 社会养老服务，在 2017 年开始出现，共包含社区居家养老服务、居家养老服务需求、需求层次等 14 个关键词。排名第三位的聚类为 #2 机构养老，年份为 2015 年，包含了公共产品、社会企业、健康老龄化等 13 个关键词。机构养老在保障老年人生活质量、提供专业照护、集中资源、促进社交互动、减轻家庭负担以及推动政策发展等方面都发挥着重要作用。因此，构建和完善机构养老体系，对于应对人口老龄化挑战、提升社会整体福祉具有重要意义。

16.3.5 关键词突现分析

关键词突现是指在一段时间内，某个热点关键词出现频次突然增加，表示该主题在此时受到了更多关注。而 CiteSpace 可视化软件能够根据文献的题目、关键词、摘要等信息提取候选专业术语，通过跟踪分析它们在一段时间内出现频次的突然增加或者使用频次明显增多的情况，识别出代表研究前沿的若干突现词。因而，本文利用 CiteSpace 可视化软件，绘制出居家养老研究关键词突现知识图谱（见图 16-5）。

关键词	年份	强度	开始年	终结年	2000—2024
社会养老	2000	4.2634	2000	2014	
家庭养老	2000	4.3605	2000	2010	
社区	2000	4.6004	2004	2015	
居家养老	2000	8.9383	2006	2009	
社区服务	2000	5.0474	2009	2013	
养老	2000	4.2776	2010	2015	
社会福利	2000	2.9932	2010	2011	
政府	2000	5.0144	2010	2012	
社会养老服务	2000	4.1571	2014	2016	
社会组织	2000	3.5038	2015	2021	
政府购买	2000	4.1013	2016	2020	
养老服务	2000	6.0999	2016	2018	
医养结合	2000	4.0525	2017	2024	
智慧养老	2000	5.1649	2017	2024	
"互联网+"	2000	4.359	2018	2019	
影响因素	2000	4.1593	2018	2019	
社区居家养老服务	2000	5.0867	2019	2024	
失能老人	2000	3.4981	2021	2022	
社区居家养老	2000	3.5137	2022	2024	

图 16-5 关键词突现知识图谱

根据图 16-5 可以看出，在居家养老领域的近 25 年研究中，共出现了 19 个突现词，且各突现词在年限分布上较为均匀。整体上看，居家养老领域持续时间最长的突现词为社会养老，持续时间 15 年，持续阶段在 2000—2014 年。社会养老服务是我国为了保障人民群众生活而实施的一项重要举措。社会养老服务质量不仅关系到人民群众的生活幸福，更关系到我国社会的长治久安[13]。持续时间排在第二位的突现词为社区，持续时间为 12 年，持续阶段在 2004—2015 年。而突现词家庭养老的持续时间同样较长，持续时长为 11 年。

在突现强度上，突现词居家养老的突现强度最高，高达 8.9383。突现词养老服务的突现强度排在第二位，为 6.0999。普惠型养老服务是指面向广大老年人群体，提供普遍可及、价格合理、质量有保障的养老服务。普惠型养老服务既是积极应对人口老龄化的战略举措，也是老年人共享经济发展成果和实现共同富裕的重要途径[14]。而突现词智慧养老的强度排在第三位，为 5.1649。智慧养老是一种基于现代信息技术的养老服务模式，旨在通过运用物联网、云计算、大数据、人工智能等先进技术，为老年人提供更加便捷、高效、个性化的养老服务。需要指出的是，突现词医养结合、智慧养老、社区居家养老服务、社区居家养老在近年来开始出现，逐渐成为居家养老领域的研究热点。

16.4 研究结论

本文基于 CiteSpace 可视化软件，以文献发文趋势、研究热点与演进分析为重点对国内居家养老研究进行文献整理与分析，梳理了 21 世纪以来该领域的研究现状与研究重点，为我国该领域研究前沿和方向提供参考，主要结论如下：

首先，居家养老领域的研究文献数量呈现稳步发展—快速上升—逐渐走低的发展趋势，但其关注度仍然较高。具体来看，在 2000—2007 年，该领域研究处于起步阶段，发文量较少。在 2008—2019 年，该领域发文量快速上升。而在 2020—2024 年，该领域研究发文量逐渐走低。同时，居家养老领域的核心研究作者数量较多，李放、李长远、章晓懿、青连斌、睢党臣等作者发文量均在 5 篇以上。作者间合作较多，共出现了 13 个研究合作团队。

其次，居家养老领域研究重点主要集中于居家养老、养老服务、社区养老、农村养老等内容，出现频次较高关键词包括居家养老、养老服务、居家养老服务、人口老龄化、老龄化。同时，居家养老关键词共生成了包括 #0 高质量发展、#1 社会养老服务、#2 机构养老等 7 个聚类，聚类之间联系较近。

最后，在关键词突现中，社会养老、社区、家庭养老等持续时间相对较长，居家养老、养老服务、智慧养老等突现强度相对较高。而医养结合、智慧养老、社区居家养老服务、社区居家养老属于近期居家养老领域研究的重点内容。

综上，居家养老在提升老年人生活质量、减轻经济负担、增强家庭凝聚力和满足老年人需求等方面具有重要意义。为了有效推进居家养老，需要政府、社区、家庭和社会各界的共同努力和支持。

参考文献

[1] 胡湛. 探索新时代居家养老新模式 [J]. 人民论坛, 2024 (3): 64-68.

[2] 王锦成. 居家养老: 中国城镇老人的必然选择 [J]. 人口学刊, 2000 (4): 19-22.

[3] 刘飞燕. 居家养老模式探讨 [J]. 江苏商论, 2006 (12): 152-153.

[4] 陈传锋, 原献学, 赵海清, 等. 城市退休老年人居家养老消费心理研究 [J]. 心理科学, 2007 (5): 1221-1224.

[5] 乔尚奎, 李放, 王锦栋, 等. 加拿大养老保障制度运行实践与经验借鉴 [J]. 重庆社会科学, 2014 (6): 5-15.

[6] 李放, 樊禹彤, 赵光. 农村老人居家养老服务需求影响因素的实证分析 [J]. 河北大学学报（哲学社会科学版）, 2013, 38 (5): 68-72.

[7] 李长远. "互联网+" 在社区居家养老服务中应用的问题及对策 [J]. 北京邮电大学学报（社会科学版）, 2016, 18 (5): 67-73.

[8] 吕宣如, 章晓懿. 社区居家养老服务对老年人健康水平的影响 [J]. 中国人口科学, 2022 (3): 111-125, 128.

[9] 吴玉韶, 李晶. 我国居家养老服务发展中的问题及其应对 [J]. 行政管理改革, 2024 (3): 44-51.

[10] 任杨, 朱宇, 关博文. 社区居家养老服务中的政府作用 [J]. 学习与探索, 2022 (9): 16-26.

[11] 卢文秀, 吴方卫. 养老服务与农村家庭养老——来自中国居家和社区养老服务改革试点的证据 [J]. 财经研究, 2024, 50 (3): 154-168.

[12] 彭希哲, 苏忠鑫. 构建高质量发展的养老服务体系战略思考 [J]. 人口与发展, 2022, 28 (06): 17-24.

[13] 陆飞杰. 老龄化背景下社会养老服务现状调查——评《城市养老服务多维度调查与研究》[J]. 科技管理研究, 2021, 41 (11): 239.

[14] 白维军. 普惠型养老服务: 释义、短板与发展策略 [J]. 中州学刊, 2023 (4): 71-77.

第 17 章　社区养老

17.1　引言

随着社会的不断进步和科技的飞速发展,人口老龄化问题日益凸显,成为全球各国面临的共同挑战。在我国,这一趋势尤为显著。据 2024 年 10 月 11 日民政部、全国老龄办发布的《2023 年度国家老龄事业发展公报》,截至 2023 年末,全国 60 周岁及以上老年人口 2.97 亿人,占总人口的 21.1%。全国 65 周岁及以上老年人口 2.17 亿人,占总人口的 15.4%。按照国际上的一般划分,65 岁及以上人口占总人口比例达到 14%,标志着进入中度老龄化阶段。据预测,2035 年左右,中国 60 岁及以上老年人将突破 4 亿,占比超过 30%,进入重度老龄化阶段;到 2050 年前后,中国老年人口规模和比重将达到峰值。人口老龄化不断加深的现状迫使居民养老成为亟待解决的问题[1]。而社区养老作为应对人口老龄化挑战的重要策略,其重要性日益凸显。随着全球人口结构的转变,老年人口比例的不断上升,传统的家庭养老模式逐渐面临挑战。在这一背景下,社区养老以其独特的优势,成为满足老年人养老需求、提升老年人生活质量的关键途径。近年来,国内学者在社区养老领域进行了大量的研究工作,涵盖了从理论探讨到实践应用的多个方面。但大多数研究属于定性研究,鲜有学者对社区养老进行定量研究。鉴于此,本文借助 CiteSpace 可视化软件,进一步梳理和廓清国内社区养老研究的发展脉络,以期能有效助力未来国内社区养老实践并供相关研究参考。

17.2　数据来源

文献来源的代表性和完整性是保障文献计量分析的科学性的前提。考虑到 CSSCI 数据库和北大核心数据库的重要学术评价影响力,所以本文以这两个数据库为文献来源。在中国知网数据库中以主题词"社区养老"进行高级检索;时间范围选择 2000—2024 年,筛除无关或超出本研究范围的文献,最终获得了 1530 篇文献作为本文计量分析的依据。

17.3　研究结果

17.3.1　年度发文量分析

某段时间内某领域发表的学术文献数量是衡量该研究领域状况的一个重要评价指

标，同时也能够及时体现出社会发展与该领域之间的互动关系。通过 Excel 软件处理导出的 2000 到 2024 年关于社区养老研究的相关文献，生成社区养老研究发文量变化趋势图，如图 17-1 所示。

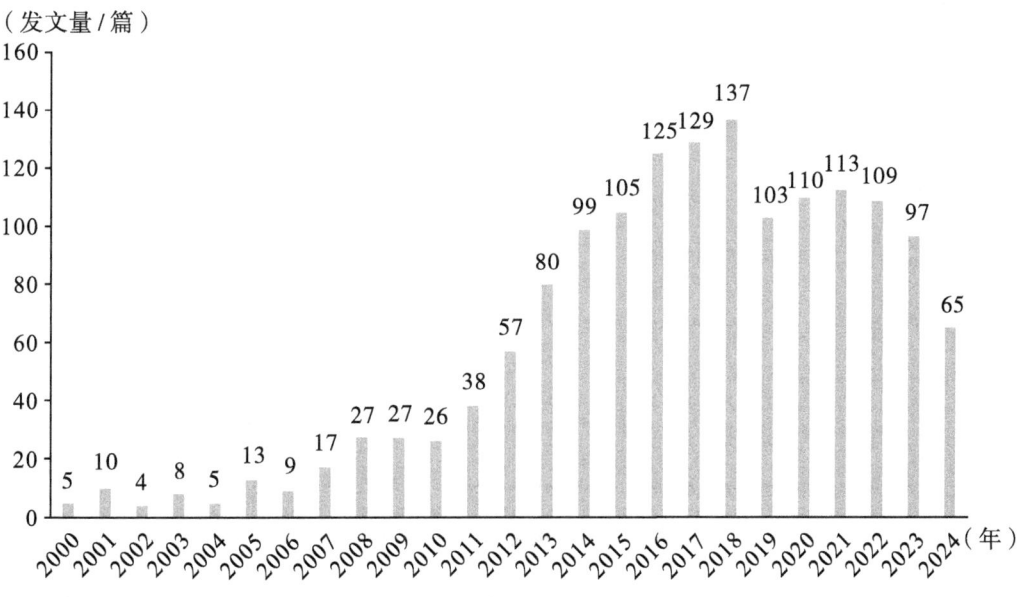

图 17-1　年度发文量统计

图 17-1 显示了社区养老研究领域的发文情况，总体上看，该领域近年来的发文趋势逐渐走高。其中，在 2000—2007 年，社区养老领域研究发文较少，年发文量在 10 篇左右。在此期间，社区养老作为一个相对新兴的研究领域，学者们对于该领域的关注度较低。研究内容包括我国农村社会养老保险现状[2] 以及人口老龄化与社区养老的关系等[3]。在 2008—2018 年，发文量显著上升，并于 2018 年达到最高点，为 137 篇。表明随着人口老龄化的加剧和社会对养老问题的关注，社区养老作为一种有效的养老模式，其研究价值和研究意义得到了广泛的认可。研究内容有我国养老服务体系建设中存在的问题与对策[4]、城市社区养老服务供给效率机制[5] 等。而在 2019—2024 年，社区养老领域研究发文量波动上升，但波动幅度较小，年发文量维持在 100 篇以上。在这一时期，社区养老领域研究逐渐走向成熟，学者们对社区养老的各个方面都有了更深入的认识和理解。值得注意的是，由于检索时间的限制，2024 年并非整数年，因而与 2023 发文量相差较大，预测在 2024 年年底，发文量能够持平或超过 2023 年的发文水平。

17.3.2　研究机构分析

机构合作网络知识图谱能够诠释该领域研究力量的空间分布。为了发现推动社区养老研究发展的机构，本文利用 CiteSpace 可视化软件中的合作网络分析功能，挖掘社区养老研究领域的研究机构的网络关系，该网络关系能直观地反映机构间的合作情况，能为科学评价机构在学术范围内影响力提供参考，具体如图17-2所示。

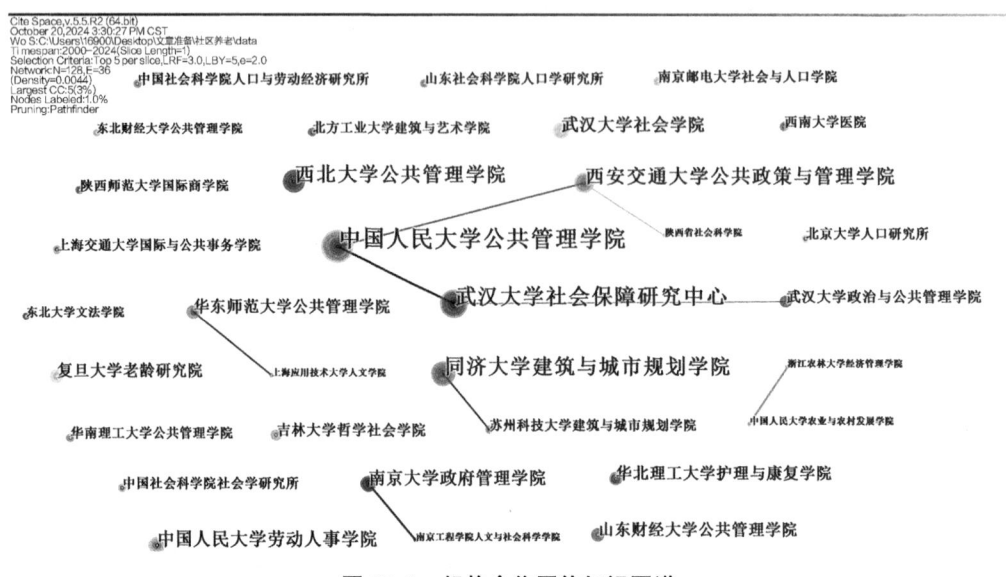

图17-2 机构合作网络知识图谱

通过观察图17-2，可以看出社区养老领域的研究机构数量较多，但机构间联系较为分散，仅出现了5个研究团队。其中，武汉大学社会保障研究中心所在的研究团队规模最大，包含5个权威机构。该研究团队主要探讨了异质性背景下城市社区养老服务的分类治理。其指出由于城市社区在人口结构、经济水平、文化背景等方面存在显著差异，这种异质性对养老服务的需求和提供方式产生了重要影响。因而提出应实施分类治理策略，即根据不同社区的特点和需求，制定和实施差异化的养老服务政策和措施。这种策略旨在提高养老服务的针对性和有效性，能够更好地满足老年人的多样化需求[6]。而南京大学政府管理学院所在的研究团体对农村养老服务进行了实证研究。通过采用ordinal回归分析的方法，探讨了影响农村养老服务福利效能的关键因素。研究发现，服务资源安排和其他资源介入等要素对农村养老服务的福利效能具有较大影响，而对社区养老服务的影响相对较小，养老服务的程序化等因素则处于中等影响水平。因此，该研究团体提出要在促进养老服务产业、发展互助式养老、开展农村社区养老、优化服务传递过程等方面进一步完善农村养老服务[7]。

而在社区养老领域中，较为活跃的研究机构有中国人民大学公共管理学院、武汉大学社会保障研究中心、同济大学建筑与城市规划学院、西北大学公共管理学院、西安交通大学公共政策与管理学院等，发文量均在9篇以上。中国人民大学公共管理学院在所有研究机构中的发文量最多，为15篇，并于2012年首次在核心期刊上发表社区养老相关研究。这一权威机构考察了居家社区养老服务的质量及其影响因素。其以社区老年人为研究对象，运用因子分析和有序多分类 logistic 回归方法，从制度、经济、技术、服务人员和个人五个维度分析影响居家社区养老服务质量的因素。揭示了影响居家社区养老服务质量的多个关键因素，包括政策支持度、养老服务管理水平、养老服务补贴、养老金水平、养老服务信息化技术支持度和养老服务工作人员专业水平等[8]。武汉大学社会保障研究中心的发文量紧随其后，为 13 篇。该权威机构在中国社会老龄化程度不断加深，老年人口健康问题日益凸显的背景下，探究了社区养老服务对中国老年人健康脆弱性的影响。通过采用定量与定性相结合的研究方法，发现使用社区养老服务频率越高的老年人，其健康脆弱性越低。此外，享受到更高质量的社区养老服务的老年人，其健康脆弱性也相对较低[9]。同济大学建筑与城市规划学院的发文量排在第三位，发文数量为 11 篇。这一权威机构通过对上海市三处社区养老设施进行用后评估，以探讨社区养老设施中康复功能的空间绩效优化设计。研究发现，当前社区养老部分设施在空间设计上存在不足，如空间布局不合理、功能配置不完善、无障碍设计不到位等，这些问题影响了老年人的康复体验和效果。基于评估结果，其提出了有针对性的优化设计策略，包括优化空间布局、完善功能配置、加强无障碍设计以及营造舒适的康复环境等，以期提升社区养老设施康复功能的空间绩效，更好地满足老年人的康复需求[10]。

17.3.3　关键词热点分析

关键词是对研究文献所承载主题的核心展现，其频次越高代表在这一研究领域的热度越高，可以用于判断和确定其中的热点问题。在 CiteSpace 可视化软件中，设置选择标准 Top N 值为 15，并在裁剪选项中设置 pathfinder、pruning the merged network 等参数，以关键词共现网络的方法为主，生成社区养老研究关键词共现网络知识图谱（见图 17-3）与关键词频次统计表（见表 17-1）。

根据图 17-3 可知，在社区养老关键词共现知识图谱中共出现了 84 个节点，94 条连线，主题之间联系较为紧密，网络密度为 0.027。结合关键词频次来看，主要包括如下几方面内容：

第一，与社区养老服务相关的关键词包括养老服务、社区居家养老服务、居家和社区养老服务、居家社区养老服务等。随着我国人口老龄化、空巢化和高龄化趋势凸显，养老问题已成为我国社会各界高度关注的焦点。而传统的家庭养老方式已经不能满足社区老人养老的需求[11]，社区养老服务的重要性日益凸显。

第二，关于居家养老的关键词包括社区居家养老、居家养老、居家养老服务、居家社区养老服务等。随着家庭养老逐渐向社会化、现代化过渡，社区居家养老服务模式逐渐崭露头角。尽管社区居家养老模式在我国已得到一定发展，但仍处于起步阶段，存在服务供给不足、服务质量参差不齐等问题。需逐步实现服务提供主体多元化，

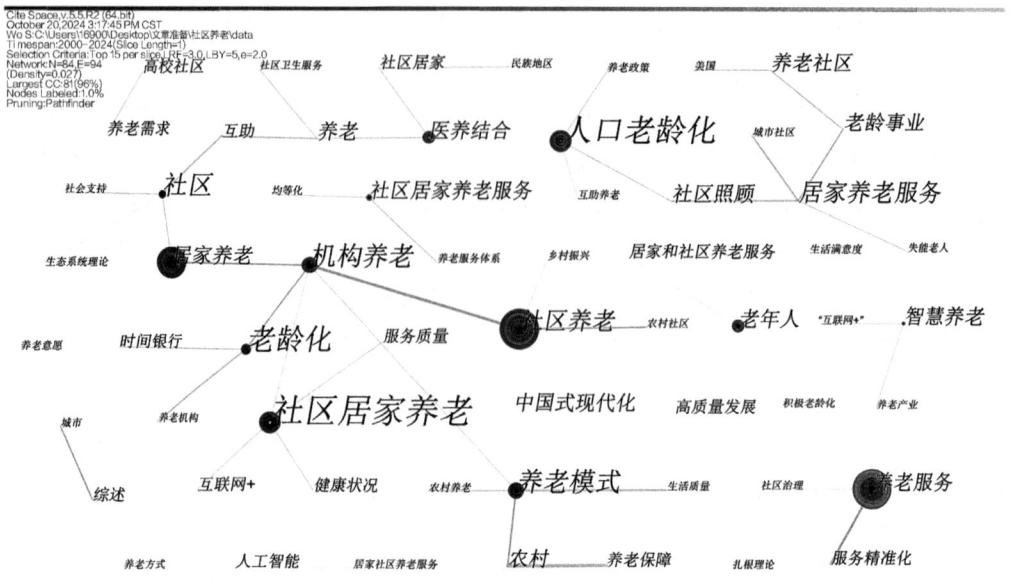

图 17-3 关键词共现网络知识图谱

表 17-1 关键词频次统计表

序号	关键词	频次	中心性	序号	关键词	频次	中心性
1	养老服务	244	0.22	16	家庭养老	31	0.06
2	社区养老	204	0.28	17	智慧养老	29	0.06
3	居家养老	170	0.55	18	养老服务体系	25	0.06
4	人口老龄化	140	0.37	19	养老社区	24	0.2
5	社区居家养老	100	0.28	20	互助养老	21	0.2
6	养老模式	95	0.37	21	农村	20	0.44
7	老年人	85	0.26	22	养老机构	20	0.22
8	老龄化	79	0.31	23	居家养老服务	16	0.18
9	医养结合	76	0.06	24	城市社区	15	0
10	机构养老	69	0.45	25	社区服务	15	0
11	社区	58	0.44	26	社区照顾	15	0.04
12	社区居家养老服务	52	0.11	27	养老	14	0
13	社区养老服务	45	0.14	28	养老意愿	14	0.11
14	影响因素	41	0.46	29	养老方式	12	0
15	服务精准化	40	0.14	30	养老需求	12	0

引入市场机制，形成资源配置、监督约束的机制。也需根据老年人的多样化需求，丰富社区养老服务的内容和形式[12]。

第三，与养老机构相关的关键词包括机构养老、养老机构、养老服务机构等。随着养老服务的不断发展和完善，社区养老和养老机构之间的协同发展将成为趋势。通过加强合作与交流，二者可以共同提高养老服务的水平和质量，为老年人提供更加全面、优质的养老服务。

第四，关于养老模式的关键词涵盖养老服务模式、养老模式、模式、医养结合、服务模式等。当前我国养老模式呈现多元化的特点，包括居家养老、社区养老、机构养老以及多种新型养老模式。这些养老模式共同构成了我国养老服务体系的基础，为老年人提供了全方位、多层次的养老选择。

17.3.4 关键词演进分析

关键词聚类时间线知识图谱可以清晰地展示某一研究领域的关键词在时间序列上的变化趋势。其是在关键词聚类知识图谱的基础上，将每类表意相近的关键词依据出现时间的前后由左向右依次展开，每个聚类包含的关键词位于所属聚类名称的下方。因此，本文在CiteSpace可视化软件中，在关键词聚类中点击timeline，生成关键词聚类时间线知识图谱（见图17-4），从而更加直观地了解社区养老领域研究主题热点的演进过程。

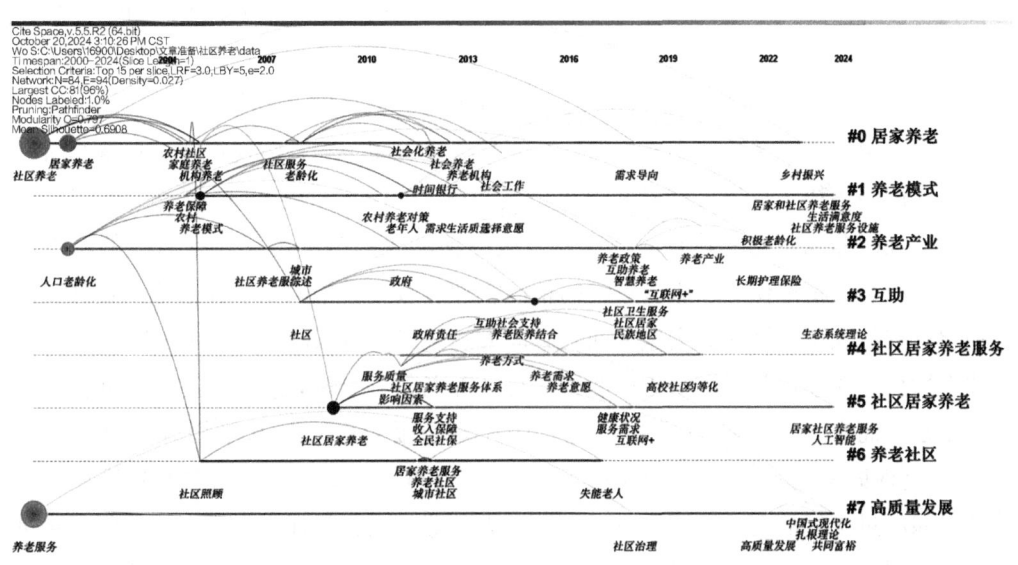

图17-4 关键词聚类时间线知识图谱

观察图17-4可知，社区养老领域的热点关键词共生成了8个类别，分别为#0居家养老、#1养老模式、#2养老产业、#3互助、#4社区居家养老服务、#5社区居家养老、#6养老社区、#7高质量发展。同时，模块值$Q=0.797$，大于0.7，说明该网络结构聚类效果较好。平均轮廓值$S=0.6908$，大于0.5，表明同质性较高，不同聚类划分较好。

从关键词时间分布上看,关键词首次在2000年开始出现,包括社区养老、居家养老、养老服务等。同时,关键词集中出现在2010年以后,2010年以前出现数量较少。分类别上看,在居家养老类别中,研究内容由社区养老、机构养老、家庭养老逐步转向社会化养老、社会养老等。我国正进入加速人口老龄化阶段,对社会化养老服务项目的需求与日俱增。然而当前社会养老服务存在供需不匹配的问题,即养老服务供给不能满足老年人的多样化需求。而社区养老是缓解养老服务供需失衡问题的有效途径之一。通过加强社区养老服务设施建设,提供日间照料、生活护理、家政服务和精神慰藉等服务,可以满足老年人在家养老的需求,减轻家庭养老负担[13]。在养老模式类别中,研究内容由养老保障、需求生活质量发展到近年来的社区养老服务设施、居家与社区养老服务等。而在最后一个类别高质量发展中,研究内容由养老服务转向社区治理,最后转向共同富裕、中国式现代化等。

17.3.5 关键词突现分析

突现分析适用于探测某一时段所突现的学术概念或潜在问题,展示不同阶段的前沿研究节点,进而对学科发展的新兴趋势和研究转向进行研判。本文利用CiteSpace可视化软件在关键词共现网络基础上绘制社区养老研究关键词突现知识图谱,如图17-5所示。

图17-5呈现了社区养老研究的19个突现关键词的名称、强度、起止时间。在突现知识图谱中,需要关注两个重要指标,一是持续时间,二是突现强度。在持续时间上,突现词服务精准化的持续时间最长,在2000—2011年这一跨度较长的时间范围内一直是社区养老研究的热点。社区养老服务精准化的基本内涵包括需求的精准识别、服务内容的精准供给、服务过程的精准管理、服务效果的精准评估等。随着我国老龄化进程的加速,社区养老服务面临着巨大的挑战,有限的养老资源与庞大的老年群体个性化、快速增长的需求难以匹配,社区养老服务质量和效率不高,精准化程度严重不足。而数字技术的发展和应用为社区养老服务精准化水平提升提供了驱动力[14]。突现词家庭养老的持续时间紧随其后,为11年,时间跨度是2005—2015年。持续时间超过7年的突现词还有农村、社区服务等。在突现强度上,突现词服务精准化的突现强度同样最高,高达12.988。养老服务的突现强度次之,达到了10.6089。其余突现强度较高的突现词还包含医养结合、家庭养老等。近期该领域的研究重点包括智慧养老、社区居家养老服务、互助养老与高质量发展。社区互助养老作为一种养老服务模式,强调以社区为单位,将社区内生活能自理的老人与养老资源重新组合,实现自助与互助。

关键词	年份	强度	开始年	终结年	2000—2024
养老服务	2000	10.6089	2000	2004	
服务精准化	2000	12.988	2000	2011	
农村	2000	5.7482	2005	2012	
社区照顾	2000	5.2434	2005	2014	
家庭养老	2000	6.8493	2005	2015	
社区服务	2000	3.9641	2008	2016	
养老模式	2000	4.3689	2010	2014	
社区	2000	4.1883	2011	2015	
养老社区	2000	5.3859	2012	2016	
城市社区	2000	3.9339	2014	2016	
养老需求	2000	3.9218	2016	2019	
养老意愿	2000	4.5222	2016	2020	
失能老人	2000	3.7334	2017	2018	
医养结合	2000	7.6312	2018	2022	
智慧养老	2000	6.4095	2018	2024	
社区居家养老服务	2000	5.9164	2019	2024	
互助养老	2000	4.3697	2020	2024	
老年人	2000	4.1075	2020	2022	
高质量发展	2000	3.5865	2022	2024	

图 17-5 关键词突现知识图谱

17.4 研究结论

本文运用 CiteSpace 可视化软件，以研究现状、研究热点与演进分析为重点对社区养老研究进行文献整理、信息挖掘和可视化分析，梳理了二十多年来该领域研究的前沿与热点，以期为我国社区养老研究前沿和方向提供参考与借鉴，主要结论如下：

第一，当前我国社区养老研究关注度显著上升，研究内容逐渐丰富，研究理论逐渐成熟。从研究数量上看，在 2000—2007 年发文较少，年发文量保持在 10 篇左右。在 2008—2018 年发文量显著上升，上升幅度较大。而在 2019—2024 年发文量波动上升，年发文量维持在 100 篇以上。从权威机构上看，社区养老领域的权威机构较多，但机构间较为分散，相互合作较少，仅出现了 5 个小规模合作团体。在核心期刊发表 10 篇以上社区养老相关研究的机构包括中国人民大学公共管理学院、武汉大学社会保障研究中心、同济大学建筑与城市规划学院、西北大学公共管理学院。

第二，社区养老领域的研究内容较为广泛，主要聚焦社区养老服务、居家养老、养老机构、养老模式等。出现频次较高的关键词有养老服务、社区养老、居家养老、人口老龄化、社区居家养老，上述关键词出现频次均超过 100 次。从研究聚类上看，社区养老领域的关键词共生成了 8 个聚类，包括 #0 居家养老、#1 养老模式、#2 养产业、#3 互助、#4 社区居家养老服务、#5 社区居家养老、#6 养老社区、#7 高质量发展。从研究热点演进上看，该领域关键词于 2000 年开始出现，但多数关键词集中出现在 2010 年以后。从研究趋势上看，智慧养老、社区居家养老服务、互助养老与高质量发展等逐渐成为社区养老领域的研究重点。

参考文献

[1] 艾燕，邓杰，李静. 以区县级医院为核心的多层次化"医养融合"社区养老服务体系的构建探析 [J]. 中国老年学杂志，2019，39（20）：5131-5133.

[2] 宫晓霞. 我国农村社会养老保险存在的问题及完善对策 [J]. 乡镇经济，2006（2）：16-18.

[3] 王俊霞. 人口老龄化与社区养老 [J]. 求实，2003（S1）：196-197.

[4] 贾玉娇. 中国养老服务体系建设中的突出问题与解决思路 [J]. 求索，2017（10）：90-98.

[5] 朱浩. 城市社区养老服务供给效率机制研究——以杭州市为例 [J]. 当代经济管理，2017，39（4）：39-46.

[6] 向运华，许诺. 异质性下城市社区养老服务的分类治理 [J]. 北京社会科学，2022（7）：75-83.

[7] 曲绍旭. 农村养老服务的实证研究——基于福利效能的 ordinal 回归分析 [J]. 社会保障研究，2014（4）：29-37.

[8] 温海红，王怡欢. 居家社区养老服务质量及其影响因素分析——基于陕西省三市调查数据 [J]. 河北大学学报（哲学社会科学版），2019，44（2）：139-148.

[9] 邓大松，丰延东. 社区养老服务缓解了中国老年人健康脆弱性吗？ [J]. 湖北大学学报（哲学社会科学版），2021，48（5）：150-159，169.

[10] 姚栋，王瑶，赵雪. 社区养老设施康复功能的空间绩效优化设计——基于对上海市 3 处设施的用后评估 [J]. 建筑学报，2022（2）：34-39.

[11] 温海红，王怡欢. 社区养老服务政策实施效果评价体系构建及其应用——以西安市为例 [J]. 社会保障研究，2017（1）：14-22.

[12] 俞贺楠，王敏，李振. 我国社区居家养老模式的出路研究 [J]. 河南社会科学，2011，19（1）：202-205，219.

[13] 边恕，黎蔺娴，孙雅娜. 社会养老服务供需失衡问题分析与政策改进 [J]. 社会保障研究，2016（3）：23-31.

[14] 王新建，胡广伟，司文峰，等. 数字环境下社区养老精准化服务价值网络构建——基于政策文本内容的分析 [J]. 情报科学，2024，42（07）：10-22.

第18章 农村养老

18.1 引言

进入21世纪，我国农村人口老龄化进程逐渐加快，程度不断加深[1]，农村养老问题逐渐成为社会关注的焦点。农村养老问题不仅关系到老年人的生活质量，还直接影响到农村社会的和谐稳定与发展。自改革开放以来，我国逐步确立了社区养老、机构养老、医养结合以及长期护理制度等多元化的社会养老服务体系。然而，由于城乡发展的不均衡，农村地区的养老问题尤为突出。

农村养老研究始于20世纪90年代初，经过多年的发展，已经取得了一定的研究成果。在研究内容上，农村养老研究主要集中于农村人口老龄化[2]、养老保险、养老模式[3]等领域。在研究方法上，农村养老研究逐渐从单一的定性分析转向多元化的研究方法，包括定量分析、案例研究等。这些方法的引入，使得农村养老研究更加深入与科学。同时，研究视角也逐渐拓宽，学者们不仅关注老年人的养老需求和服务供给，还开始关注农村社会的整体发展和变迁对农村养老的影响。这些变化为农村养老研究的深入发展提供了新的动力。然而，上述研究也存在一些不足，如大多数研究属于定性研究，从科学计量学角度研究的较少，缺少对国内农村养老研究的全面回顾。因此，为了全面回顾农村养老相关文献，分析其未来的发展趋势，本文通过CiteSpace可视化软件对中国知网数据库中与农村养老相关的文献进行了系统的梳理和分析，以期总结农村养老的发展脉络，分析其未来发展趋势及重点方向，为该领域未来的发展提供一定参考。

18.2 数据来源

本文研究数据来源于中国知网数据库，为提高文献分析质量，在数据库中，选择学术期刊，并以CSSCI来源期刊作为主要来源，以主题词"农村养老"进行检索，检索日期为2024年10月18日，检索跨度默认。共计检索得到1941篇有效文献，数据显示，文献时间跨度为1998—2024年。

18.3 研究结果

18.3.1 年度发文量分析

在一段时间内农村养老研究领域发表的学术文献数量，在一定程度上能够反映该领域学术研究的理论水平，同时也可以及时体现出社会发展与该领域之间的互动关系。文献数量分布是以通过文献数量变化预测某领域研究的发展趋势并做出合理的动态分析，通过对中国知网数据库相关论文数据进行逐年量化分析，得到农村养老发文量分布图（见图18-1）。

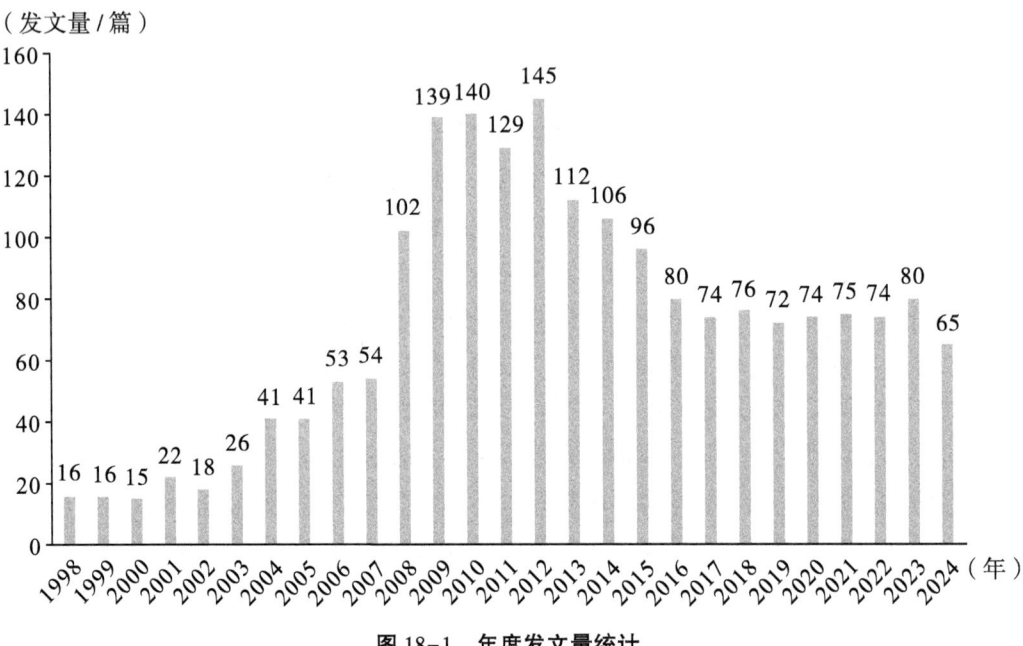

图 18-1　年度发文量统计

根据图18-1所呈现的不同年份发文量及其走势，可将1998—2024年国内农村养老研究分为三个阶段。

阶段一：1998—2007年。在此期间，农村养老研究发文量缓慢上升。这一时期，我国农村地区开始逐渐步入老龄化社会，老年人口比例逐渐上升，但尚未形成严重的老龄化问题。因此，农村养老问题虽然开始受到关注，但尚未成为社会焦点。研究内容包括对西部农村地区养老现状的考察[4]以及对农村社会养老保险研究进行综述[5]等。

阶段二：2008—2012年。这一阶段，农村养老研究发文量显著上涨，并于2012年达到顶峰，为145篇。同时，年发文量维持在100篇以上。这一时期，我国农村地区的老龄化问题日益严重，老年人口比例快速增长，养老需求急剧上涨，使得农村养老问题成为社会关注的焦点，吸引了大量学者进行深入研究。研究内容有新型农村养老保险参保决策的影响因素[6]以及农村社会养老服务需求现状与对策[7]等。

阶段三：2013—2024年。这一阶段发文趋势较为稳定，发文量变化幅度较小，年发文量保持在70篇以上。经过多年的研究积累和实践探索，农村养老领域的研究取得了丰硕的成果。这一时期的研究更多的是在前人研究的基础上进行深化和拓展，而非简单的重复和模仿。因此，发文量也呈现出相对稳定的趋势。

18.3.2 研究作者分析

文章作者是科研的主体，从发文作者合作网络知识图谱（见图18-2）可以看出研究者之间的合作互动关系。CiteSpace可视化软件可以绘制出农村养老研究文献的来源作者图谱。图谱中节点越大，表示发文量越多。通过设置图谱种类为author，Top N值设为10，时间范围为1998—2024年，以此为基础绘制农村养老研究作者合作网络知识图谱来查看作者在合作网络的重要性指标以及相关的网络属性。

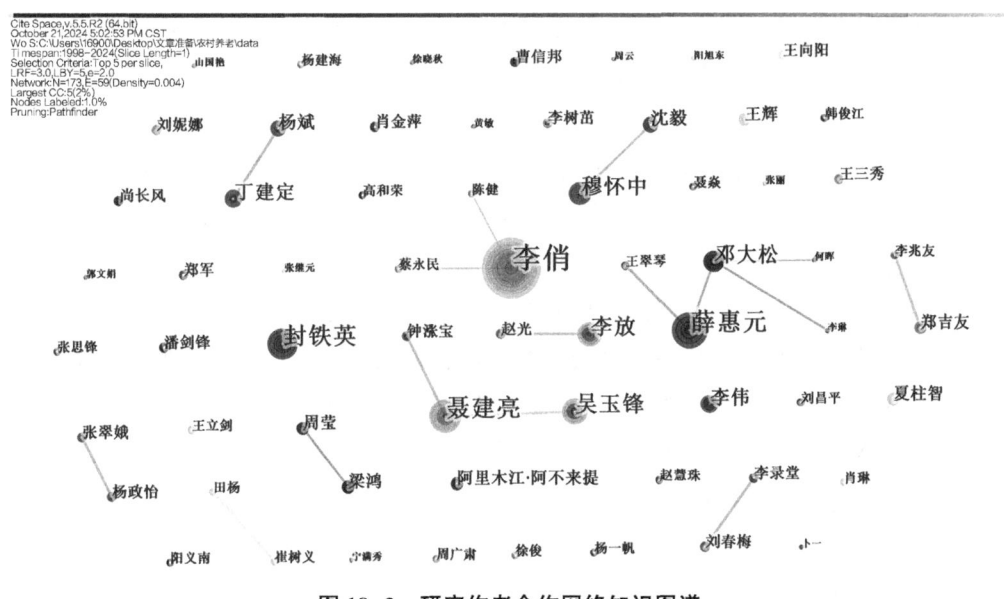

图18-2 研究作者合作网络知识图谱

根据图18-2可知，研究作者数量总量较多，共有173位研究作者在农村养老领域发文量持平或超过2篇，但作者间连线仅为57条，作者间合作较少，共产生了12个研究合作团队，但团队规模较小，最大的研究团队是以作者薛惠元等为中心，共有5位研究作者构成。这一研究团队对新型农村社会养老保险政策绩效进行了全面评估。以湖北省团风县和宜都市为例，采用层次分析法确定新农保运行综合绩效评估指标的权重，构建了包括经济功能、社会功能、基金管理和经办服务四大方面的绩效评估指标体系。评估结果显示，这两地的新农保政策绩效处于中等水平。在经济功能方面，新农保为农村居民提供了稳定的收入来源，有助于提高其生活水平，并间接促进了当地的经济发展。在社会功能方面，新农保政策有助于缩小城乡差距，促进社会公平，并提高农村居民的养老保障水平。然而，在基金管理和经办服务方面，仍存在一些问题和挑战，如基金管理风险、政策实施阻力等[8]。而其余的合作团队均是由2至3位研究学者构成。

从图18-2也可以看出，在农村养老领域中，发文量在10篇以上的作者有6位，分别是李俏、薛惠元、聂建亮、封铁英、吴玉锋、李放。发文量最多的研究作者为李俏，发文数量为23篇，首次发文在2016年。其深入分析了中国农村养老方式和养老观念的变迁及其区域差异。并指出，我国农村养老方式存在明显的区域差异。在东部地区，较为盛行自我养老。老年人在可承受范围内进行自我养老，通过储蓄、打零工等方式为自己积累养老资源。在中部地区盛行家庭养老。老年人主要依赖子女或家庭其他成员进行养老。而在西部和东北地区则盛行土地养老。老年人通过耕种土地来维持生计和养老。同时，随着计划生育政策的实施和社会经济的发展，"养儿防老"的传统观念已变得难以为继。自我养老意识逐渐增强，表现为老年人在面对养老压力时，更倾向于通过自身努力来解决问题，减少对子女的依赖[9]。薛惠元发文量在所有作者中排在第2位，为14篇。其基于2009年国务院发布的《关于开展新型农村社会养老保险试点的指导意见》，运用保险精算的方法，对新农保替代率进行了深入的研究。实证结果表明，新农保的替代率整体处于较低水平，主要原因在于新农保个人账户养老金替代率较低。此外，新农保替代率还存在地区差异，经济发达地区的替代率普遍高于经济欠发达地区[10]。而作者聂建亮在农村养老领域的发文量中排在第3位，发文数量为13篇。其考察了社会网络对农村老人养老服务提供意愿的影响，实证结果表明，网络规模对农村老人养老服务提供意愿的影响并不显著。网络异质性的增加可以显著提升农村老人提供养老服务的意愿。此外，其还发现，与"弱关系"网络成员的互动可以提高农村老人提供养老服务的意愿，而与"强关系"网络成员的互动则会降低这一意愿。这可能是因为"弱关系"能带来更多的新信息和机会，而"强关系"则可能因期望过高或责任过重而抑制提供服务的意愿[11]。

18.3.3 关键词热点分析

关键词是对文献主题的高度概括，是文献检索的重要依据，通过对关键词的频次、时间以及聚类进行分析与整合，可以直观地掌握某一领域的研究热点与发展趋势。一般认为，词汇对在同一篇文献中出现的次数越多，则代表这两个主题的关系越紧密。共词分析法利用文献集中词汇对或名词短语共同出现的情况，来确定该文献集所代表学科中各主题之间的关系。本文在CiteSpace可视化软件中，设置Top N值为10，并设置其他参数，以关键词共现网络方法为主，生成农村养老关键词共现网络知识图谱，如图18-3所示，具体包括以下几方面内容：

（1）关于农村老年人的关键词有农村居民、农民工、农村老年人、农民、农村老龄化等。我国已经步入老龄化社会，相关研究显示我国农村的老龄化水平要高于城镇[12]。为解决农村养老问题，需要加强农村养老服务体系建设、提升农村养老服务水平、完善农村养老保障制度、发挥家庭和社会力量作用以及加强人才队伍建设，逐

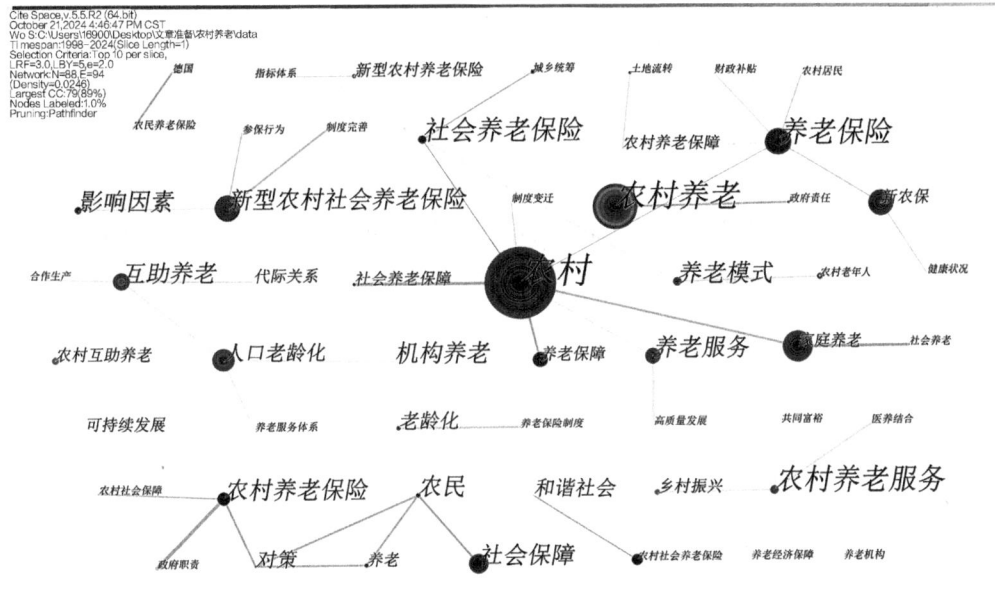

图 18-3　关键词共现网络知识图谱

步构建起一个覆盖全面、功能完善、服务优质的农村养老服务体系。

（2）与农村养老保险相关的关键词包括新型农村社会养老保险、养老保险、农村养老保险、农村社会养老保险等。新型农村社会养老保险政策的成效一直是决策层和学界持续关注的问题。有研究表明新农保的实施有助于增加农村家庭的收入，减少贫困发生率，提高消费水平和储蓄能力。同时，新农保也改善了农村居民的健康状况，因为养老保障的获得减轻了他们的经济压力，使他们能够更加注重健康和医疗保健。此外，新农保还在养老模式方面产生了溢出效应，推动了农村养老模式的创新和多样化发展[13]。

（3）与农村互助养老相关的关键词有农村互助养老、互助养老、农村互助养老服务等。农村互助养老是农村居民在政府和社会的支持下，整合社区及其老龄资源，在集中居住的基础上建立的以自助互助为原则、互惠交换为形式、多元服务为内容、积极老龄化为导向的一种自治化和社会化养老模式。其对于改善老年人生活质量、减轻家庭养老负担、推动农村精神文明建设和促进乡村振兴具有重要意义。

（4）关于农村社会保障的关键词涵盖社会保障制度、农村社会保障、农村养老保障、财政补贴、农村养老保障制度等。农村社会保障在保障农民基本生活、提高农民生活质量、推动农村经济发展、促进农村社会公平、推动乡村振兴以及应对人口老龄化挑战等方面都发挥着重要作用。因此，应该高度重视农村社会保障体系建设，不断完善和优化相关制度措施，为农村居民提供更加全面、可靠的社会保障。

18.3.4 关键词演进分析

时区图可以依据时间先后将文献的更新以及文献间的相互关系，清晰地展示在以时间为横轴的二维坐标中，在时区图中，节点大小表示该关键词出现的频次，节点所处的年份表示该关键词首次出现的时间，节点间的连线表示不同关键词同时出现在同一篇文献中，预示着不同时段间的传承关系。因此，为了探究农村养老研究主题的演进过程，本文利用 CiteSpace 可视化软件，生成农村养老关键词时区知识图谱，参见图 18-4。

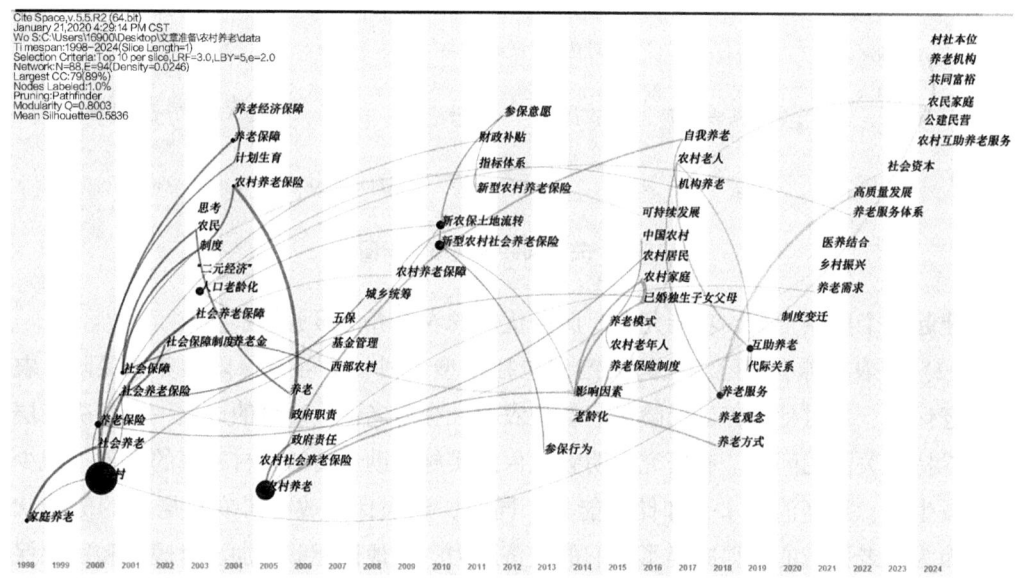

图 18-4　关键词时区知识图谱

从关键词时间分布来看，关键词首先在 1998 年开始出现，包括家庭养老这一个关键词。家庭养老既是适应农村经济发展现状的必然选择，也是满足老年人精神需要，提高幸福指数的主要途径和应对人口老龄化的现实需要[14]。而从图 18-4 也可以看出，农村养老领域的关键词分布较为平均，主要划分为四个阶段，每一阶段的关键词逐年上升。阶段一：1998—2004 年。研究内容由养老保险向养老保障过渡。阶段二：2005—2012 年。研究内容由农村养老转向参保意愿、财政补贴等。阶段三：2013—2017 年。研究重心由参保行为、养老模式开始向可持续发展、机构养老转变。阶段四：2018—2024 年。近年来的研究逐渐关注共同富裕、村社本位、公建民营等方面。共同富裕目标下的农村养老问题需要政府、社会、个人的共同努力。通过提高农村社会养老保障水平、构建多元化养老服务体系、加快农村养老环境的适老化改造、促进农村经济发展以及加强政策扶持和监管等措施，可以逐步解决农村养老难题，实现农村老年人的幸福晚年生活。

18.3.5 关键词突现分析

突现词是指出现频次在短时间内突然增加或者使用频次明显增多的关键性术语。通过对关键词突现进行分析可以探究农村养老研究的发展趋势以及前沿热点。运用 CiteSpace 可视化软件对农村养老进行关键词突现分析，如图 18-5 所示。

关键词	年份	强度	开始年	终结年	1998—2024
家庭养老	1998	7.0814	1998	2003	
农村	1998	9.9019	2000	2008	
养老保险	1998	8.4129	2000	2010	
社会养老保险	1998	8.7335	2001	2009	
社会保障	1998	7.7729	2001	2010	
农村养老保险	1998	13.0601	2004	2010	
农村社会养老保险	1998	16.5805	2005	2010	
养老保障	1998	8.4309	2008	2012	
新型农村社会养老保险	1998	30.2175	2010	2014	
养老	1998	6.7728	2010	2013	
新农保	1998	19.9039	2011	2014	
新型农村养老保险	1998	9.586	2011	2012	
影响因素	1998	10.5697	2013	2016	
养老模式	1998	11.3656	2014	2021	
农村老年人	1998	9.8317	2014	2021	
农村老人	1998	6.1289	2017	2021	
养老服务	1998	15.918	2017	2024	
互助养老	1998	21.8491	2018	2024	
农村养老	1998	14.0672	2019	2024	
乡村振兴	1998	10.6631	2020	2024	
农村养老服务	1998	9.7101	2021	2024	
农村互助养老	1998	11.4755	2021	2024	
人口老龄化	1998	10.2533	2021	2024	

图 18-5 关键词突现知识图谱

图 18-5 显示出在农村养老领域，1998 年以来 23 个最具有引用激增性的关键词，图中时间段上暗部清晰地展现出起止时间和关键词的演进历程。可以看出农村养老领域的突现词平均分布在各个年份中。从持续时间上看，突现词养老保险的持续时间最长，为 11 年，持续阶段为 2000—2010 年。养老保险不仅为农村居民提供了稳定的生活来源，促进了农村社会的和谐稳定，还推动了农村经济的发展，并增强了农民的参保意识。因此，应该进一步完善农村养老保险制度，提高保障水平，让更多的农村居民享受到养老保险带来的实惠和福祉。其次为突现词社会保障，持续时间为 10 年，时间跨度为 2001—2010 年。其余持续时间较长的突现词包括农村、社会养老保险、

养老服务、养老模式、农村老年人等，持续时长均达到 8 年及以上。从突现词的突现强度上看，突现词新型农村社会养老保险的突现强度最高，并在所有突现词中遥遥领先，高达 30.2175。而突现词互助养老的突现强度排在第二位，强度为 21.8491。其余突现强度较高的突现词有新农保、农村社会养老保险、农村养老、农村养老保险等。

18.4 研究结论

本文通过 CiteSpace 可视化软件，以研究作者、研究热点与演进分析为重点，对农村养老研究进行文献挖掘和可视化分析，整理了自 1998 年以来该领域研究前沿热点及演进历程，以期为我国后续农村养老研究提供借鉴与参考，主要研究结论如下：

（1）从发文量方面来看，农村养老研究经历了 3 个阶段，即 1998—2007 年的萌芽探索期、2008—2012 年的快速发展期以及 2013—2024 年的稳定发展期，整体发展趋势向上。从发文作者方面看，李俏、薛惠元、聂建亮、封铁英、吴玉锋、李放等人为主要研究贡献者，作者之间形成的合作关系网较小，大部分作者是独立研究状态，尽管研究团队众多，但研究规模较小。

（2）从研究热点方面来看，农村养老的研究内容主要聚焦在农村老年人、农村养老保险、农村互助养老、农村社会保障等方面。从关键词共现频率来看，农村、农村养老、家庭养老、养老保险、新农保、新型农村社会养老保险、人口老龄化、社会保障等成为高频关键词。从关键词演进方面来看，农村养老演进的关键词在 1998 年首次出现，包含家庭养老这一个关键词。同时关键词分布较为平均，可将关键词演进共分为四个阶段，每一阶段的关键词数量逐年上升。从突现词方面来看，农村养老研究共出现 23 个突现词，其中突现词养老保险的持续时间最长，为 11 年，其他持续时间较长的突现词包括社会保障、农村、社会养老保险等。而突现词新型农村社会养老保险的突现强度最高，高达 30.2175。其余突现强度较高的突现词有互助养老、新农保、农村社会养老保险等。从研究趋势方面来看，养老服务、互助养老、乡村振兴、农村养老服务、人口老龄化等有潜力成为新兴的研究热点。

随着农村人口老龄化的加剧，加强农村养老成为保障老年人基本权益、促进农村经济社会持续健康发展的关键。通过提供适宜的养老服务，可以满足老年人的物质和精神需求，提高他们的生活质量，同时也有助于减轻家庭和社会的养老负担，推动农村社会的和谐与进步。此外，改善农村养老现状需要从多方面入手，形成政府、社会、家庭和个人共同参与的养老服务体系，以满足老年人的多样化需求，提高他们的生活质量，促进农村社会的和谐与发展。

参考文献

[1] 陆杰华, 沙迪. 新时代农村养老服务体系面临的突出问题、主要矛盾与战略路径[J]. 新疆师范大学学报（哲学社会科学版）, 2019, 40（2）：78-87, 2.

[2] 贺雪峰. 如何应对农村老龄化——关于建立农村互助养老的设想[J]. 中国农业大学学报（社会科学版）, 2019, 36（3）：58-65.

[3] 辜胜阻, 吴华君, 曹冬梅. 构建科学合理养老服务体系的战略思考与建议[J]. 人口研究, 2017, 41（1）：3-14.

[4] 耿庆茹, 卢彦军. 西部农村养老保障的现状及模式构建[J]. 西安交通大学学报（社会科学版）, 2007（2）：51-55.

[5] 彭希哲, 宋韬. 农村社会养老保险研究综述[J]. 人口学刊, 2002（5）：43-47.

[6] 穆怀中, 闫琳琳. 新型农村养老保险参保决策影响因素研究[J]. 人口研究, 2012, 36（1）：73-82.

[7] 李伟. 农村社会养老服务需求现状及对策的实证研究[J]. 社会保障研究, 2012（2）：29-35.

[8] 王翠琴, 薛惠元, 龙小红. 新型农村社会养老保险政策绩效的评估[J]. 统计与决策, 2014（19）：115-117.

[9] 李俏, 朱琳. 农村养老方式的区域差异与观念嬗变[J]. 西北农林科技大学学报（社会科学版）, 2016, 16（2）：93-102.

[10] 邓大松, 薛惠元. 新型农村社会养老保险替代率精算模型及其实证分析[J]. 经济管理, 2010, 32（5）：164-171.

[11] 聂建亮, 孙志红, 吴玉锋. 社会网络与农村互助养老实现——基于农村老人养老服务提供意愿视角的实证分析[J]. 社会保障研究, 2021（4）：22-33.

[12] 胥英明. 农村人口老龄化及农村养老对策[J]. 理论与改革, 2013（5）：82-83.

[13] 郑晓冬, 上官霜月, 方向明. 新型农村社会养老保险政策效果的研究综述[J]. 农业经济问题, 2020（5）：79-91.

[14] 韦加庆. 新时期农村家庭养老的可持续性思考[J]. 江淮论坛, 2015（5）：42-45, 108.

第19章 养老机构

19.1 引言

随着中国人口老龄化的不断加剧，老年人口数量逐年攀升，机构养老服务在积极应对人口老龄化国家战略中发挥着重要作用[1]。而养老机构作为养老服务体系中的重要组成部分，其服务质量、运营效率以及创新发展模式对于满足老年人多元化、高质量的养老服务需求具有至关重要的作用。近年来，养老机构数量不断增加，但仍然存在养老服务质量不高以及养老护理人才短缺等问题，导致养老机构规模相对较小，运营效益不高。因此，如何有效提高养老服务质量，提升养老机构规模，成为当前养老机构发展面临的重大挑战。

近年来，学者们在养老机构领域开展了大量研究，研究成果丰富。如蒲晓红与何思长（2024）指出了我国养老机构精神赡养的困境并提出了相应的对策[2]。康蕊（2023）探究了医养结合对养老机构经营状况的影响[3]。然而大多数已有研究主要聚焦于定性研究，缺乏全面、深度的文献计量与可视化分析。随着养老机构研究的持续深入，有必要运用文献计量学的方法对养老机构的研究进展进行全面的可视化的计量分析，以揭示现阶段养老机构研究的动态和趋势，同时也为后续的学术研究提供有价值的参考。因此，为了进一步探究养老机构领域的研究脉络，把握该领域的研究动态，本文利用 CiteSpace 可视化软件，通过梳理 2000—2024 年中国知网数据库中关于"养老机构"的学术期刊文章，探索该领域的研究时空分布与研究热点演进趋势，以期为该领域的研究提供参考与借鉴。

19.2 数据来源

本文数据全部来源于中国知网数据库。数据收集日期为 2024 年 10 月 11 日。为了确保研究结果的科学性和准确性，在中国知网数据库中进行检索，文献来源选择学术期刊中的 CSSCI 来源期刊及北大核心期刊，并以"养老机构"为主题词进行检索，检索时间范围为 2000—2024 年，剔除访谈、年鉴、会议及主题不相关文献，最终获得有效文献 2807 篇。

19.3 研究结果

19.3.1 年度发文量分析

学术文献数量能够反映在一定阶段内某一领域的研究概况、发展走势等，可以在一定程度上代表该领域学术研究的发展水平，同时也可及时体现出社会发展与该领域之间的互动关系。通过对来自中国知网数据库中 CSSCI 来源期刊及北大核心期刊的 2000—2024 年的关于养老机构的学术文献的年度发文量的相关数据进行分析（见图 19-1），对其进行初步窥探，从而发掘当前养老机构领域内的研究发展趋势。

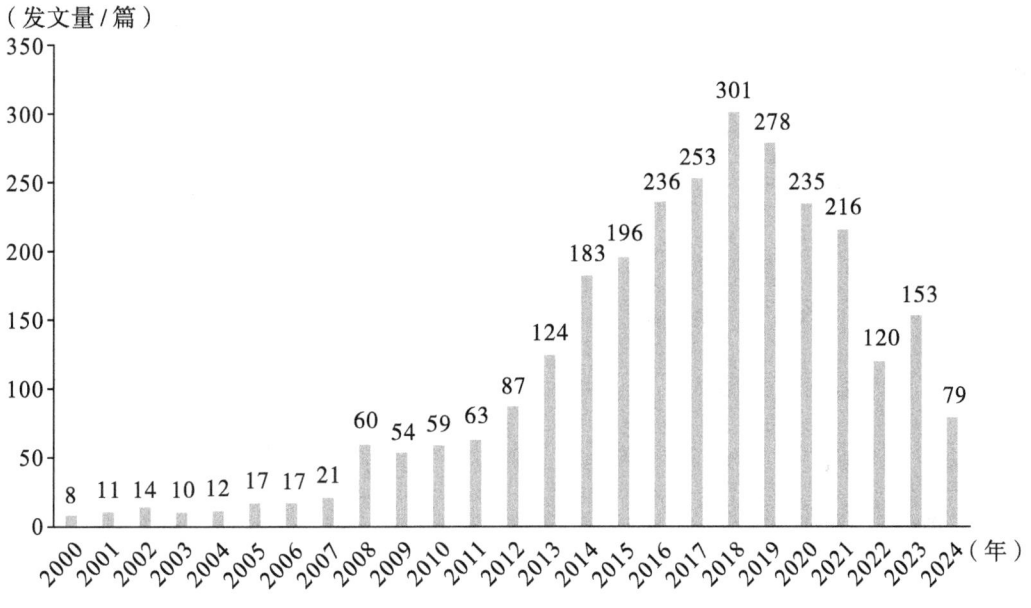

图 19-1　年度发文量统计

从图 19-1 可以看到，在养老机构领域内的发文趋势总体上呈现先上升后下降的态势。在 2000—2007 年间，发文趋势稳定但发文数量较少，年发文量在 8～21 篇。尽管在此期间已经开始出现人口老龄化的趋势，但这一问题的社会关注度相对较低，尚未形成广泛的社会共识和研究紧迫感。因此，学术界对于养老机构的研究也处于起步阶段，研究兴趣和研究力量相对有限。在 2008—2018 年间，发文趋势显著上升，发文数量快速上涨，并在 2018 达到顶峰，为 301 篇，说明此时学者们对于养老机构这一研究领域关注度显著上升，有较多的学者进入这一领域进行研究。随着全球人口老龄化的加速发展，养老问题逐渐成为各国政府和社会各界关注的焦点。这促使学术界加大对养老机构的研究力度，以期为解决养老问题提供理论支持和实践指导。在 2019—2024 年间，发文量逐渐下降。经过一段时间的快速发展，养老机构领域研究逐渐成熟。研究者对于该领域的基本问题和主要趋势已经有了较为清晰的认识，因此，新的研究成果产出速度逐渐放缓。但近年来养老机构领域研究数量仍然较多，仍属于近期的研究热点。

19.3.2 研究作者分析

在学术期刊上发表文献总数能够在一定程度上说明该作者在养老机构领域研究的学术地位，而作者合作网络能够清晰反映研究的核心作者群体及其合作关系。CiteSpace可视化软件能够绘制出养老机构研究文献的作者合作图谱，以此来发现哪些有影响力的作者在养老机构领域中进行研究。作者发文量越多则节点越大。作者间的合作通过作者间连线的粗细展现出来，连线较粗的表示合作比较紧密。在CiteSpace可视化软件中设置图谱类型为author，时间跨度为2000—2024年，时间间隔为1年，Top N值设为5，其余默认，最终生成主要作者合作网络知识图谱（见图19-2）。

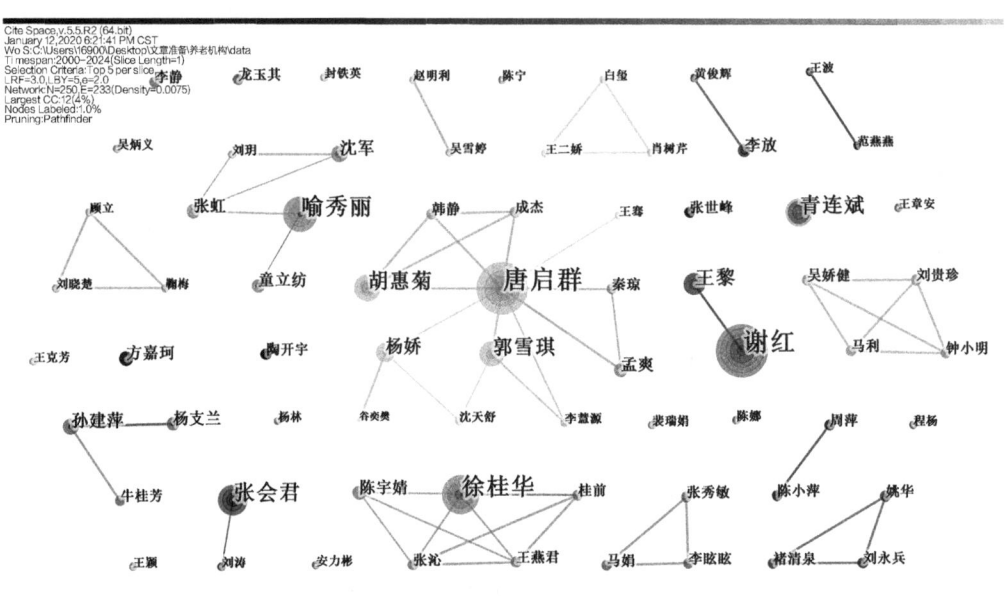

图19-2 作者合作网络知识图谱

在作者合作网络知识图谱中，共出现了250位研究作者，作者间连线为233条，表明在养老机构研究领域内研究作者数量较多，且作者间合作非常紧密。同时出现了15个研究合作团队，其中，以作者唐启群为中心的合作团队规模最大，共包含12位研究作者，该研究团队考察了养老机构老年人焦虑与健康相关生命质量间的关系，通过采用问卷调查方法，选取河北省和天津市9所养老机构内的老年人作为研究对象，并对收集到的数据进行统计分析。发现焦虑不仅对养老机构老年人的健康相关生命质量产生直接预测作用，还可通过衰弱和日常生活生物节律的单独中介作用和两者的链式中介作用对健康相关生命质量产生间接预测作用。这意味着，要改善养老机构老年人的健康相关生命质量,需要关注其焦虑状态,并采取相应的干预措施来调节其衰弱程度和日常生活生物节律[4]。研究团队规模排在第二位的共有两个研究团队,分别以作者徐桂华与喻秀丽为研究中心,均由5位研究作者组成。前一研究团队主要调查了养老机构老年人的能力现状及影响因素。调查结果表明,当前养老机构老年人的失能发生率较高,高于WHO和中国老龄科学研究中心的"全国城乡失能老年人状况研究"中的数据,也高于根据第六次人口普查数据推算的全国60岁以上老年人失能发生率（2.95%）。高龄、文化程度低、不运动、自评健康状况差、营养不良及抑郁等是老年人失能的危险因素,应予以重视并加强针对性管理[5]。后一研究团队指出随着老龄化进程加快,养老机构中轻度失能老人群体规模扩大。此类老人因身体机能衰退,常出现饮水不足问题,易引发脱水、泌尿系统感染、便秘等并发症,严重影响生活质量。传统饮水照护模式以被动喂水为主,忽视老人自主饮水能力,导致其主观能动性受限。因而他们提出基于"自立支援"理念的饮水干预方案,旨在通过科学评估、个性化照护与动态反馈,提升老人日饮水量,改善健康指标[6]。其余13个合作团队规模较小,均包含2到4位研究作者。

在核心作者的发文量排名中,作者谢红、唐启群、徐桂华、喻秀丽、张会君、青连斌、胡惠菊等排在前列,发文数量均超过10篇。来自北京大学的作者谢红在图谱中的节点最为突出,发文量最多为20篇。其调查了养老机构院长的工作投入水平现况。并发现当前养老机构院长在工作投入方面表现出较高的积极性和责任心。但不同养老机构院长之间的工作投入水平存在差异。同时,养老机构院长在工作投入方面主要集中在以下几个方面：一是关注老年人的生活需求,包括饮食、住宿、医疗等方面；二是关注老年人的精神状态,积极开展各类文化娱乐活动,丰富老年人的精神生活；三是注重养老机构的内部管理,提高服务质量和工作效率[7]。而来自华北理工大学的作者唐启群发文量排在第二位,发文量是19篇。其主要探讨了养老机构中老年人的自我感知老化状况。发现养老机构中的老年人自我感知老化状况存在差异。部分老年人能够保持积极的自我感知老化,对生活充满热情,愿意参与机构组织的各类活动,保持良好的身心状态。然而,也有部分老年人存在消极的自我感知老化,对老化过程感到恐惧和不安,缺乏参与社会活动的积极性,身心健康状况较差[8]。

19.3.3 关键词热点分析

关键词是一篇论文的核心概括,而一篇论文中列出的几个关键词一定存在着某种关联,这种关联可以用共现的频次来表示。其背后的基础为共词分析。共词分析法利用文献集中词汇对或名词短语共同出现的情况,来确定本章文献集所代表学科中各主题之间的关系。利用CiteSpace可视化软件,年份间隔区间（slice）设置为1年,设置选择标准（selection criteria）中Top N的值为10,并在裁剪选项中设置pathfinder、 pruning the merged network 等参数，以关键词共现网络的方法为主最终生成养老机构研究关键词共现网络知识图谱（见图19-3）与关键词频次统计表（见表19-1）。

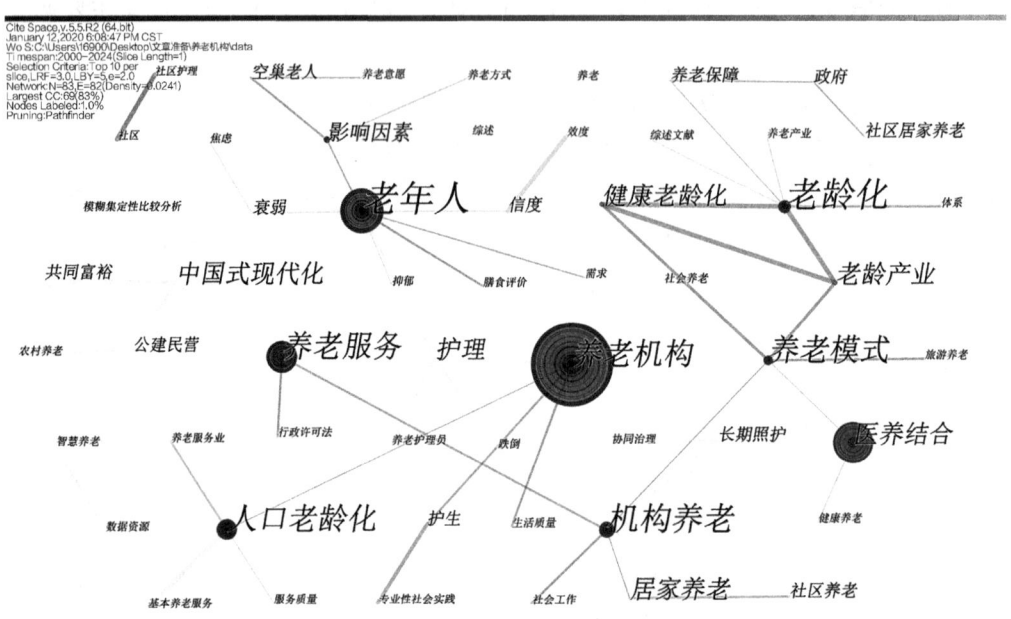

图 19-3　关键词共现网络知识图谱

表 19-1　关键词频次统计表

序号	关键词	频次	中心性	序号	关键词	频次	中心性
1	养老机构	607	0.32	16	养老产业	22	0
2	老年人	344	0.49	17	养老服务体系	21	0.1
3	医养结合	313	0.16	18	综述	20	0
4	养老服务	267	0.36	19	养老服务业	18	0.03
5	人口老龄化	183	0.44	20	质性研究	18	0
6	机构养老	158	0.16	21	养老意愿	18	0
7	老龄化	152	0.65	22	生活质量	17	0.16
8	影响因素	118	0.19	23	抑郁	16	0.03
9	养老模式	104	0.48	24	衰弱	15	0.48
10	居家养老	68	0.24	25	民办养老机构	14	0
11	社区养老	36	0.08	26	养老护理员	13	0
12	长期照护	31	0.03	27	护理	13	0.07
13	失能老人	29	0.07	28	对策	13	0.04
14	社会支持	27	0.6	29	供给侧改革	12	0
15	养老	25	0.09	30	需求	11	0

从图 19-3 和表 19-1 可以看到，养老机构研究关键词研究热点主要集中于以下几个领域：

(1) 主题词养老机构的节点在网络图谱中的节点最大，出现频次最高，为 607 次。同时该节点外围的圈较为明显，构成了网络图谱的核心节点。养老机构是为老年人提供集中居住和照料服务的机构，是社会养老体系中的重要组成部分。其在应对人口老龄化、满足老年人养老需求、减轻家庭负担、提升老年人生活质量、促进社交互动以及推动养老产业发展等方面都发挥着重要作用。

(2) 关于养老模式的关键词有居家养老、养老模式、社区养老、养老方式等。居家养老以其灵活性高、低成本和亲情关怀等优势受到老年人的青睐，但同时也面临着家庭照顾能力下降、专业服务不足等问题。机构养老则能够提供专业的照护服务、医疗资源和社交活动，但也可能存在费用高、环境陌生等不足。通过两种模式的协同发展，可以充分利用各自优势，弥补各自不足，为老年人提供更加全面、个性化的养老服务[9]。

(3) 关于养老服务的关键词，包括养老服务体系、养老服务业、养老服务、社会养老服务体系等。养老服务被视为应对人口老龄化挑战、保障老年人生活质量的重要措施。旨在满足老年人多样化的需求，包括生活照料、健康管理、精神慰藉等，以构建一个全面、多层次、可持续的养老服务体系[10]。

(4) 关于养老护理员的关键词有护理人员、养老护理员、人才培养、养老护理人员等。

19.3.4　关键词演进分析

关键词时间线知识图谱是在聚类的基础上，将每类关键词根据出现时间的不同由左向右依次展开，每个聚类包含的关键词处于聚类名称的下方。因此，在关键词聚类的基础上点击 timeline，生成养老机构研究关键词聚类时间线知识图谱，见图 19-4，可以更加直观地了解该领域研究热点的演进历程。

从图 19-4 可知，养老机构的相关关键词共生成了 9 个聚类，分别为 #0 效度、#1 长期照护、#2 养老产业、#3 护理、#4 农村养老、#5 服务质量、#6 社会支持、#7 服务体系、#8 医养结合。各个聚类之间连线较多，联系非常紧密。聚类模块值 Q 的大小与节点的疏密情况相关，由于 $Q=0.7591$，说明该网络结构聚类效果较好，可以用来进行科学的聚类分析；平均轮廓值 $S=0.4941$，接近 0.5，表明同质性较高，不同聚类划分较好。

从关键词时间分布来看，关键词首先出现于 2001 年，包含了养老机构、老年人等关键词。而在 2000—2011 年，出现的关键词数量较多，包括健康老龄化、人口老龄化、老年人口、老龄产业等与老龄化相关的关键词，以及社区养老、社会养老、社

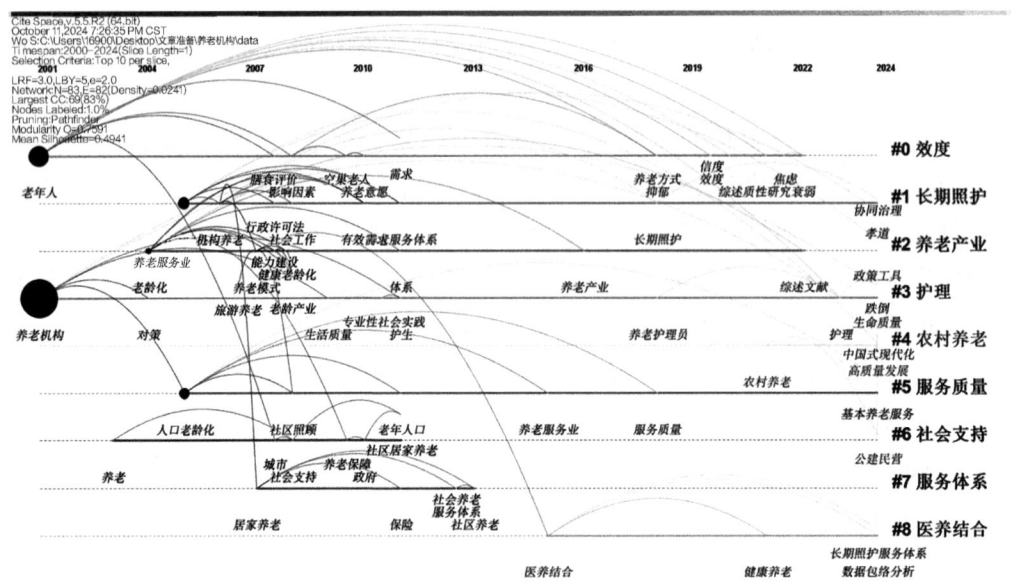

图 19-4 关键词聚类时间线知识图谱

区居家养老等与机构养老相关的关键词。健康老龄化是 80 年代后期，由于世界人口老龄化的发展而产生的一个新概念。其核心理念是保持生理和心理健康，拥有良好的社会秩序，帮助老年人融入社会群体。而社区养老作为一种新兴的养老模式，结合了居家养老和机构养老的优点，被视为当前较为适宜的养老方式[11]。此后几年，新兴关键词数量较少，包括养老护理员、农村养老、养老产业等。而近年来，新兴关键词数量显著上升，涵盖了协同治理、公建民营、数据包络分析等研究内容与方法。

19.3.5 关键词突现分析

突现词是指出现频次在短时间内突然增加或者使用频次明显增多的关键性术语。CiteSpace 可视化软件能够从文献的题目、关键词、摘要等信息中提取候选专业术语，通过跟踪分析它们在一段时间内出现频次的突然增加或者使用频次明显增多，识别出代表研究前沿的若干关键词。通过对关键词突现进行分析可以探究在养老机构领域的发展趋势及前沿热点。因此，本文利用 CiteSpace 可视化软件在关键词共现网络基础上点击 burstness，进行关键词突现知识图谱绘制，如图 19-5 所示。

图 19-5 显示了养老机构研究领域从 2004 年以来 25 个最具有引用激增性的关键词。从突现强度上看，强度最高的关键词为医养结合，强度高达 13.3778。医养结合是落实增强老年人健康与养老质量的实际步骤。因而需加强政策支持、增加资金投入、提高服务提供者的专业素质、优化服务流程，以及加强机构的管理和运营来提高医养结合模式的服务利用效能[12]。其他强度较高的关键词有民办养老机构、养老、社区养老、养老服务业等，强度均高于 7。从持续时间上看，突现词对策的持续时间

关键词	年份	强度	开始年	终结年	2004—2024
对策	2004	4.0441	2004	2012	
养老模式	2004	3.7124	2007	2014	
老龄产业	2004	3.9932	2008	2015	
政府	2004	5.5159	2010	2012	
养老保障	2004	4.191	2010	2015	
民办养老机构	2004	7.6613	2011	2014	
养老	2004	7.3444	2011	2016	
居家养老	2004	6.5645	2011	2017	
养老服务体系	2004	4.5286	2011	2014	
社区居家养老	2004	3.8017	2011	2012	
社区养老	2004	8.0429	2012	2016	
护理人员	2004	3.9949	2012	2014	
农村	2004	4.7116	2014	2015	
失能老人	2004	3.8973	2014	2015	
养老服务业	2004	7.0917	2015	2017	
供给侧改革	2004	6.3485	2016	2017	
养老意愿	2004	6.157	2017	2018	
医养结合	2004	13.3778	2018	2019	
衰弱	2004	5.0506	2019	2022	
质性研究	2004	6.9243	2020	2024	
综述	2004	6.8837	2020	2024	
信度	2004	4.9888	2020	2021	
效度	2004	4.9888	2020	2021	
农村养老	2004	3.9872	2021	2024	
高质量发展	2004	4.3175	2022	2024	

图 19-5 前 25 个关键词突变情况

最长，为 9 年，时间跨度是 2004—2012 年。持续时间排在第二位的突现词共有 2 个，分别为养老模式与老龄产业，持续时间均为 8 年。随着我国老龄化的加速，国家制定了一系列鼓励老龄服务产业发展的政策，财政支持力度逐步加大，老龄服务产业得到初步发展，尤其是老龄化程度较为严重的城市，老龄服务产业发展迅猛[13]。其余突现词持续时间较长的还包括养老保障、居家养老、养老等。从研究趋势上看，质性研究、综述、农村养老、高质量发展从近年来开始出现，属于养老机构领域当前的研究热点内容。

19.4 研究结论

本文以 CiteSpace 可视化软件为基础，从科学计量的角度对养老机构研究文献进行数据整理及可视化分析，梳理了中国知网数据库 2000—2024 年间该领域研究的前沿热点与演进历程，包括年度发文量统计、作者合作网络、研究主题热点、关键词时间分布、关键词突现等，以期为养老机构研究提供有益的借鉴和参考，主要研究结论如下：

（1）养老机构研究关注度逐渐上升。从年度发文量上看，对于养老机构的研究进入21世纪以来呈现先上升后下降的趋势，2000—2007年间，发文趋势稳定但发文量较少。2008—2018年间，发文量呈现快速上升的趋势。2019—2024年间，发文量开始下降。从作者合作网络上看，该领域的核心作者数量较多，作者间合作非常紧密。共出现了15个研究合作团队，其中以作者唐启群为中心的合作团队规模最大，该研究团队包含12位研究作者。发文量较为靠前的作者有谢红、唐启群、徐桂华、喻秀丽、张会君等。

（2）在养老机构领域研究热点中，主要关注养老机构、养老模式、养老服务、养老护理员等内容，在研究热点出现频次中，养老机构、老年人、医养结合、养老服务、人口老龄化等关键词出现频次超过180次。在关键词聚类中，养老机构热点关键词共生成了9个聚类，分别为#0 效度、#1 长期照护、#2 养老产业、#3 护理、#4 农村养老、#5 服务质量、#6 社会支持、#7 服务体系、#8 医养结合，而关键词主要集中出现在2001—2011年及2022—2024年，其余年份关键词出现数量较少。从突现词上看，2004—2024年间共出现25个最具有引用激增性的突现词，医养结合、民办养老机构、养老、社区养老的突现强度较高，对策、养老模式、老龄产业、养老保障的持续时间比较靠前，在4年以上。而突现词质性研究、综述、农村养老、高质量发展仍属于近期养老机构领域的研究热点内容。

参考文献

[1] 高慧，周海旺. 上海机构养老服务发展问题研究 [J]. 上海城市管理，2023，32（6）：18-24.

[2] 蒲晓红，何思长. 我国养老机构精神赡养的困境及其优解 [J]. 安徽师范大学学报（社会科学版），2024，52（2）：92-99.

[3] 康蕊. 医养结合对养老机构经营状况的影响 [J]. 北京社会科学，2023（11）：116-128.

[4] 胡惠菊，韩静，唐启群，等. 养老机构老年人焦虑与健康相关生命质量的关系 [J]. 医学与社会，2022，35（7）：130-134，144.

[5] 王燕君，桂前，张沁，等. 养老机构老年人能力状况及影响因素研究 [J]. 中国全科医学，2019，22（4）：468-472.

[6] 张虹，沈军，喻秀丽，等. 基于自立支援照护理念的养老机构轻度失能老人饮水干预研究 [J]. 护理学杂志，2020，35（3）：1-4.

［7］朱明明，谢红. 养老机构院长工作投入水平现况［J］. 中国公共卫生，2019，35（12）：1702-1705.

［8］秦琼，孟爽，唐启群. 养老机构老年人自我感知老化及影响因素［J］. 中国老年学杂志，2022，42（3）：722-725.

［9］曾毅，冯秋石，王正联. 我国居家养老与机构养老的协同持续发展研究［J］. 人口与经济，2024（5）：23-35.

［10］陈友华. 我国养老服务的定位、问题与思考［J］. 社会科学辑刊，2024（06）：136-148，235，241.

［11］王婷，贾建国. 我国养老及社区养老现状分析［J］. 中国全科医学，2017，20（30）：3707-3710.

［12］丁上真，李含伟. 中国机构养老医养结合模式服务利用效能影响因素研究［J/OL］. 中国医学伦理学，1-18［2024-10-16］.

［13］杨立雄. 中国老龄服务产业发展研究［J］. 新疆师范大学学报（哲学社会科学版），2017，38（2）：2，69-76.

第 20 章 互助养老

20.1 引言

随着医疗技术的进步和生活水平的提高，我国老年人口数量不断增加，老龄化趋势日益明显。相关数据显示，我国从 2000 年正式进入老龄化社会，60 岁及以上老年人口占总人口的比重持续上升。截至 2023 年末，我国 60 周岁及以上老年人口达 2.97 亿人，占总人口的 21.1%，其中，65 周岁及以上老年人口为 2.17 亿人，占总人口的 15.4%。不可否认，我国正经历一场前所未有的老龄化浪潮，人口老龄化问题日益严峻，使得老年人口的养老成为亟待解决的重要问题。而互助养老作为一种新型养老模式，以其独特的优势成为积极应对人口老龄化和解决我国养老难题的可行方案。互助养老是一种基于交换和互惠、以互助服务为核心的养老模式，可以破解老人在无人监护下突发意外的困境，同时对于缓解老人的孤独感、提升老人的生活幸福感有积极的意义[1]。

互助养老在国内研究起步较晚，但近年来相关研究逐渐增多。从最初的社区互助养老、时间银行[2]等概念的引入到如今的互助养老模式构建[3]、运行机制探索等，国内学者在互助养老领域取得了丰硕的研究成果。基于此，本文借助 CiteSpace 可视化软件，挖掘相关研究成果的年限分布、作者合作网络、关键词共现网络、关键词聚类时间线、关键词突现等信息，以期直观呈现互助养老的研究现状及其热点议题，尝试为互助养老的相关研究提供可堪参考的意见和建议，同时也为政府制定相关政策、推动互助养老模式的创新与发展提供科学依据与决策支持。

20.2 数据来源

为保证文献样本的代表性，本文以中国知网数据库为检索平台，检索方式选择高级检索，检索条件设定为：主题"互助养老"，期刊类型选择全部期刊，文献分类目录为全选，不设置检索时间范围，进行中英文扩展检索，在剔除与研究主题不相关的检索文献后共获得 1698 篇文献，检索日期为 2024 年 12 月 8 日。将有效数据以纯文本格式导出，形成本文所需样本数据。

20.3 研究结果

20.3.1 年度发文量分析

梳理年度发文的数量能够帮助研究者掌握在该研究领域的研究现状和发展趋势，一般来说，发文数量与研究领域的知识积累程度和发展成熟度成正比。如果某一时间段内的发文量突然增加，可能意味着该研究领域取得了新的研究突破或热点问题吸引了更多研究者。本文对来自中国知网数据库的互助养老领域研究发文数量进行统计（见图20-1）。

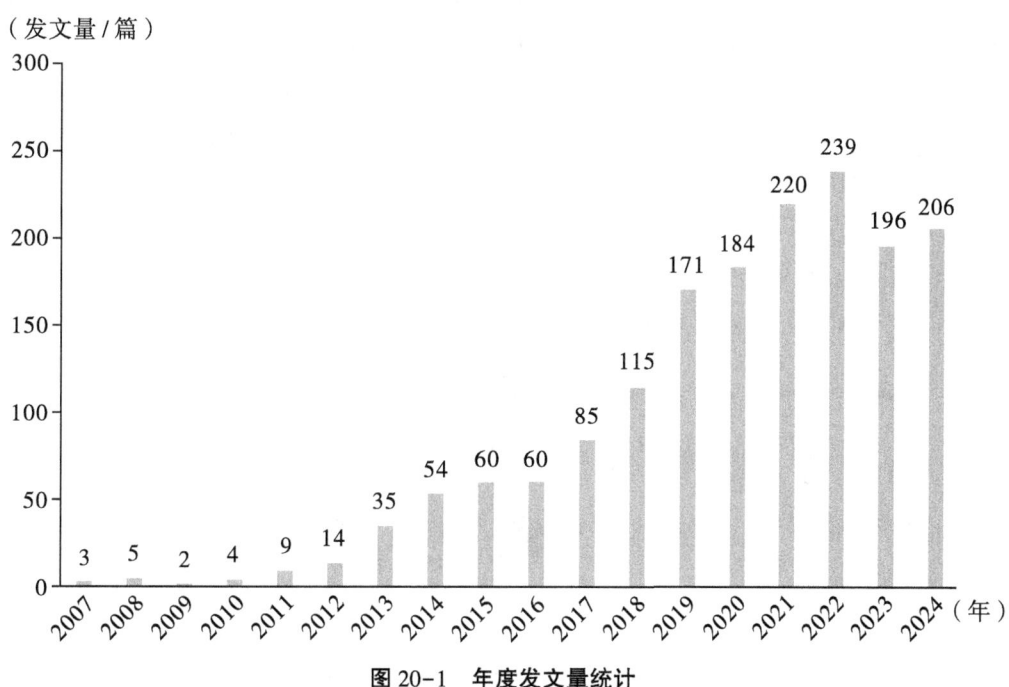

图 20-1 年度发文量统计

互助养老研究的年度发文量呈现显著上升的趋势，具体分为三个阶段：

阶段一：2007—2011 年，这一阶段为互助养老研究的萌芽期，年发文数量较少，均在 10 篇以下。出现这一现象的主要原因在于互助养老作为一种新兴的养老模式，在这一时期尚未得到普遍认可和接受，人们对互助养老的概念、特点和优势也缺乏深入了解，在一定程度上阻碍了相关研究的开展。此阶段研究内容包括国内外机构的养老模式[4] 以及适应性设计在合租互助养老住宅中的运用等[5]。

阶段二：2012—2017 年，这一阶段属于互助养老研究的稳步发展期，发文量稳步上升。在这一时期我国政府明确了互助养老在养老服务体系中的地位和作用，并出台了一系列政策措施来推动互助养老发展。同时，随着互助养老模式在各地的实践探索，一些成功案例和经验逐渐涌现，也促进了相关研究成果的产出。研究内容有我国互助养老的典型模式[6]、农村互助养老的成效与价值[7]等。

阶段三：2018—2024年，这一阶段为该领域的爆发期，发文量快速上涨，由2018年的115篇上涨至2022年的239篇。随着人口老龄化进程的日益加快与互助养老模式认可度的不断增加，互助养老研究逐渐深入，研究数量与质量进一步提升。

20.3.2 研究作者分析

作者身份是文献发表的最小单位。作者合作网络知识图谱可以揭示不同作者之间的合作模式和关系。这有助于理解研究领域内的团队合作和协作机制，以及评估团队在研究领域内的影响力和地位。因此，本研究通过在 CiteSpace 可视化软件中设置 note types 为 author，时间跨度为 2007—2024 年，时间间隔为 1 年，Top N 值设为 20，以此为基础绘制互助养老研究作者合作网络知识图谱（见图20-2）。在图谱中，节点越大则代表发文量越多，作者间的合作通过作者间连线的粗细和颜色展现出来，连线较粗的表示合作较为紧密。

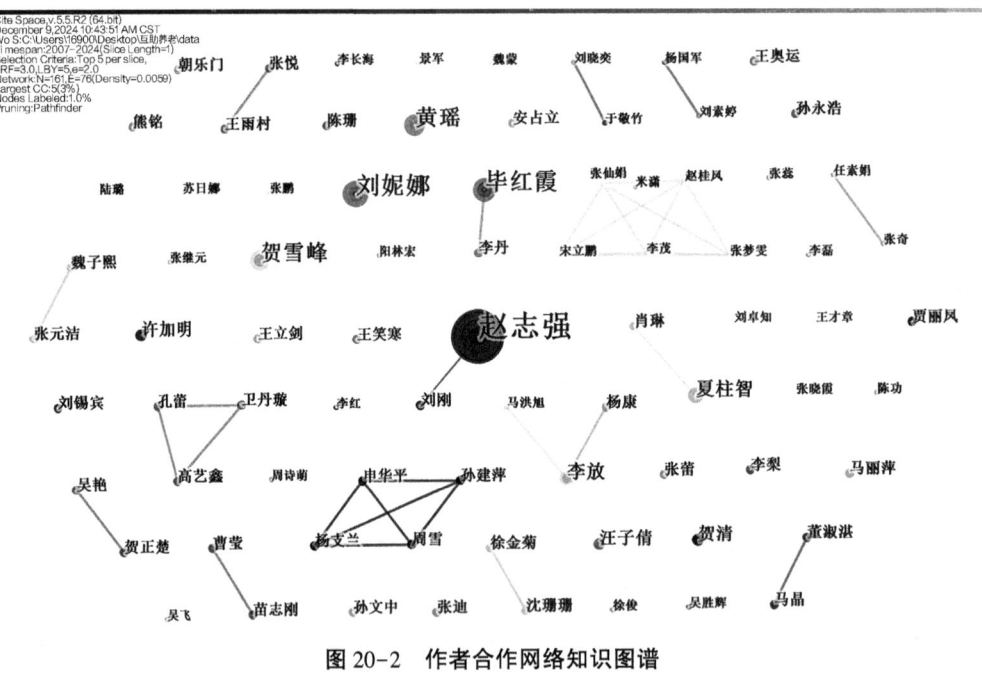

图 20-2　作者合作网络知识图谱

由图 20-2 可知，在互助养老研究中，共有 161 位研究作者在核心期刊上发表 2 篇及以上相关文献，研究作者数量较多。然而，作者间连线仅有 81 条，共出现 16 个小规模研究团队，缺乏核心研究团队。最大的研究团队是作者李茂所在的研究团队，涵盖 5 位研究作者。这一研究团队采用问卷调查与深度访谈法，探究了实习护生参与时间银行互助养老志愿服务的意愿及其影响因素，结果显示，大部分实习护生对参与时间银行互助养老志愿服务表示出较高的意愿,并认为这是一种有意义的社会活动,既能锻炼自己的专业技能,又能为老年人提供帮助。同时,实习护生参与时间银行互助养老志愿服务的意愿受到个人因素、社会因素与制度因素等多种因素影响,这些因素相互作用,共同影响着实习护生的决策[8]。而作者孙建萍所在的研究团队规模位居第二,由4位作者组成。这一研究团队针对国内机构养老模式存在的问题,提出要加大政府投入、完善政策体系、提高服务水平、丰富功能多样性等相关建议。此外,文章也对未来国内机构的养老模式进行了展望,认为随着社会的进步和人口老龄化的加剧,机构养老将逐渐成为一种重要的养老方式,并朝着多元化、专业化、人性化的方向发展[4]。其余的研究团队均由2~3位研究作者组成。

观察图20-2能够清楚看出,作者赵志强的节点最大,发文数量最多,共计18篇。作为来自石家庄学院的研究学者,其深入分析了农村互助养老模式在当前压力型体制下所面临的发展困境,并提出了相应的策略。在压力型体制下,政府是农村互助养老推广和发展的主导者。然而,由于地方行政中已经形成了一种"选择性政策执行"的现象,农村互助养老工程的推进往往受到阻碍。此外,农村互助养老工程的考核往往采用数字式年度考核的方式,这导致了一些乡村为了完成任务指标而采取敷衍性应对的策略。因而,既要推动农村互助养老发展,改变压力型体制,构建服务型政府,也要改变数字式年度考核的方式,注重老年人的实际需求和满意度[9]。来自华北电力大学的作者刘妮娜以9篇的发文数量排在第二位,其明确了我国互助型社会养老的定位。互助型社会养老与市场型社会养老共同构成社会养老的实现方式。互助型社会养老是非营利性的,主要利用互助服务保障和志愿服务,组织形式包括互助小组、志愿队伍、互助组织等[10]。此外,作者发文量在7篇以上的作者还包括毕红霞、黄瑶以及贺雪峰等。

20.3.3 关键词热点分析

关键词能够反映文献核心内容的信息。随着时间的推移,关键词共现网络知识图谱能够反映互助养老领域的热点话题。而共词分析的主要途径之一便是提取引文的关键词、摘要等相关信息,统计形成直观的知识图谱。因而,在CiteSpace可视化软件中,选取节点类型"keywords",年份切片(year per slice)为1年,连接强度选择"cosine",选择标准(selection criteria)设置为Top N为20运行得到关键词共现网络知识图谱(见图20-3)与关键词频次统计表(见表20-1)。

结合图20-3与表20-1,互助养老研究主要关注如下几方面内容:

(1) 时间银行。我国是世界上老年人最多的国家,时间银行作为一种新型互助养老模式,一方面可以嵌入到社区,低成本地解决养老问题[11],另一方面能够提高养老服务资源整合效率,实现更高水平的民主参与,提升社会治理效能[12]。

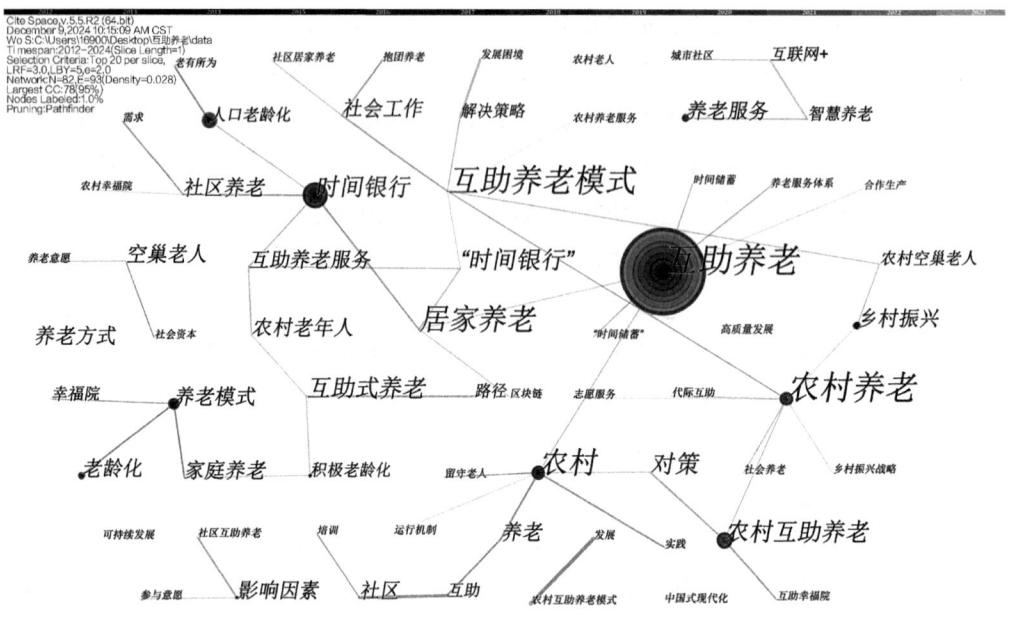

图 20-3 关键词共现网络知识图谱

表 20-1 关键词频次统计表

序号	关键词	频次	中心性	序号	关键词	频次	中心性
1	互助养老	521	0.47	16	"时间银行"	28	0.07
2	时间银行	185	0.25	17	老年人	26	0.1
3	人口老龄化	138	0.07	18	对策	24	0.75
4	养老模式	127	0.14	19	空巢老人	23	0.1
5	农村互助养老	126	0.27	20	社区养老	21	0.14
6	农村	115	0.37	21	社区	20	0.12
7	农村养老	106	0.14	22	居家养老	19	0.42
8	老龄化	77	0.15	23	参与意愿	19	0.43
9	养老服务	74	0.07	24	社会资本	19	0.04
10	乡村振兴	73	0.04	25	互助式养老	18	0.24
11	积极老龄化	51	0.14	26	可持续发展	14	0.04
12	影响因素	39	0.63	27	农村老人	13	0
13	养老	34	0.19	28	家庭养老	13	0.16
14	互助养老模式	32	0.33	29	农村养老服务	12	0.46
15	农村老年人	28	0.85	30	优化路径	11	0.07

（2）农村互助养老。与之相关的关键词包括农村养老、农村互助养老、农村老年人、农村空巢老人等。当前，我国农村地区老龄化和村庄空心化日益加剧，传统的

养老方式已不能满足老人多元化的需求,因此,农村互助养老模式成为国家破解老龄化难题的重要方法[13]。该养老模式强调邻里间的互助合作,鼓励老年人在社区内相互扶持,共同应对生活中的困难和挑战。

(3)养老模式。如智慧养老、居家养老、养老模式、机构养老等。智慧养老是指利用互联网、大数据、人工智能等数字技术,搭建智慧养老云服务管理平台,有效整合信息资源,为老年人提供全方位、个性化、高品质的养老服务。而居家养老主要以家庭为核心,以社区为依托,以专业化服务为依靠,为居住在家的老年人提供以解决日常生活困难为主要内容的社会化服务。

(4)老龄化。如积极老龄化、农村老龄化、人口老龄化、健康老龄化等。作为一种新兴养老模式,互助养老融合了机构、家庭和社区养老的优势,既适用我国经济社会发展的实际情况,也是积极应对人口老龄化国家战略的具体举措[14]。

20.3.4 关键词演进分析

关键词聚类时间线知识图谱是在关键词聚类的基础上,将每类关键词依据出现时间的前后由左向右依次展开,每个聚类包含的关键词处于聚类名称的下方。在该图中,节点大小表示该关键词出现的频次,节点所处的年份表示该关键词首次出现的时间,节点间的连线表示不同关键词同时出现在一篇文章中,预示着不同时段间的传承关系。基于此,本文在 CiteSpace 可视化软件中,点击 timeline,生成关键词聚类时间线知识图谱(见图 20-4),进而更加直观地了解互助养老研究主题热点的演进过程。

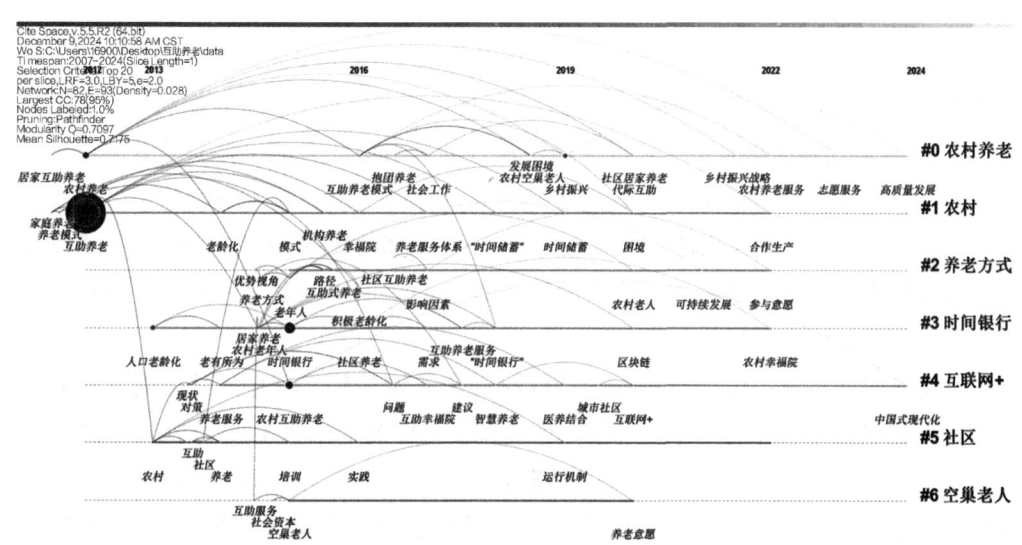

图 20-4 关键词聚类时间线知识图谱

从关键词聚类上看,互助养老研究的关键词共生成了 7 个类别,分别是 #0 农村养老、#1 农村、#2 养老方式、#3 时间银行、#4 互联网+、#5 社区、#6 空巢老人。此外，聚类模块值 Q 的大小与节点的疏密情况相关，由于 $Q=0.7097$，大于 0.7，说明该网络结构聚类效果较好，可以用来进行科学的聚类分析。平均轮廓值 S 的大小能够用来衡量聚类的同质性，鉴于 $S=0.7175$，表明同质性较高，不同聚类划分较好。

从关键词时间分布上看，关键词在 2012 年开始出现，包括居家互助养老、家庭养老、养老模式等，且关键词集中出现于 2014—2020 年。从分聚类上看，在农村养老聚类中，出现较早的关键词有居家互助养老、互助养老模式、抱团养老，之后转向农村养老服务、志愿服务、高质量发展。居家互助养老模式通过人们互帮互助，使得有需求老人可以就近在社区获得养老服务，从而对解决人口老龄化问题发挥积极作用[15]。在养老方式聚类中，关键词由互助式养老、互助养老服务转变为可持续发展与参与意愿等。而在时间银行类别中，研究内容主要由人口老龄化、农村老年人向区块链与农村幸福院转变。随着人口老龄化进程的加快，养老服务成为社会重点关注的话题，"时间银行"互助养老服务能够极大地缓解养老负担[16]。

20.3.5 关键词突现分析

突现词又称激增词，是指出现频次在短时间内突然增加或者使用频次明显增多的关键词，即如果某些关键词在该研究领域的突出程度在短时间内显著上升，这表明在该时间段内关于这一关键词的研究出现了突然增长。因此，本文利用 CiteSpace 可视化软件，在关键词共现网络基础上点击 burstness，绘制出互助养老研究的关键词突现知识图谱（见图 20-5）。

根据图 20-5，在关键词突现知识图谱中共出现了 19 个突现词或激增词。从突现强度上看，突现词的强度差异较大。其中，强度最大的突现词为乡村振兴，强度高达 10.4063。在乡村振兴背景下，积极推进农村互助养老服务有助于提升养老的服务质量和效率[17]。这种服务模式不仅促进了邻里间的情感交流，还充分利用了农村社区的人力资源，有助于老年人能够在熟悉的环境中享受更加贴心和及时的照料。强度排在第二位的突现词是养老模式，突现强度为 6.4847。而居家养老、养老、对策等突现词的突现强度同样较高。

从持续时间上看，19 个突现词的持续时间均相对较短。其中，持续时间最长的突现词是养老模式与养老，持续时长均为 6 年，持续时间跨度分别为 2012—2017 以及 2014—2019 年。持续时长为 5 年的突现词则包括家庭养老与对策，持续时间跨度分别是 2012—2016 以及 2014—2018 年。而突现词农村养老服务、参与意愿、影响因素、乡村振兴的突现始于 2022 年，并持续至今，属于未来互助养老领域的重点研究内容。

关键词	年份	强度	开始年	终结年	2012—2024
养老模式	2012	6.4847	2012	2017	
家庭养老	2012	4.2895	2012	2016	
社区	2012	4.3689	2014	2015	
养老	2012	6.2376	2014	2019	
对策	2012	5.5818	2014	2018	
互助	2012	3.7254	2014	2017	
居家养老	2012	6.3016	2015	2018	
模式	2012	2.7949	2015	2017	
养老方式	2012	2.9449	2015	2018	
互助式养老	2012	3.733	2016	2019	
互助幸福院	2012	3.0891	2017	2020	
问题	2012	3.9768	2017	2018	
困境	2012	3.547	2020	2021	
农村老人	2012	2.986	2020	2021	
区块链	2012	3.547	2020	2021	
农村养老服务	2012	3.7618	2022	2024	
参与意愿	2012	4.9547	2022	2024	
影响因素	2012	4.2289	2022	2024	
乡村振兴	2012	10.4063	2022	2024	

图 20-5　关键词突现知识图谱

20.4　研究结论

本文基于 CiteSpace 可视化软件，通过年度发文量统计、作者合作分析、关键词共现、关键词聚类时间线以及关键词突现等方式，从科学计量学的角度梳理了中国知网数据库中的 2007—2024 年互助养老研究的前沿热点与演进历程，以期为我国未来的互助养老研究提供参考与借鉴，研究发现：

第一，互助养老研究的关注度持续走高。根据年度发文量，国内学者对于互助养老的研究呈现上升的态势，2007—2011 年为互助养老的萌芽期，发文数量较少。2012—2017 年为互助养老的稳步发展期，发文量逐渐上升。2018—2024 年则为互助养老的爆发期，发文量快速上升。根据作者发文量图谱，在互助养老领域中，共有161 位研究作者在该领域发文数超过 2 篇，但作者合作较为松散，仅出现了 16 个小规模研究团队。同时，作者赵志强、刘妮娜、毕红霞、黄瑶、贺雪峰在作者发文数量中排在前五位。

第二，在研究热点中，国内互助养老的研究内容主要围绕时间银行、农村互助养老、养老模式以及老龄化等。在关键词聚类上，该领域的关键词共生成了 7 个聚类，包括#0农村养老、#1农村、#2养老方式、#3时间银行、#4互联网+、#5社区、#6空巢老人，聚类之间连线数量较多，关系较近。在关键词突现词上，2007年以后共出现19个最具有引用激增性的突现词，突现强度较高的突现词有乡村振兴、养老模式与居家养老等，持续时间较长的突现词则包括养老模式、养老、家庭养老等。此外，突现词农村养老服务、参与意愿、影响因素、乡村振兴从2022年开始出现，并持续至今，仍属于近期互助养老领域的研究热点内容。

参考文献

[1] 魏蒙，杜鹏. 中国式现代化背景下互助养老的发展现状、问题与展望 [J]. 山西大学学报（哲学社会科学版），2024，47（5）：112-118.

[2] 李姗姗，邱咏茵，卢青棋，等. 时间银行互助养老问题探讨 [J]. 合作经济与科技，2024（22）：174-175.

[3] 李希玮，郎帅. 农村互助养老模式构建探析——以山东省淄博市Y村幸福院为例 [J]. 北京农业职业学院学报，2022，36（3）：58-63.

[4] 孙建萍，周雪，杨支兰，等. 国内外机构养老模式现状 [J]. 中国老年学杂志，2011，31（7）：1264-1266.

[5] 贺丹，徐雷. 论适应性设计在合租互助养老住宅中的运用 [J]. 大众文艺，2010（8）：152.

[6] 欧旭理，胡文根. 中国互助养老典型模式及创新探讨 [J]. 求索，2017（11）：124-130.

[7] 张健，李放. 农村互助养老的成效及价值探讨——以河北省F县农村互助幸福院为例 [J]. 社会福利（理论版），2017（3）：51-57.

[8] 张仙娟，申继传，宋立鹏，等. 实习护生参与时间银行互助养老志愿服务意愿及影响因素研究 [J]. 大理大学学报，2024，9（8）：90-95.

[9] 赵志强. 农村互助养老模式的发展困境与策略 [J]. 河北大学学报（哲学社会科学版），2015，40（1）：72-75.

[10] 刘妮娜，杜鹏. 中国互助型社会养老的定位及发展方向 [J]. 浙江工商大学学报，2022（3）：140-153.

[11] 张晨阳. 关于"时间银行"互助养老模式的思考 [J]. 中关村，2024（8）：114-115.

[12] 刘宗胜，郭倚潇. 论时间银行互助养老模式的信用风险及纾解 [J]. 长沙理工大学学报（社会科学版），2024，39（6）：89-96.

[13] 曹均学，徐圆晶. 老龄化视域下农村互助养老的困境与路径优化 [J]. 大连干部学刊，2024，40（9）：51-57.

［14］吴焕. 积极老龄化视域下的农村互助养老探析——基于湖南省湘潭市的老龄化现状［J］. 河南农业，2024（21）：73-75.

［15］谢祎，任政亮，黄业敏，等. 区块链视角下"时间银行"对居家互助养老模式的改进——基于广州市的研究综述与展望［J］. 公关世界，2020（16）：40-43.

［16］孙婷婷. 基于区块链技术的"时间银行"互助养老模式研究［J］. 热带农业工程，2024，48（5）：144-147.

［17］冯任杰. 乡村振兴背景下完善我国农村互助养老服务研究［J］. 山西农经，2024（22）：31-33，59.

第 21 章 养老服务

21.1 引言

随着经济的持续发展和人民生活水平的不断提高,老年人口数量急剧增加,我国已经进入人口快速老龄化时期,社会养老服务需求不断扩大[1]。养老服务作为应对老龄化挑战的重要手段,对于保障老年人生活质量、维护社会稳定具有重要意义。我国养老服务在经历了孕育、探索、发展的三个阶段后,已经逐步形成了较为完善的体系框架[2]。但仍面临着诸多挑战与机遇,养老服务供需矛盾依然突出,优质养老服务资源短缺。养老服务人才队伍建设滞后,专业化和职业化水平有待提高。同时,养老服务监管体系尚不完善,存在安全隐患和服务质量问题。这些问题制约了养老服务的进一步发展,需要政府、市场和社会共同努力加以解决。因此,深入剖析养老服务的发展历程、现状和问题对于构建完善的养老服务体系,积极应对人口老龄化具有重要意义。二十一世纪以来,养老服务研究逐渐引起了学者们的广泛关注,研究成果丰富。为了进一步探究国内养老服务的研究脉络,把握该领域的研究动态,本文利用 CiteSpace 可视化软件,通过梳理近二十年中国知网数据库中关于养老服务的核心期刊文章,探索养老服务领域的研究时空分布与研究热点演进趋势,以期为未来养老服务研究提供参考与借鉴。

21.2 数据来源

本文数据主要来源于中国知网数据库,为提高文献分析质量及数据的准确性和科学性,以中国知网数据库学术期刊中的北大核心期刊与 CSSCI 来源期刊作为主要来源,并以"养老服务"作为篇名进行检索,检索时间跨度为默认,检索日期为 2024 年 10 月 20 日。通过在所有文献中进行筛选,将其中会议通知、广告、图书出版信息等与检索主题无关的文献进行去重,最终得到有效数据 1730 篇。

21.3 研究结果

21.3.1 年度发文量分析

学术文献发文量能够反映出在一定阶段内某一研究领域的研究概况,发展趋势等,可以在一定程度代表该领域学术研究的发展水平,同时也可以展现出社会发展与该领域之间的互动关系。本文通过 Excel 软件处理导出的 2005—2024 年关于养老服务研究的相关文献，对在中国知网数据库中的北大核心期刊与 CSSCI 来源期刊选取的 1714 条文献进行整理，生成养老服务研究发文量变化趋势图（见图 21-1）。

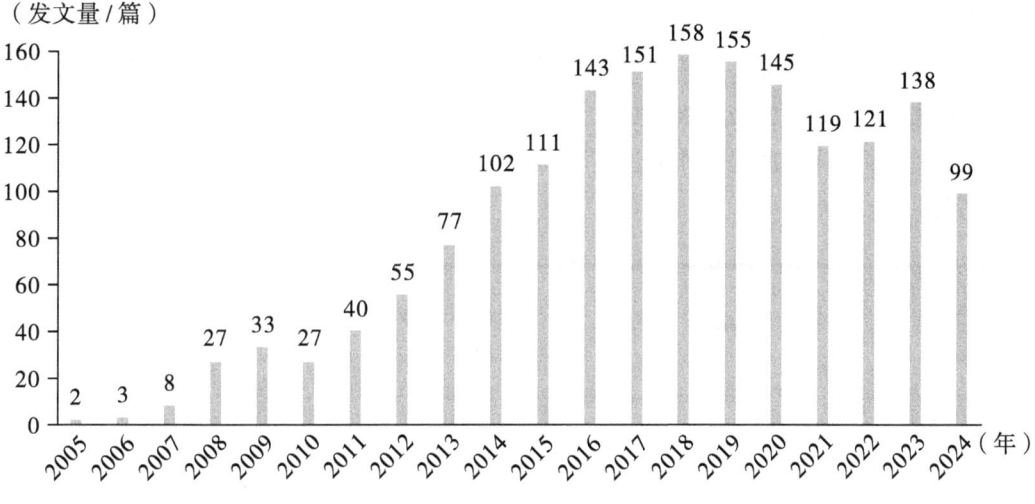

图 21-1　年度发文量统计

由图 21-1 可知，总体而言，对于养老服务这一研究领域的发文量整体呈现上升的趋势，由 2005 年的 2 篇上升到 2018 年的 158 篇。值得注意的是，2024 年的检索时间并非整数年，因而发文量较少。根据图 21-1 呈现的不同年份发文量及其走势，可将 2005—2024 年国内养老服务研究划分为三个阶段：

阶段一：2005—2007 年。在 2007 年以前，养老服务研究数量较少，年发文量均在 10 篇以下。这一时期，我国人口老龄化程度相对较低，养老服务需求尚未引起广泛关注。同时，养老服务作为一个独立的研究领域，理论体系和研究方法尚不完善，导致研究数量较少。研究内容主要包括我国城市社区居家养老服务存在的问题与解决对策[3] 以及如何降低养老服务机构成本[4] 等。

阶段二：2008—2018 年。这一阶段养老服务研究数量快速上升，年发文量由几十篇上升到百篇以上。在此时期，我国人口老龄化进程加快，养老服务需求日益增长。此外，政府加大了对养老服务的政策支持力度，推动了养老服务业的快速发展。研究内容有如何构建智慧社区养老服务体系[5]、我国社会养老服务面临的主要形势[6] 等。

阶段三：2019—2024 年。这一时期养老服务研究数量波动上升，但上升幅度较小。随着学术研究的逐渐深入，养老服务领域的理论体系和研究方法不断完善，吸引了更多学者投身养老服务研究。

21.3.2 研究作者分析

作者合作网络能够更好地看出近年来在养老服务领域研究具备影响力的核心作者，同时也能够清楚地反映存在哪些作者合作团队及他们的合作关系程度。因此，本文运用CiteSpace可视化软件，设置图谱种类为author，Top N值设为5，其余值默认，生成国内养老服务研究文献的作者合作网络知识图谱，以此查看作者在合作网络中的重要性指标及相关的网络属性，见图21-2。在作者合作网络知识图谱中的节点越大则发文量越多，作者间的合作通过作者间连线的粗细展现出来，连线较粗的代表合作较为紧密。

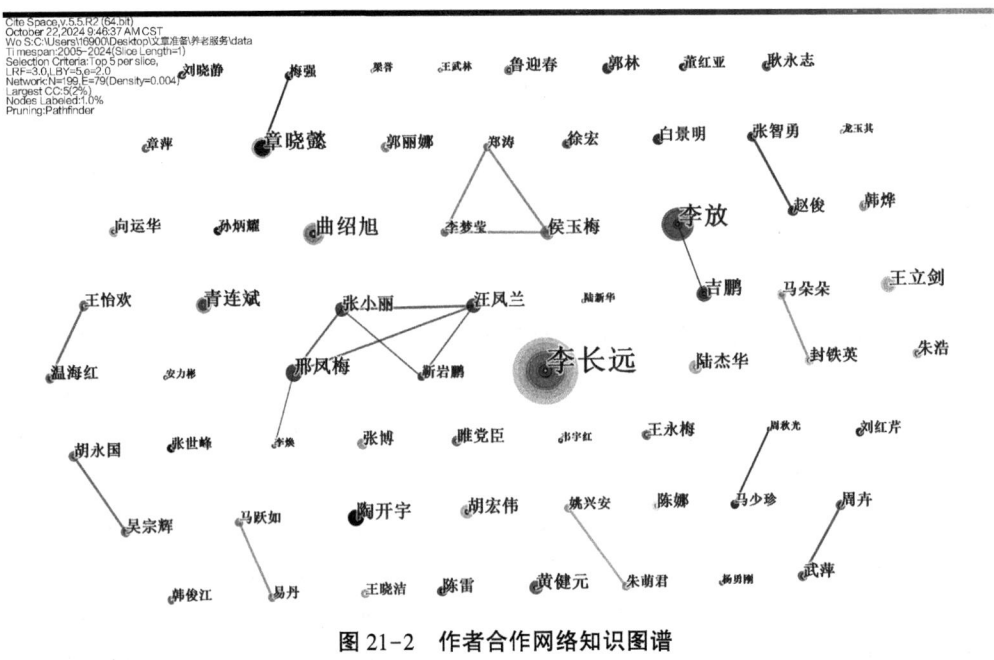

图21-2 作者合作网络知识图谱

根据图21-2，在中国知网数据库学术期刊中对于养老服务的研究发文量在2篇及以上的作者共有199位，但作者间的连线仅有19条，说明作者间合作较少，联系不够紧密。在作者合作网络中，出现了12个研究合作团队，且研究团队的规模较小。其中以作者邢凤梅、张小丽等构成的研究团队范围最大，包含5位研究作者，该研究团队主要的研究内容为老年人居家养老服务需求影响因素。他们通过分析发现，影响居家不出老年人居家养老服务需求的因素是多方面的，其中，个人因素包括年龄、性别与健康状况，家庭因素包括家庭结构与家庭经济状况，社会因素包括社区服务设施与社区服务网络。为了满足居家不出老年人的养老服务需求，需要政府、社区、家庭和社会共同努力，加强政策制定和实施力度，完善社区养老服务设施，提高服务质量，同时加强家庭和社会的支持作用[7]。侯玉梅所在的研究团队包含3位研究作者。

该研究团队结合传统养老观念，推行居家养老模式来解决老龄化问题。在设计了医养结合型居家养老服务平台的合作模式与服务模式背景下，构建了平台的层次结构、参与角色、服务流程、后台数据库及智能化功能。医养结合型智慧居家养老服务平台能够合理分配有限的医疗养老资源，将资源的使用效率发挥至最大化，使医疗养老资源与居家长者之间达到供需平衡，为居家长者提供高质量的居家养老服务[8]。其余研究团队范围较小，均由两位作者组成，相互形成了合作关系。

从作者发文量看，发文量较为靠前的作者包括李长远、李放、曲绍旭、章晓懿、青连斌等，发文量均在6篇及以上。其中，来自甘肃政法大学的作者李长远在合作网络知识图谱中的节点最大，发文量最多，具体数量为24篇，在所有作者中领先较为明显。其指出，"互联网+"在社区居家养老服务中的应用是适应老龄化社会需求的必然趋势。随着信息技术的快速发展，将互联网技术应用于养老服务中，可以创造智能养老产业新业态，提高养老服务的质量和效率，满足老年人多样化的养老需求[9]。来自南京农业大学的作者李放的发文数量为12篇，排在所有作者的第二位。其从新质生产力的视角出发，分析了区块链技术在城市养老服务供给结构优化中的潜力。他认为区块链技术可以实现医疗机构、监护家属、养老机构等多个节点之间的数据共享，打破信息孤岛，提高医疗服务的效率和准确性。区块链技术通过身份认证、数据加密等方式，实现对老年人隐私的严密保护，增强老年人的信任感和安全感。此外，基于区块链技术的可追溯性、难以篡改性等特点，金融机构可以对老年人的日常行为习惯、消费记录、资产状况等数据进行精准分析，提供个性化、便利化的金融服务[10]。

21.3.3 研究热点分析

国内养老服务领域研究主题热点可以通过高频关键词反映出来。共词分析的主要途径之一便是提取引文的关键词、摘要等相关信息，统计形成直观的知识图谱。利用CiteSpace可视化软件，设置选择标准中TOP N的值为15，最低频次为3，以关键词共现网络的方法为主绘制出国内养老服务研究关键词共现网络知识图谱（见图21-3）与关键词频次统计表（见表21-1）。

从图21-3和表21-1可以看到，国内养老服务的研究热点主要集中于以下几个领域：

（1）主要检索词养老服务的关键词节点最大，频次最高，为466次，构成了网络核心节点，为其他关键词连接的枢纽。养老服务的内容相当广泛，涵盖了老年人的日常生活照料、医疗保健、精神慰藉等多个方面。养老服务在老年人的生活中扮演着至关重要的角色。其不仅能够满足老年人的基本生活需求，提高他们的生活质量，还能够减轻家庭的负担，促进社会的和谐稳定以及推动养老产业的发展。

（2）关于居家养老的关键词有居家养老服务、居家养老、居家养老服务需求、智慧居家养老等。居家养老服务是社会养老服务体系的核心和基础[11]，其重要性不

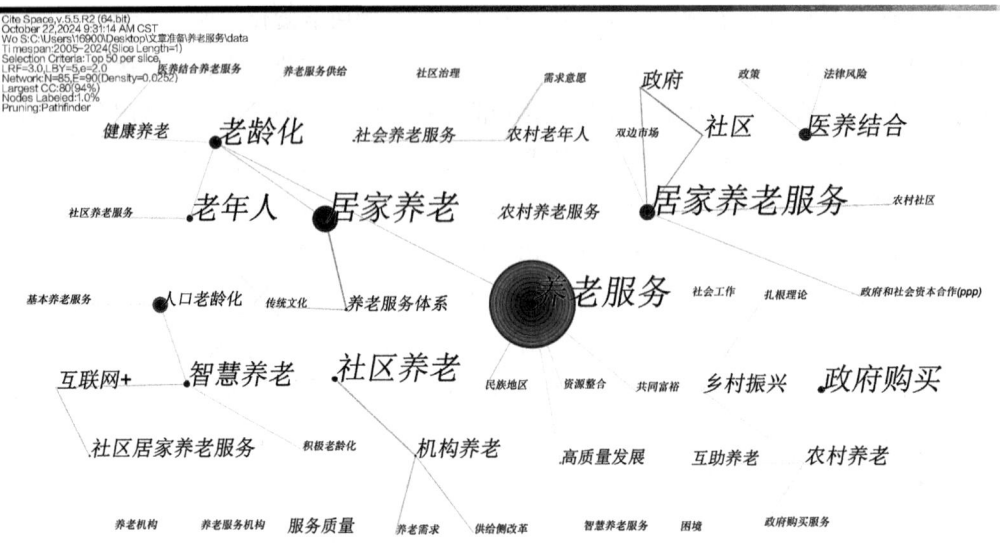

图 21-3　关键词共现网络知识图谱

表 21-1　关键词频次统计表

序号	关键词	频次	中心性	序号	关键词	频次	中心性
1	养老服务	466	0.38	16	社会养老服务	33	0.09
2	居家养老	148	0.97	17	社会组织	31	0.5
3	居家养老服务	120	0.45	18	影响因素	28	0.17
4	人口老龄化	116	0.04	19	社区养老服务	26	0
5	医养结合	87	0.09	20	需求	23	0.09
6	老龄化	74	0.68	21	高质量发展	23	0.04
7	养老服务体系	59	0.04	22	农村	19	0.15
8	老年人	57	0.45	23	社区	14	0.09
9	社区养老	51	0.54	24	养老模式	12	0.29
10	智慧养老	45	0.44	25	社会养老	12	0
11	政府购买	43	0.68	26	"互联网+"	12	0.04
12	社区居家养老	40	0.16	27	养老服务供给	11	0
13	社区居家养老服务	37	0.05	28	养老需求	10	0
14	机构养老	36	0.09	29	公共服务	10	0.38
15	农村养老服务	34	0.04	30	互联网+	10	0.05

言而喻。它能够提升老年人的生活质量，缓解养老机构的压力，促进家庭和社会的互动与融合。因此，我们应该继续加大对居家养老服务的投入和支持，不断完善服务内容和方式，为老年人提供更加优质、便捷的养老服务。

(3) 关于社区养老的关键词有社区居家养老、社区养老、社区居家养老服务、社区养老服务等。社区作为平台和纽带，可以将家庭和机构有机地衔接起来，将居家养老和机构照料都转变成社会化养老服务。其特点是以居家为基础、以社区为依托、以上门服务和社区日托为主要形式[12]。

(4) 关于智慧养老的关键词，有智慧养老服务、智慧居家养老、智慧养老、互联网+等。智慧养老是基于信息技术的养老服务模式，通过运用现代科技手段，如物联网、大数据、人工智能等，提高老年人生活质量，满足老年人个性化需求，解决社会养老问题。智慧养老打破了传统养老的时空桎梏和服务壁垒，实现了双向互动的养老服务方式，创建了"系统+服务+终端"的养老服务模式。

21.3.4 关键词聚类分析

CiteSpace可视化软件能够进行聚类分析，将众多热点关键词归类为不同模块，每一模块均由表意相同的关键词构成，将各个模块赋予标签显示出其关键词。通过在关键词共现网络的基础上点击cluster，最终生成养老服务关键词聚类知识图谱，见图21-4。

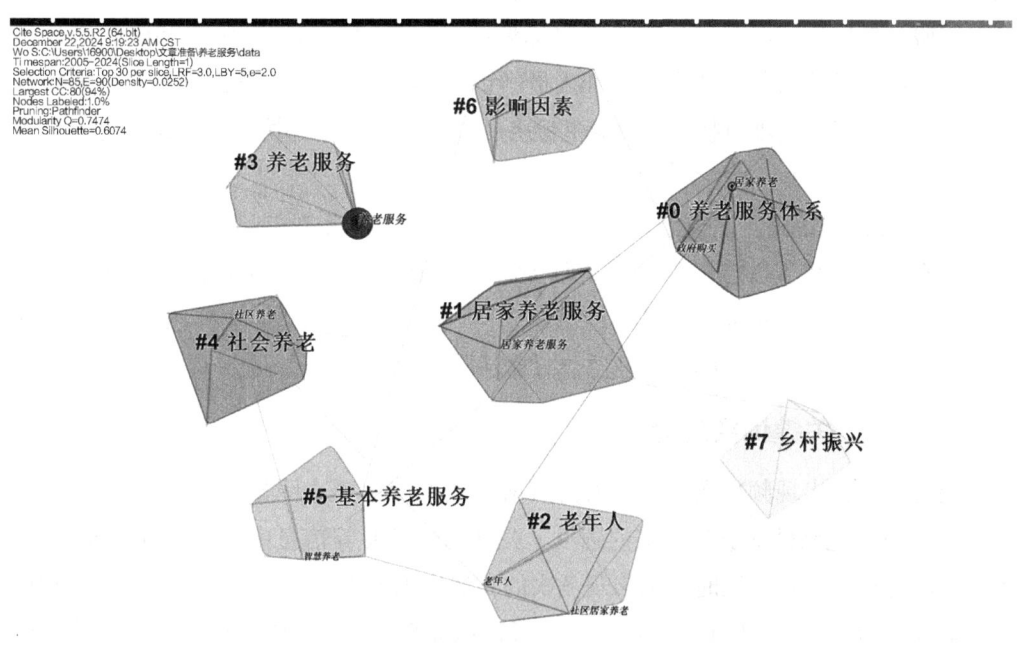

图21-4 关键词聚类知识图谱

在图21-4中，共出现了85个节点及90条连线，而聚类的拟合情况需要参考模块值Q与平均轮廓值S。其中，模块值Q的大小与节点的疏密情况相关，Q值越大聚类效果越好，可以用来进行科学的聚类分析，由于$Q=0.7474$，说明该网络结构聚类效果较好。平均轮廓值S的大小可以用来衡量聚类的同质性，S值越大说明网络的同质性越高，表示该聚类是具有高可信度的，由于 $S=0.6074$，表明同质性较高，不同聚类划分较好。通过对样本文献关键词进行聚类分析，共出现了8个模块，即8个研究方向，分别为#0 养老服务体系、#1 居家养老服务、#2 老年人、#3 养老服务、#4 社会养老、#5 基本养老服务、#6 影响因素、#7 乡村振兴。8个模块之间呈线性排布，联系较为紧密。故本文仅对一些主要模块进行分析：

(1) #0 养老服务体系：包含传统文化、满意度、养老模式等13个关键词，聚类出现时间为2014年。日益加剧的老龄化趋势，要求加快建设社会养老服务体系[13]。要进一步完善养老服务网络、发展社区为老服务、提升居家照护能力。同时也要发展普惠型机构养老服务、推动医养服务向居家延伸、增强医养服务供给、推广智慧养老应用服务，以构建更加完善、高效、便捷的社会养老服务体系。

(2) #1 居家养老服务：主要包含乡村居家养老服务、医养结合、农村社区、市场等12个关键词，聚类出现的时间为2016年。当前乡村居家养老服务面临多主体参与的问题。根据供给主体的不同，乡村社区居家养老服务项目被分为三类："互联网+"公司主导的社区居家助老项目、医疗养护机构主导的家庭养老床位项目和社区治理面向的老年社工项目。然而，这些服务供给主体在实践中面临着多种困境，如营利组织服务低质化、混合型组织服务目标偏离、非营利组织行政吸附和服务碎片化等，最终可能导致服务"疏离化"和人员"内卷化"。因此，在全面推进乡村振兴背景下，政府购买养老项目扶持乡村公共服务，能够深化多主体协作，构建乡村养老联合体[14]。

(3) #6 影响因素：主要包含社会养老服务、养老服务需求、需求意愿等7个关键词。有研究探究了高龄老年人养老服务需求的影响因素，其中诱因性因素包括年龄、居住地、受教育年限等。赋能性因素包括居住方式、房屋产权、生活富裕程度等。需要因素包括自评健康、孤独感、日常活动能力等[15]。

21.3.5 关键词突现分析

突现词是指出现频次在短时间内突然增加或者使用频次明显增多的关键性术语。CiteSpace可视化软件能够从文献的题目、关键词、摘要等信息中提取候选专业术语，通过跟踪分析它们在一段时间内出现频次的突然增加或者使用频次明显增多，识别出代表研究前沿的若干关键词。因此，本书利用CiteSpace可视化软件在关键词共现网络基础上点击burstness，进行关键词突现知识图谱绘制，参见图21-5。

由图21-5可知，在养老服务研究领域共出现了22个最具引用激增性的突现词，其中知识图谱的时间段上的暗部为突现词的出现时间与结束时间，从突现强度上看，强度最高的突现词为居家养老，强度高达14.4749，在所有突现词中遥遥领先。其他突现强度较高的关键词有高质量发展、社会养老、居家养老服务、农村养老服务、智

关键词	年份	强度	开始年	终结年	2005—2024
养老服务	2005	3.6018	2005	2009	
居家养老	2005	14.4749	2010	2015	
养老服务体系	2005	3.9851	2010	2014	
居家养老服务	2005	6.8695	2010	2013	
社区	2005	4.6722	2011	2015	
老龄化	2005	4.3389	2011	2012	
社会养老	2005	7.1906	2013	2014	
社会养老服务	2005	3.9182	2014	2016	
政府购买	2005	4.1295	2015	2017	
互联网+	2005	4.0073	2016	2018	
养老服务模式	2005	4.49	2017	2018	
"互联网+"	2005	4.8096	2017	2019	
医养结合	2005	4.0591	2018	2020	
社区居家养老服务	2005	3.4043	2019	2024	
需求	2005	3.3889	2019	2022	
影响因素	2005	4.9474	2019	2024	
养老模式	2005	3.4014	2020	2022	
农村养老服务	2005	5.8466	2021	2024	
高质量发展	2005	9.4041	2021	2024	
智慧养老	2005	5.0735	2021	2024	
政府购买服务	2005	3.1631	2022	2024	
共同富裕	2005	4.291	2022	2024	

图 21-5 前 22 个关键词突变情况

慧养老等，突现强度均高于 5，养老服务高质量发展已经成为一个重要政策目标。养老服务高质量发展是以满足老年人的美好生活需要为根本宗旨，确保全体老年人能够享有基本养老服务[16]。从持续时间上看，各个突现词的持续时间较短，其中持续时间最长的突现词共有 3 个，分别为社区居家养老服务、居家养老与影响因素，持续时间为 6 年。而持续时间为 5 年的突现词包括养老服务、养老服务体系、社区。而社区居家养老服务、影响因素、农村养老服务、高质量发展、智慧养老、政府购买服务、共同富裕从 2019 年以后开始出现并持续至今，仍属于最近养老服务研究领域的重点研究内容。

21.4 研究结论

本文利用 CiteSpace 可视化软件对养老服务研究进行文献计量分析。与文献综述方法相比，本文清晰、全面地展示了平台研究的结构与演变，有助于对养老服务感兴趣的学者深入了解该领域的发展历程。同时，基于文献计量分析的预测也可以为未来的研究提供思路。本文主要的研究结论如下：

（1）对于养老服务的研究热度逐渐上升，关注度越来越高。从发文数量上看，养老服务领域发文量整体呈现上升的趋势，其中，2005—2007年处于起步阶段，发文量较少。2008—2018年，发文数量显著上升。2019—2024年，发文量波动上升。从合作作者上看，核心作者数量较多，但作者合作网络较为分散，基本上以小团体为主，最具代表性的研究团体为以邢凤梅、张小丽为中心的研究团体。

（2）在研究热点上，养老服务的研究热点主要是养老服务、居家养老、社区养老、智慧养老等，关键词养老服务、居家养老、居家养老服务、人口老龄化、医养结合等出现频次较高。从关键词聚类上看，国内养老服务研究中涵盖了8个模块，包括#0 养老服务体系、#1 居家养老服务、#2 老年人、#3 养老服务、#4 社会养老、#5 基本养老服务、#6 影响因素、#7 乡村振兴，这些模块联系比较紧密，集中出现在时间段的中间部分。从关键词突现上看，居家养老、高质量发展、社会养老、居家养老服务等突现强度较高，社区居家养老服务、居家养老与影响因素、养老服务体系等研究热度较高。同时，农村养老服务、高质量发展、智慧养老、政府购买服务等有潜力成为养老服务领域的新兴研究热点。

参考文献

[1] 辜胜阻，吴华君，曹冬梅. 构建科学合理养老服务体系的战略思考与建议 [J]. 人口研究，2017，41（1）：3-14.

[2] 边恕，黎蔺娴. 积极老龄化视角下的我国多维养老服务体系研究 [J]. 辽宁大学学报（哲学社会科学版），2019，47（2）：83-91.

[3] 孙泽宇. 关于我国城市社区居家养老服务问题与对策的思考 [J]. 中国劳动关系学院学报，2007（1）：98-101.

[4] 陶开宇. 论降低养老服务机构成本的主要思路 [J]. 商场现代化，2005（9）：184-185.

[5] 陈莉，卢芹，乔菁菁. 智慧社区养老服务体系构建研究 [J]. 人口学刊，2016，38（3）：67-73.

[6] 刘晓梅. 我国社会养老服务面临的形势及路径选择 [J]. 人口研究，2012，36（5）：104-112.

[7] 邢凤梅，王素冬，王利伟，等. 居家不出老年人居家养老服务需求影响因素分析 [J]. 中国公共卫生，2014，30（5）：641-644.

[8] 侯玉梅，傅勘，高秋烨，等. 医养结合型智慧居家养老服务平台设计 [J]. 包装工程，2020，41（6）：94-103.

[9] 李长远. "互联网+"在社区居家养老服务中应用的问题及对策 [J]. 北京

邮电大学学报（社会科学版），2016，18（5）：67-73.

[10] 马洪旭，李放. 区块链赋能城市养老服务供给结构优化的场景与路径——基于新质生产力视角的分析 [J]. 城市问题，2024（8）：94-103.

[11] 丁建定. 居家养老服务：认识误区、理性原则及完善对策 [J]. 中国人民大学学报，2013，27（2）：20-26.

[12] 童星. 发展社区居家养老服务以应对老龄化 [J]. 探索与争鸣，2015（8）：69-72.

[13] 董红亚. 我国社会养老服务体系的解析和重构 [J]. 社会科学，2012（3）：68-75.

[14] 潘峰. 乡村居家养老服务实践：分治与协同 [J]. 华南农业大学学报（社会科学版），2023，22（5）：128-140.

[15] 曾雁冰，林晨曦，张加会，等. 高龄老年人养老服务需求及其影响因素分析 [J]. 中国卫生统计，2020，37（4）：482-485，488.

[16] 林宝. 养老服务高质量发展：内涵、方向及路径 [J]. 华中科技大学学报（社会科学版），2024，38（5）：85-92.

第 22 章　养老保障

22.1　引言

养老保障既是社会保障体系的重要组成部分，也是惠及面广、所需资金量大、专业技术性强、社会关注度高的一类保障项目[1]。伴随着中国社会经济的快速发展和人口老龄化的日益加剧，养老保障已成为社会各界关注的焦点，其重要性日益突显。一方面，养老保障有助于维护社会和谐稳定，促进经济发展。养老保障为我国老年人提供了基本的生活保障，能够确保老年人在退休后获得稳定的经济来源，从而减轻老年人的心理负担和生活压力。另一方面，养老有助于提升老年人的生活质量，安享晚年生活。养老保障是保障老年人基本权益的重要制度，一个健全的养老保障体系，可以促使老年人享有基本的医疗服务和精神关怀，保障他们的生活需求与精神需求得到满足。

当前，养老保障问题成为国内学者们开展研究的热点话题，得到了较好的开展。睢党臣与彭庆超（2015）探究了农村计划生育家庭在养老保障方面所面临的挑战和机遇[2]；陈旭峰（2017）考察了老年人养老保障满意度的影响因素[3]；张简妮与任远（2024）研究了养老保障对返乡中老年群体再次外出就业的影响[4]。然而，尽管有关养老保障的文献相对较多，研究成果丰富，但尚没有系统的养老保障文献计量学研究。养老保障的文献分布如何？存在哪些有影响力的研究学者？研究主题热点聚焦哪些方面？研究趋势如何？对上述问题的回答有助于我们揭示养老保障领域的研究力量、研究热点与前沿。基于此，本文基于文献计量的视角，利用 CiteSpace 可视化软件，对中国知网数据库中 2000—2024 年养老保障相关期刊文献进行梳理，探究国内养老保障研究进展，绘制并分析养老保障研究的知识图谱，对该领域的研究热点及其演化趋势进行探索，以期为国内相关科研与发现提供参考。

22.2　数据来源

本文数据文献全部来源于中国知网数据库。具体的检索策略如下：在中国知网数据库中采用高级检索，设定主题词为"养老保障"并进行精确检索，文献类型选择学术期刊中的 CSSCI 来源期刊，检索范围为 2000—2024 年，检索日期为 2024 年 12 月 1 日。同时删除内容不相关、新闻、报纸、会议等文献，并排除重复文献，最终纳入文献 2139 篇，在此基础上绘制养老保障研究相关的可视化图谱。

22.3 研究结果

22.3.1 年度发文量分析

年度发文量是衡量某一研究领域活跃程度的重要指标。发文量的多少直接反映了该领域的研究人员数量、研究投入以及研究成果的产出情况。通过对比不同年份的发文量，可以评估该领域的研究处于上升期、稳定期还是衰退期。因此，本文通过 Excel 软件处理在中国知网数据库所导出的 2000—2024 年关于养老保障领域研究的相关文献并进行整理，生成养老保障领域研究发文趋势图（见图 22-1），以此窥探当前我国养老保障领域研究的发展趋势。

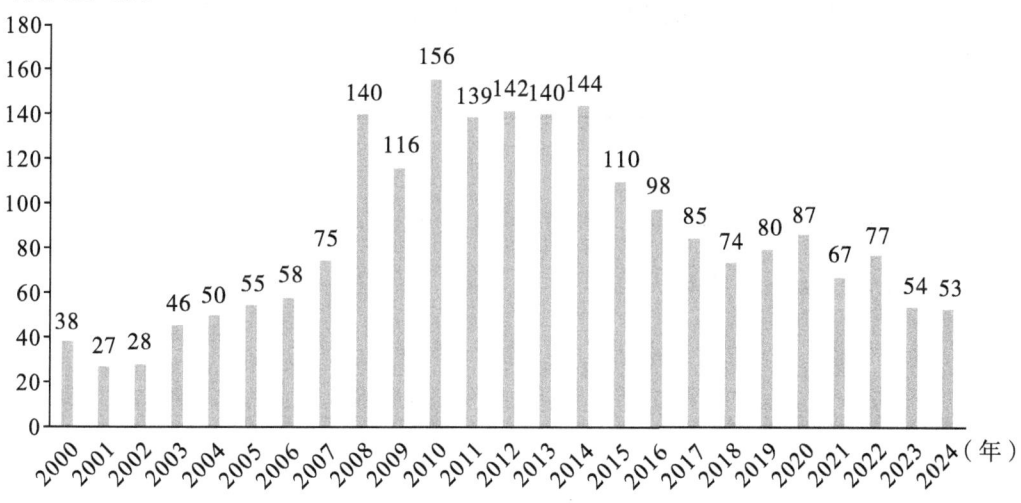

图 22-1　年度发文量统计

观察图 22-1 可知，养老保障领域的发文数量总体呈现先快速上升后缓慢下降的态势，进一步可将发文走势划分为三个阶段：

阶段一：2000—2007 年。在此期间，养老保障的研究量较为稳定，发文量较少，总体维持在每年 50 篇左右。21 世纪早期，我国经济正处于快速增长阶段，但老龄化问题尚未凸显。因此，养老保障问题虽然存在，但并未引起广泛关注。该阶段引用量最多的文章为《"名义账户"制：我国养老保障制度的一个理性选择》[5]，被引 272 次。

阶段二：2008—2015 年。这一阶段养老保障的研究量显著增加，每年的发文数量均超过 100 篇，并于 2010 年达到最高点，为 156 篇。随着人口老龄化的不断加剧，养老保障的重要性开始突显，推动了养老保障研究的快速发展。该阶段引用量最多的文章是《养老保障的劳动供给效应》[6]，被引次数为 253 次。

阶段三：2016—2024 年。这一阶段养老保障的研究量波动下降，年发文数量降至 100 篇以内。经过前期的不断累积，养老保障研究逐渐趋于成熟，新的研究方向和内容可能需要更多的时间来探索和挖掘。该阶段被引次数最多的文章是《长期护理保险：中国养老保障的理性选择》[7]，被引 232 次。

22.3.2 研究作者分析

作者合作网络知识图谱能够凸显养老保障领域的核心作者并揭示作者间合作强度，有助于我们清晰地了解该领域的研究轨迹和发展脉络。本文利用 CiteSpace 可视化软件，在图谱种类上选择 author，时间间隔选择 1 年，Top N 值设为 10，其余值默认，生成养老保障研究的作者合作网络知识图谱（见图 22-2），以此查看养老保障这一研究领域的作者发文及合作情况。在作者图谱中，通过节点的大小和连线数量，可以识别出该领域内的核心作者，作者的节点越大，连线越多，表明该作者在领域内的影响力越大。同时，连线的粗细可以反映作者之间的合作强度，连线越粗，则表示作者之间的合作越紧密。

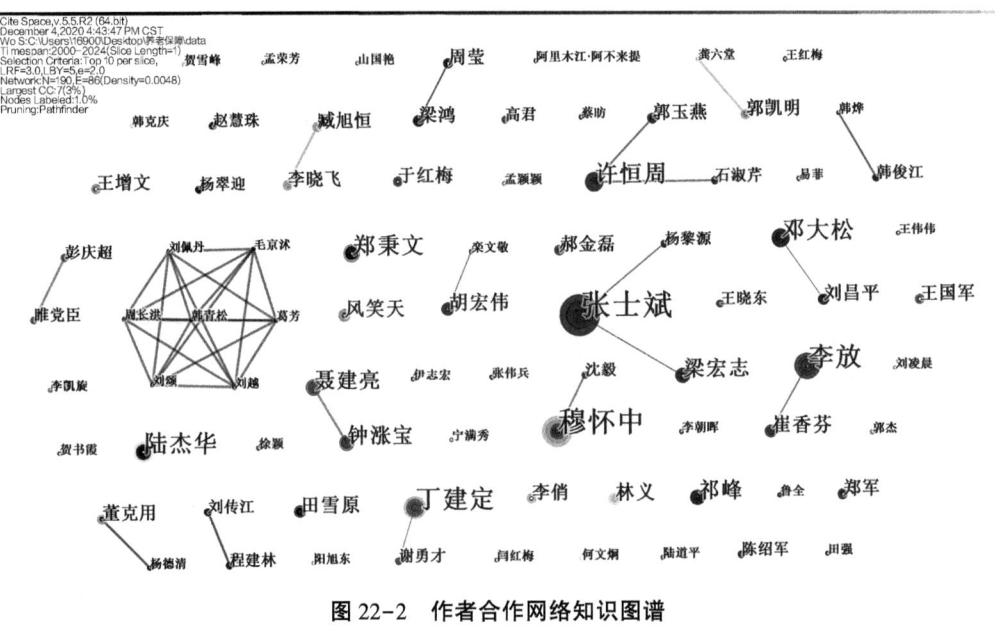

图 22-2　作者合作网络知识图谱

根据图 22-2，在养老保障研究中，共有 190 位作者发文数量在 2 篇及以上。但大多数作者多为独立开展研究，作者节点较为分散，作者间连线数量为 86 条。从团队数量上看，尽管出现了 16 个研究团队，但研究团队规模较小，缺乏核心研究团队。其中，作者周长洪所在的研究团队规模最大，包含 7 位研究作者。该研究团队对全国 5 个县进行抽样调查，进而了解农村 50 岁以上独生子女父母与子女之间的经济互动情况，以及他们对未来养老的预期。调查发现，农村独生子女父母在经济上与子女存在着密切的互动。但在经济互动的过程中，父母和子女的角色并不是固定的。此外，在农村独生子女父母对未来养老的预期方面，研究表明，虽然大多数父母对子女的养老能力持有一定的信心，但他们也普遍担忧自己的养老问题[8]。其余的研究团体规模均包含2~3位研究作者。

CSSCI来源期刊中养老保障领域发文量排在前五的作者有张士斌、穆怀中、李放、丁建定、陆杰华，发文量均高于7篇。来自贵州财经大学的作者张士斌在图谱中的节点最大，发文量最多，发文数量为15篇。其基于劳动力市场视角，探讨了我国社会养老保障制度改革的动因、挑战及方向。其指出劳动力市场变革是中国社会养老保障制度改革的动因，也是改革成败的关键。富有生产力的劳动力市场制度则是养老保障与国民经济协调发展的纽带[9]。来自辽宁大学的作者穆怀中发文数量为12篇，在所有作者中位居第二位。其立足于养老保障制度的多层次和可持续发展目标，提出了养老保障制度"新三支柱"和"八层次"的优化理念，并对这一优化理念进行了全面分析，为构建更加合理、高效、可持续的养老保障体系提供了重要的理论支持和实践指导[10]。而李放作为南京农业大学的研究作者，以10篇的发文数量排在第三位。其采用因子分析和聚类分析方法对中国27个省域的农村养老保障政策绩效进行了测度与排序。其研究结果表明，中国农村养老保障政策绩效整体水平偏低，且存在显著的省域差异。具体而言，一些经济较为发达的省份在农村养老保障政策方面投入更多资源，政策绩效相对较高；而一些经济相对落后的省份，则由于资源有限，政策绩效相对较低。此外，不同省份在农村养老保障政策的制定和执行方面也存在差异，导致政策绩效的差异[11]。

22.3.3 关键词热点分析

关键词对于文献通常具有概括与凝练的作用，能够直观地体现文献所要表达的核心要点。通过关键词共现网络知识图谱，我们可以清晰地了解养老保障领域当前的研究热点和前沿问题。基于此，本文在CiteSpace可视化软件中，设置选择标准中Top N的值为50，最小阈值为3，并在网络裁剪区中设置最小裁剪等参数，以关键词共现网络的方法为主，生成养老保障研究关键词共现网络知识图谱（见图22-3）与关键词频次统计表（见表22-1），以此揭示进入21世纪后养老保障领域的研究主题热点内容。

观察图22-3及表22-1可知，养老保障领域研究主要关注如下几方面内容：

（1）检索词养老保障的节点最为突出，出现频次最多，为266次。养老保障旨在保护老年人因身体和其他原因无法直接参与经济生产过程时，仍能通过一定方式获取资金或物质收入，从而满足其长期生活需求。

（2）关于养老保障制度的关键词如养老保险制度、养老保障制度、社会保障制度、保障制度等。当前我国养老保障制度体系建设取得诸多突破性进展，制度框架更加完善，待遇水平不断提高，监管机制不断健全。同时仍然存在较大的提升空间，需要进一步提高中国养老保障制度质量，实现养老保障制度从有到优[12]。

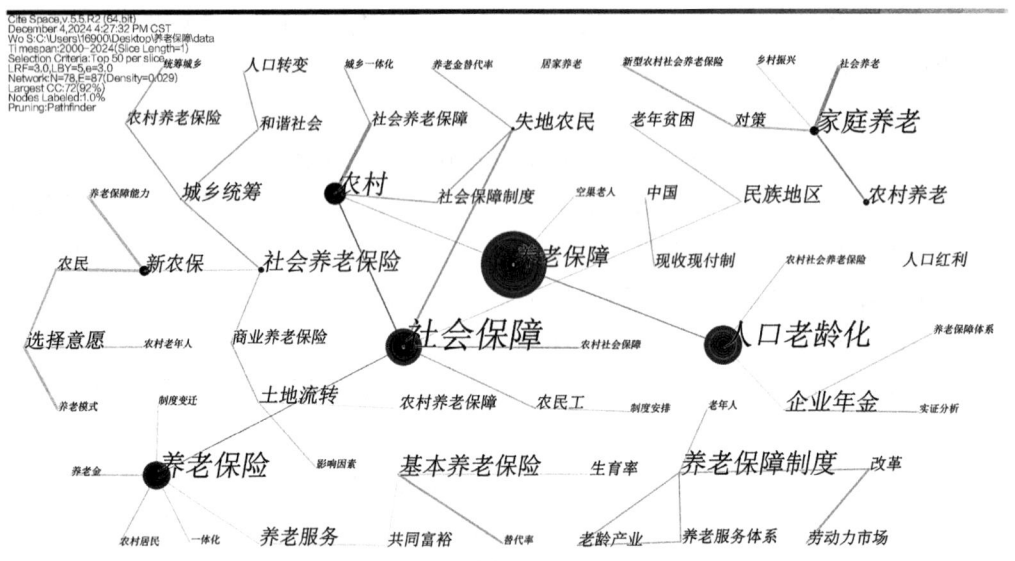

图 22-3 关键词共现网络知识图谱

表 22-1 关键词频次统计表

序号	关键词	频次	中心性	序号	关键词	频次	中心性
1	养老保障	266	0.59	16	农民工	16	0.02
2	人口老龄化	171	0.51	17	政府责任	16	0.01
3	社会保障	166	0.22	18	社会养老	15	0.28
4	养老保险	144	0.26	19	农村养老保障	15	0.01
5	农村	100	0.4	20	养老保障制度	15	0.14
6	家庭养老	76	0.39	21	养老模式	14	0.09
7	老龄化	65	0.07	22	养老金	13	0.04
8	农村养老	45	0.08	23	共同富裕	12	0.05
9	新农保	42	0	24	基本养老保险	12	0.06
10	失地农民	26	0.26	25	经济增长	11	0
11	社会养老保险	23	0	26	农民	11	0.02
12	企业年金	21	0.14	27	社会保障制度	11	0.05
13	养老服务	21	0.21	28	和谐社会	11	0.09
14	养老保险制度	19	0	29	养老	10	0.05
15	土地流转	16	0.15	30	养老保障体系	10	0.23

（3）与农村养老保障相关的关键词如农村社会保障、农村养老保险、农村养老保障、新型农村社会养老保险等。由于城乡二元结构的长期存在，使得我国养老保障体系建设一直向城市倾斜，农村成为养老保障的短板[13]。解决农村养老保障问题是

一项长期而艰巨的任务，只有多方面共同努力，才能逐步解决农村养老保障问题，实现我国社会保障体系的全面完善和可持续发展。

（4）关于养老保险的关键词涵盖社会养老保险、基本养老保险、农村养老保险、商业养老保险等。养老保险形式多样，建立健全多层次养老保险体系，是完善多层次社会保障体系，提高国家治理体系和治理能力现代化的重要内容[14]。

（5）关于经济增长的关键词包含银发经济、养老经济保障、二元经济、经济增长等。

22.3.4 关键词聚类分析

CiteSpace可视化软件能够在关键词共现网络的基础上进行聚类分析，将表意相同的关键词聚成同一个模块，同时将各个模块赋予标签，以整合同一类研究内容。因此，本文在关键词共现中点击"cluster"选项，并选择LLR算法对关键词进行聚类整理，进而呈现养老保障研究主题的类别。图22-4显示，在养老保障领域，78个热点关键词共生成7个聚类，分别为#0国际比较、#1新型农村社会养老保险、#2影响因素、#3人口老龄化、#4养老服务、#5劳动力市场以及#6新农保。而聚类模块值 Q = 0.7137（>0.7），表明聚类结果的网络结构是显著的。平均轮廓值 S 是衡量网络同质性的指标，越接近1表示网络同质性越高，一般大于0.5则说明聚类结果可信，由于本文的文献聚类平均轮廓值为0.5384，表明聚类结果具有可信度。

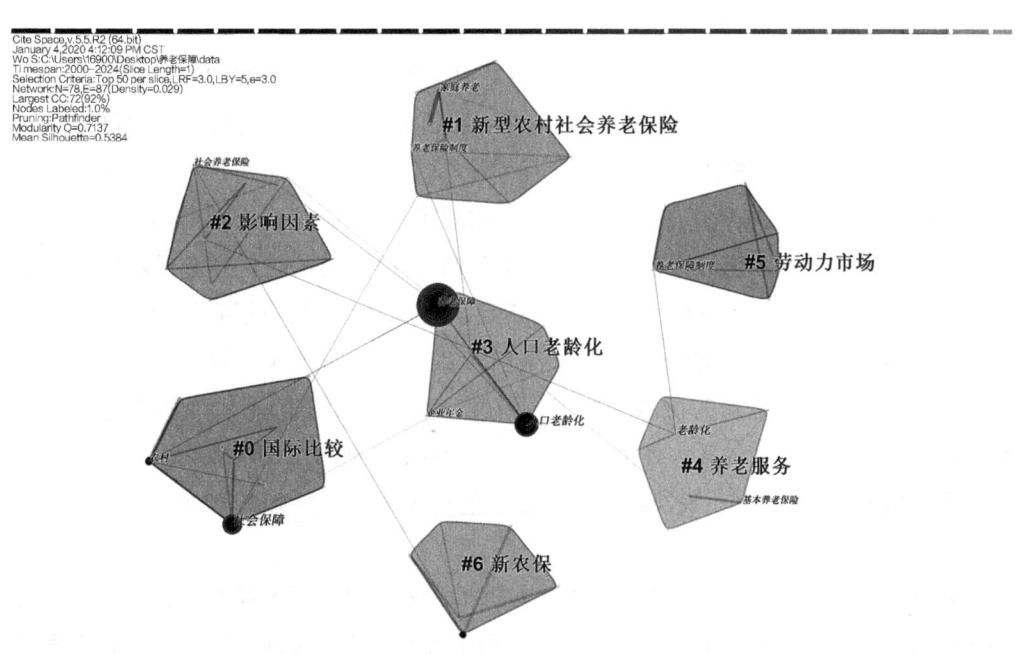

图22-4 关键词聚类知识图谱

养老保障相关聚类主要分布于2006—2012年时区内，说明相关研究在此时期奠定了基础。其中，养老保障研究规模最大的聚类为#0国际比较，出现年份为2006年，共包含社会保障、制度安排、养老金替代率等12个关键词。有学者基于国际比较视角，提出我国社会养老体系的有效覆盖率低，养老金替代率水平不高，且差异较大，个人和企业的社会保障缴费负担较重，因而需要进一步完善我国社会保障体系[15]。聚类规模排在第二位的是#1新型农村社会养老保险，出现年份为2009年，包含农村养老、老年贫困、养老保险制度等10个关键词。新型农村社会养老保险又称新农保，是社会保障体系的重要组成部分，其不仅为农村居民提供了可靠的养老保障，还促进了社会公平与和谐，推动了农村经济的发展。而聚类#2影响因素则包括城乡统筹、土地流转、被征地农民等9个关键词。卢小君与魏代双（2019）运用层次回归模型，从个人、家庭、政策保障、社会支持四个层面考察了农村居民养老保障满意度的影响因素，结果表明，年龄、家庭成员关系、有无养老保险、养老保障待遇公平性、社会信任水平以及社交生活满意度等因素，对农村居民养老保障满意度均有显著影响[16]。聚类#3人口老龄化同样由9个关键词组成，包括养老保障、空巢老人、延迟退休等。其余聚类的规模相对较小，包含的关键词均在9个以下。

22.3.5 关键词突现分析

关键词突现是指关键词在较短时间内使用频次显著增加，反映相应时间节点内出现频繁的关键词，通过对关键词进行突现分析，能够在一定程度上帮助我们了解该研究领域内一段时间中突现的研究热点，把握前沿趋势和判断该研究的发展动向，进而为未来养老保障研究提供参考[17]。通过CiteSpace可视化软件在关键词共现网络基础上进行突现词知识图谱绘制，如图22-5所示。

观察图22-5，在养老保障研究领域中共出现了23个突现词或激增词。在突现强度上，突现词农村的强度最大，突现强度高达15.1284。我国农村养老保障体系主要经历了从传统家庭养老到集体养老，再到新型家庭养老，最后发展到社会化养老四个阶段[18]。未来随着人口老龄化的不断加剧和城乡一体化的深入推进，我国农村养老保障体系还将继续面临新的挑战和机遇。因此，我们需要不断完善农村养老保障体系，为老年人提供更加优质、便捷的养老服务。强度排在第二位的突现词为人口老龄化，突现强度为12.8793。而突现强度高于7的突现词还包括家庭养老、新农保、养老服务以及共同富裕。

在持续时间上，突现词养老服务的持续时间最长，持续时长是9年，时间跨度为2016—2024，在长时间内研究热度较高，受到学者们的广泛关注。持续时间排在第二位的共有两个突现词，分别为人口老龄化以及农村，持续时长均为8年。据《2023年度国家老龄事业发展公报》显示，截至2023年末，全国60周岁及以上老年人口为

关键词	年份	强度	开始年	终结年	2000—2024
家庭养老	2000	7.586	2000	2006	
农村	2000	15.1284	2002	2009	
养老保险	2000	4.4509	2002	2004	
社会保障制度	2000	5.8554	2002	2008	
社会保障	2000	5.0885	2003	2007	
和谐社会	2000	6.0447	2006	2008	
失地农民	2000	5.3687	2007	2013	
政府责任	2000	4.0402	2007	2010	
农村养老保险	2000	4.8059	2008	2010	
经济增长	2000	4.2975	2008	2011	
农民工	2000	5.2334	2008	2009	
新农保	2000	10.4689	2011	2014	
对策	2000	4.2036	2011	2013	
新型农村社会养老保险	2000	6.176	2012	2014	
养老保险制度	2000	6.4816	2012	2015	
民族地区	2000	4.5503	2013	2015	
社会养老	2000	4.3448	2015	2016	
养老金	2000	4.4329	2016	2017	
养老服务	2000	7.1621	2016	2024	
人口老龄化	2000	12.8793	2017	2024	
乡村振兴	2000	4.4638	2020	2021	
基本养老保险	2000	4.3734	2021	2024	
共同富裕	2000	7.459	2022	2024	

图 22-5 关键词突现知识图谱

2.97 亿人，占总人口的 21.1%，人口老龄化形势依然严峻。在研究趋势上，突现词养老服务、人口老龄化、基本养老保险、共同富裕属于近期养老保障研究的热点内容。

22.4 研究结论

本文基于 CiteSpace 可视化软件，运用文献计量法对 2000—2024 年中国知网中关于养老保障研究的 2139 篇文献进行数据整理与信息挖掘，通过系统分析该领域年度发文趋势、作者合作情况，以及研究主题热点、关键词聚类、关键词突现等，揭示该领域研究的前沿热点与演进历程，以期为我国未来的养老保障相关研究提供借鉴与参考，主要结论如下。

首先，从文献发表情况上看，养老保障研究的文献数量表现出先快速上升后缓慢下降的发展态势。2000—2007 年为养老保障研究的稳定发展期，2008—2015 年为快速增长期，2016—2024年为深入探索期。从作者合作网络上看，发文量位居前五位的作者为张士斌、穆怀中、李放、丁建定、陆杰华。尽管研究作者数量较多，但多数作者"各自为战"，相互间合作程度较低。

其次，从研究热点上看，养老保障的研究主要关注养老保障制度、农村养老保障、养老保险、经济增长四个方面。频次较高的关键词有养老保障、人口老龄化、社会保障、养老保险、农村等。从关键词聚类上看，热点关键词共生成了7个聚类，具体包括#0国际比较、#1新型农村社会养老保险、#2影响因素、#3人口老龄化、#4养老服务、#5劳动力市场、#6新农保，且各个聚类联系较多，关系较近。

最后，从突现词上看，强度较高的突现词为农村、人口老龄化、新农保等，持续时间较长的突现词则包括养老服务、人口老龄化以及农村等。而近期出现的突现词养老服务、人口老龄化、基本养老保险、共同富裕，有潜力成为未来养老保障领域的研究热点内容。

参考文献

[1] 何文炯. 基于共同富裕的养老保障体系优化 [J]. 社会政策研究，2024 (4)：52-64，133-134.

[2] 睢党臣，彭庆超. 农村计生家庭养老保障的现实境遇 [J]. 重庆社会科学，2015 (9)：72-80.

[3] 陈旭峰. 老年人养老保障满意度影响因素的实证研究——基于CSS (2013) 问卷数据的分析 [J]. 云南民族大学学报（哲学社会科学版），2017，34 (4)：56-62.

[4] 张简妮，任远. 养老保障对返乡中老年群体再次外出就业的影响 [J]. 西北人口，2024，45 (1)：74-86.

[5] 郑秉文. "名义账户"制：我国养老保障制度的一个理性选择 [J]. 管理世界，2003 (8)：33-45.

[6] 程杰. 养老保障的劳动供给效应 [J]. 经济研究，2014，49 (10)：60-73.

[7] 戴卫东. 长期护理保险：中国养老保障的理性选择 [J]. 人口学刊，2016，38 (2)：72-81.

[8] 周长洪，刘颂，毛京沭，等. 农村50岁以上独生子女父母与子女经济互动及养老预期——基于对全国5县调查 [J]. 人口学刊，2012 (5)：57-63.

[9] 张士斌，梁宏志. 中国社会养老保障制度改革——一个劳动力市场的视角 [J]. 学术探索，2010 (5)：57-61.

[10] 穆怀中，范璐璐，陈曦. 养老保障制度"优化"理念分析 [J]. 社会保障研究，2020 (1)：3-10.

[11] 黄俊辉，李放. 农村养老保障政策的绩效考察——基于27个省域的宏观

数据[J]. 人口学刊, 2013 (1): 15-21.

[12] 贾玉娇. 人民视角下中国养老保障制度质量检验与优化思路[J]. 华中科技大学学报（社会科学版）, 2020, 34 (4): 48-54.

[13] 汪璐蒙, 曾泉海. 中国农村养老保障：制度变迁、供需失衡与完善进路[J]. 南方金融, 2023 (9): 28-40.

[14] 孙洁. 养老保险第三支柱建设研究[J]. 中国特色社会主义研究, 2020 (Z1): 43-52.

[15] 屈满学. 从国际比较视角看我国养老保障体系的可持续性[J]. 甘肃社会科学, 2013 (5): 240-243.

[16] 卢小君, 魏代双. 农村居民养老保障满意度的影响因素研究——基于CSS (2015) 数据分析[J]. 调研世界, 2019 (3): 55-59.

[17] 凌金忠, 李珊珊, 朱国旗, 等. 人参的文献计量学研究：热点与趋势分析[J]. 中草药, 2024, 55 (17): 5952-5963.

[18] 牛文涛, 姜润鸽. 新中国70年的农村养老保障：历史演进与现实困境[J]. 农业经济问题, 2020 (2): 54-64.

第 23 章　养老产业

23.1　引言

随着老年人口数量的持续攀升以及老年人生活需求的日益多元化，养老产业的重要性愈发凸显。养老产业是一种为满足老年人群体身体长期健康、幸福生活需求而提供各种产品和服务的综合性产业，其涉及养老服务、养老产品、养老金融、养老地产等多个领域和行业[1]。发展养老产业，不仅是应对人口老龄化挑战的必由之路，还是促进社会和谐与推动经济增长的重要举措[2]。从社会层面来看，养老产业的良性发展是构建和谐社会的重要保障。通过为老年人提供优质、全面的养老服务，能够切实提升老年人的生活质量和幸福感，减少因养老问题引发的家庭矛盾与社会纠纷，促进代际关系的和睦融洽，从而为整个社会营造安定祥和的氛围。

从经济层面上看，养老产业蕴含着巨大的发展潜力与机遇。其涵盖了养老服务、老年产品制造、老年旅游、老年金融等多个细分领域，形成了一条庞大而复杂的产业链。随着老年群体消费能力的逐步释放，养老产业正逐渐成为拉动内需、促进经济增长的新引擎，能够创造大量的就业岗位，带动相关产业的协同发展，推动经济结构的优化升级。近年来，随着人口老龄化的加剧，在学术研究方面，学者们敏锐捕捉到养老产业的研究价值，从养老产业的各个维度展开了深入研究，研究成果丰富。因此，为了进一步探究我国养老产业的研究脉络，把握该领域的研究动态，本文采用 CiteSpace 文献计量分析方法，通过分析中国知网数据库中发表的关于养老产业的学术期刊文献，梳理研究脉络，并绘制作者合作网络、关键词共现以及突现图谱，以期为我国养老产业的学术研究提供借鉴与启示。

23.2　数据来源

本文聚焦我国养老产业的研究趋势，研究数据全部来源于中国知网数据库，为提高文献分析质量，以篇名"养老产业"进行检索，检索时间跨度默认，检索日期为 2024 年 12 月 9 日，同时，在所有文献中进行筛选，仅保留与养老产业相关的学术文献，最终得到文献 1346 篇。通过将有效数据以 RefWorks 格式导出，形成本研究所需样本数据。

23.3 研究结果

23.3.1 年度发文量分析

发文数量是衡量某一研究领域活跃程度的重要指标，发文数量的变化直观反映了该研究领域的发展状况与趋势，能够帮助我们了解该时间段内的发文活跃程度及其变化规律。因此，本文利用 Excel 软件处理导出的 2002—2024 年关于养老产业研究的 1346 篇文献，生成养老产业研究发文量变化趋势图（见图 23-1）。

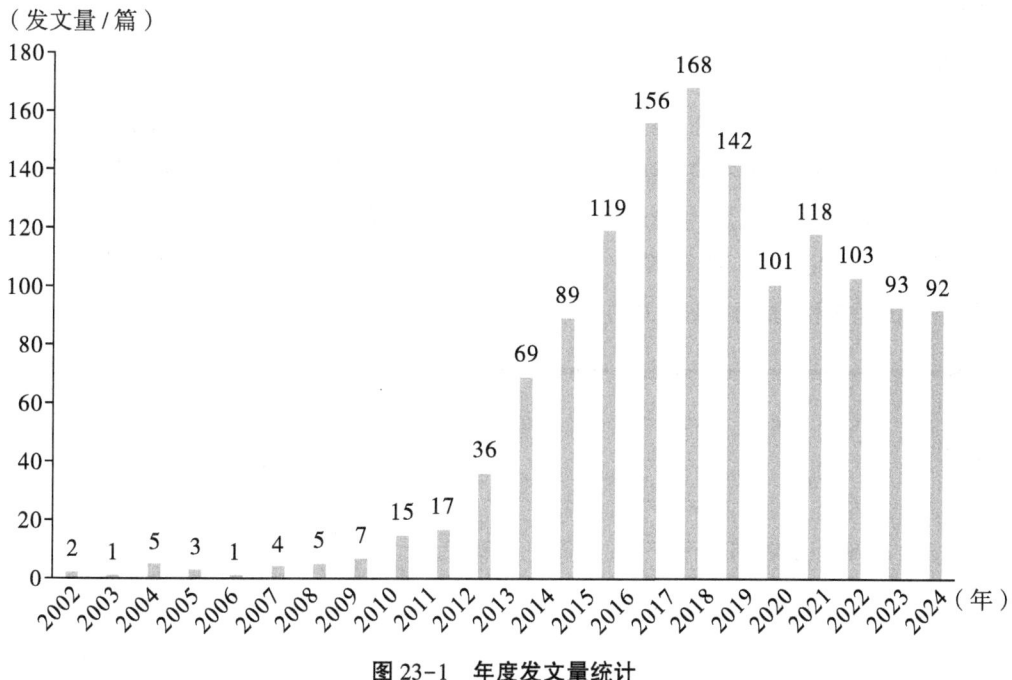

图 23-1　年度发文量统计

总体来看，养老产业发文量呈显著上升趋势。本文将养老产业的相关研究分成三个时间段：

阶段一：2002—2012 年，此阶段为养老产业研究的起步阶段，发文数量较少，最大的发文量为 2012 年的 17 篇。可能的原因在于，在这一时期，虽然我国已经开始进入老龄化社会，但社会整体对于老龄化问题的认知和重视程度相对较低，对养老产业这一新兴概念的理解同样比较模糊，导致发文数量相对较少。研究的内容包括居家养老产业发展现状[3] 以及人口老龄化对养老产业的影响[4]。

阶段二：2013—2018 年，此阶段是养老产业研究的快速发展阶段，发文数量快速上升，最大发文量为 2018 年的 168 篇。2013 年国务院发布了《关于加快发展养老服务业的若干意见》，这一政策文件的出台标志着我国养老产业政策体系开始逐步完善。随后，各地政府也纷纷出台相关配套政策，加大对养老产业的财政投入，鼓励社会力量参与养老服务设施建设。这一时期研究的内容包括互联网养老产业的发展现状[5]、智慧健康养老产业的运营模式[6]等。

阶段三：2019—2024 年，此阶段属于该领域的深入探索阶段，尽管发文数量略有下降，但下降幅度较低。经过前期的快速发展，养老产业研究已经积累了丰硕的成果。近年来，学者们开始对养老产业进行更为深入、细致的研究。例如从宏观的养老产业政策研究转向具体政策的实施效果评估，从养老服务模式的一般性探讨转向服务质量标准的精细化制定等。这种研究方向的转变使得研究更加注重质量，导致发文数量略有下降。

23.3.2 研究作者分析

通过对作者发文量的统计可以更好地看出近年来在养老产业研究方面有影响力的作者。而作者合作网络知识图谱能够凸显某领域的核心作者并揭示作者间合作强度，可为评价作者在学术范围内的影响力提供参考。因而，利用 CiteSpace 可视化软件，设置图谱种类为 author，生成养老产业的作者合作网络知识图谱，以此查看作者在合作网络中的重要性指标以及相关的网络属性，见图 23-2。

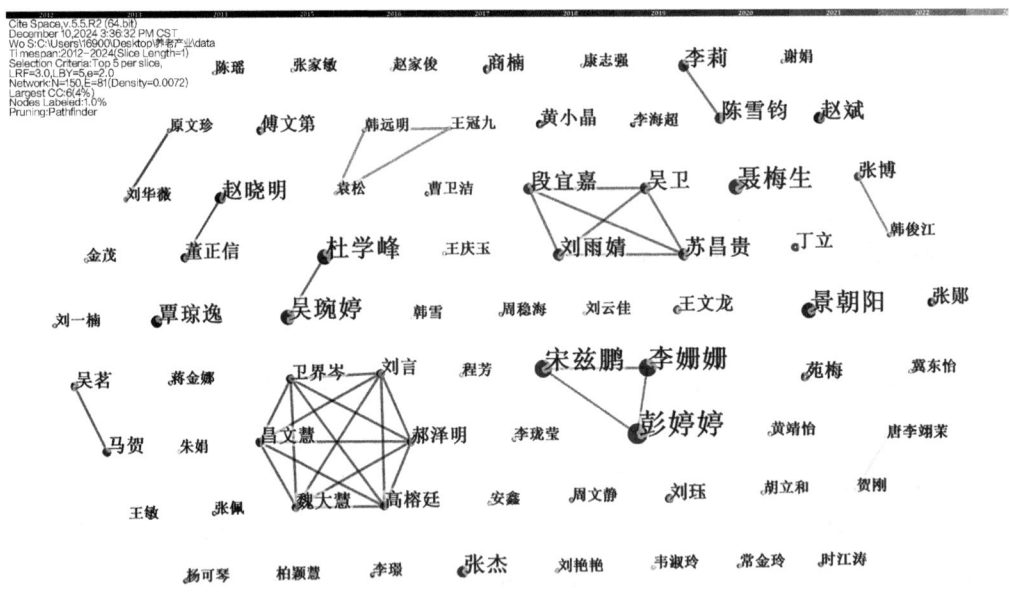

图 23-2 作者合作网络知识图谱

图 23-2 中共出现 150 个作者，81 条连线，网络密度为 0.0072。根据普莱斯定律，本领域中发文量大于等于 3 篇的作者被视为高产作者。而在养老产业研究中，高产作者有 36 位，共发文 136 篇。从合作情况上看。共产生了 11 个研究团队，但尚未

形成明确的核心作者群。其中,以作者刘言、郝泽明等为代表的合作团队规模最大,包含 6 位研究作者。该合作团队指出人口老龄化的加剧,使得养老产业已经成为一个日益重要的领域。虽然养老产业的市场规模在不断扩大,但仍存在养老服务供给不足、服务质量不高等问题。而随着政策支持和科技发展的推动,养老产业正迎来前所未有的发展机遇。在政策方面,政府不断加大对养老产业的扶持力度,出台了一系列优惠政策,鼓励民间资本进入养老领域,推动养老产业的发展。在科技方面,智能家居、远程医疗等技术的应用,使得养老服务更加便捷、高效[7]。其次为以吴卫等为代表的研究团队,共涵盖 4 位研究作者。该研究团队探讨了健康养老产业的融合基础与融合动力等。在融合基础方面,健康养老产业的融合基础在于其涉及的产业领域广泛,如医疗卫生业、生态旅游业、体育健身业等。这些产业与健康养老产业存在一致性,为产业融合提供了可能。而在融合动力方面,健康养老产业融合的动力主要来源于人口老龄化带来的市场需求等。随着老年人口数量的不断增加,对健康养老服务的需求也日益增长,这为健康养老产业的融合发展提供了强大的市场动力[8]。其余研究团队规模较小,均包含 2 到 3 位研究作者。

国内养老产业领域的发文较多的作者分别是彭婷婷、杜学峰、陈雪钧、聂梅生、李姗姗、吴琬婷等。其中,作者彭婷婷的节点最大,发文量最多为 7 篇。来自中共上海市奉贤区委党校的杜学峰的发文量为 6 篇,其针对上海市养老产业的发展现状与问题,提出了一系列发展建议。当前,上海的人口老龄化对养老产业带来了双重压力。一方面,老年人口逐年增长,且老龄化日趋严重,使得养老服务需求不断增加;另一方面,出生人口不断下降,加剧了老年赡养问题的严重性和迫切性。因此,其提出既要加强政策扶持力度,推动养老服务的标准化、专业化发展;也要加强养老服务设施建设,提高养老服务的供给能力和服务质量,进而推动上海养老产业的健康发展[9]。此外,来自重庆交通大学人文学院的作者陈雪钧对旅游养老产业进行了深入剖析,其指出旅游养老产业是多产业融合形成的新产业形态,包括核心产业、相关产业和衍生产业。旅游产业的发展动力包括市场需求、政策支持、科技进步以及产业升级。其中,市场需求是旅游养老产业发展的主要拉动力,政策支持则提供了有力的保障和推动。科技进步和产业升级也是推动旅游养老产业发展的关键因素[10]。

23.3.3 关键词热点分析

关键词作为能够准确概括文章主题的关键术语,能够精确反映文章的研究对象与研究内容。而关键词的频次是指某个特定关键词在所选时间范围内的文献中出现的次数,可以此识别研究热点与追踪研究趋势。因此,在 CiteSpace 可视化软件中,以关键词共现网络的方法为主,生成养老产业研究关键词共现网络知识图谱(见图 23-3)与关键词频次统计表(见表 23-1),以此窥探养老产业的研究热点情况。

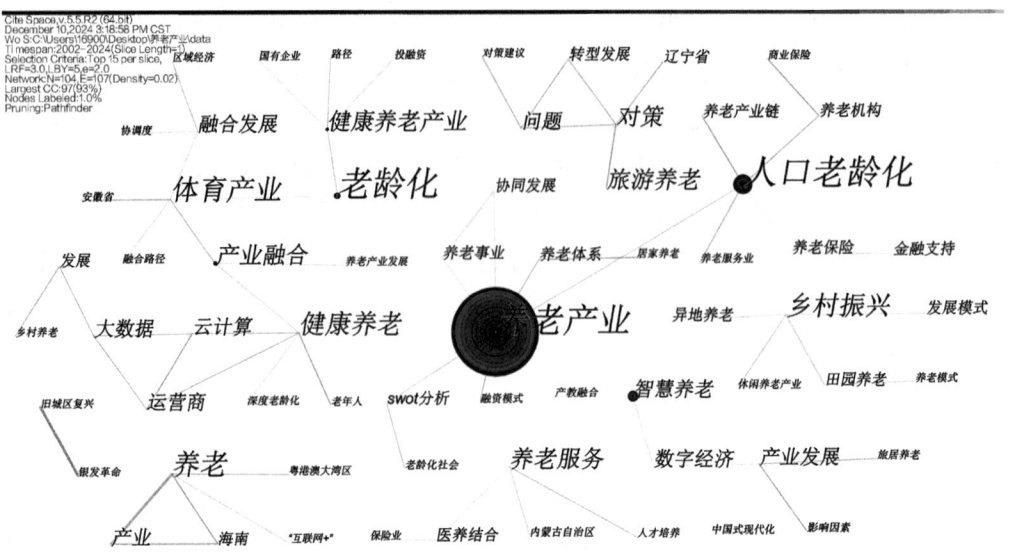

图 23-3 关键词共现网络知识图谱

表 23-1 关键词频次统计表

序号	关键词	频次	中心性	序号	关键词	频次	中心性
1	养老产业	472	0.78	16	ppp模式	13	1.07
2	人口老龄化	119	0.6	17	养老金融	13	0.17
3	智慧养老	66	0.24	18	养老模式	12	0
4	老龄化	52	0.88	19	旅居养老	10	0
5	养老服务	39	0.14	20	银发经济	10	0
6	健康养老产业	38	0.11	21	对策	10	0.7
7	产业融合	36	0.43	22	"互联网+"	9	0
8	体育产业	25	0.64	23	金融支持	9	0.09
9	健康养老	24	0.24	24	高质量发展	8	0.04
10	医养结合	21	0.04	25	发展	8	0.04
11	乡村振兴	17	0.24	26	产业链	8	0.04
12	产业发展	17	0.07	27	产业	7	0.01
13	智慧养老产业	15	0.04	28	旅游养老	7	0.65
14	融合发展	15	0.07	29	协同发展	7	0
15	养老	14	0.14	30	对策建议	6	0

（1）主要检索词养老产业的节点最大，出现频次最多，为472次，构成了图谱的网络核心节点，为多数关键词的连接枢纽。其他与养老产业相关的关键词包含养老产业链、休闲养老产业、健康养老产业等。

（2）关于智慧养老产业的关键词有智慧养老、智慧养老产业、智慧健康养老产业等。作为一种对传统养老产业发展模式的革命，智慧养老产业应势而生，为我国养老产业的发展提供了新的思路与途径[11]。智慧养老产业是以老年人在生活、健康、娱乐等方面的需求为基础，利用人工智能、大数据、物联网、云计算等信息技术，整合多方面资源，构建起的一种为老年人提供智能、交互、友好养老服务的产业形态，旨在提升老年人的生活质量和幸福指数，推动养老服务的智能化、高效化和个性化发展。

（3）关于养老产业转型的关键词包括转型发展、产业融合、融合路径、发展模式等。养老产业转型是为了适应社会经济环境变化、人口结构变化、技术进步等诸多因素，从传统的养老模式和业务形态向新型的、更具适应性和竞争力的养老服务模式和产业结构转变的过程。养老产业转型既是应对人口快速老龄化与推动社会经济可持续发展的需要，也是提高养老服务产业效率与层次的需要[12]。

（4）与老龄化相关的关键词，如人口老龄化、深度老龄化、老龄化社会等。人口老龄化的加剧使我国居民养老需求增加，传统的养老模式难以为继。在这一背景下，发展养老产业，促进养老产业健康发展尤为重要[13]。

（5）关于地区的关键词，包括粤港澳大湾区、辽宁省、陕西省、安徽省等。

23.3.4 关键词演进分析

关键词时间线图能够将同一年份的研究热点按顺序组织并置于特定区域，这对于研究人员追踪关键词随时间的演变非常有益。因此，在关键词聚类的基础上点击timeline，生成养老产业研究关键词聚类时间线知识图谱（见图23-4），可以更加直观地了解该领域研究热点的演进历程。

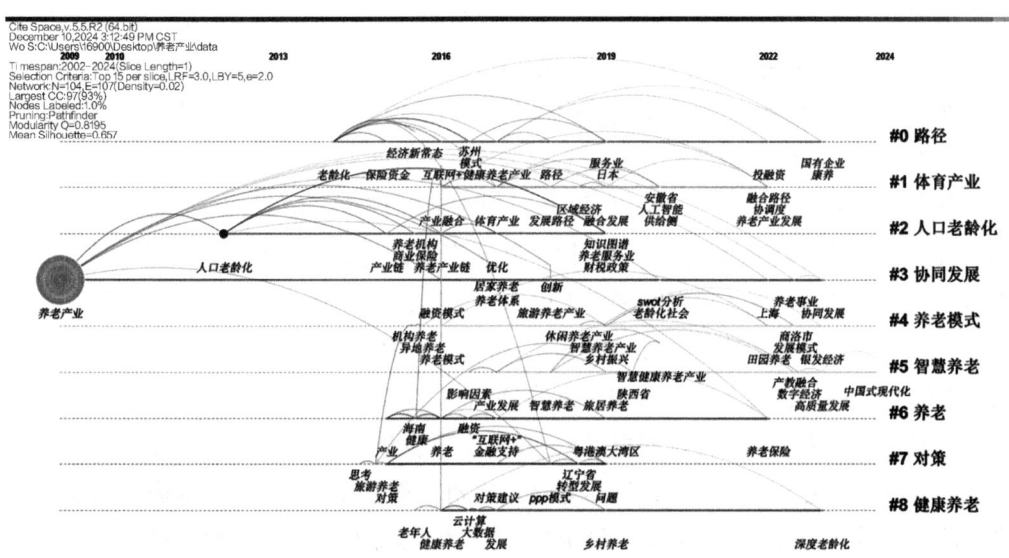

图23-4　关键词聚类时间线知识图谱

从图 23-4 可知，养老产业研究的关键词共生成了 9 个聚类，分别是 #0 路径、#1 体育产业、#2 人口老龄化、#3 协同发展、#4 养老模式、#5 智慧养老、#6 养老、#7 对策、#8 健康养老。各个聚类之间连线较多，联系非常紧密。模块值 Q 为 0.8195，大于 0.7，表明数据的聚类效果明显，图谱中关键词的分组分布合理。同时，平均轮廓值 S 为 0.657，大于 0.5，说明聚类结果极为显著并具有很高的一致性，数据集可进行深入分析。

从关键词时间分布来看，关键词首先出现于 2009 年，包含了养老产业一个关键词。此后几年，出现的关键词数量较少，包括人口老龄化、对策、旅游养老等。旅游养老产业是多产业融合形成的新产业形态，融合了旅游产业和养老产业的诸多优势[14]。而多数关键词集中出现在 2016 年以后，出现的关键词包括乡村养老、健康养老、居家养老、旅居养老等养老模式。居家养老是一种传统且被广泛接受的养老模式，主要指老年人居住在自己家中，由家庭成员照顾或者通过社区提供的各种养老服务来满足其生活、健康和精神文化等方面需求的养老方式。而旅居养老则是一种将旅游和养老相结合的新型养老模式。老年人离开自己的常住地，到其他地方进行短期或长期居住，在享受旅游乐趣的同时实现养老目的。近期出现的关键词则有数字经济、高质量发展、养老事业、康养等。

23.3.5 关键词突现分析

关键词突现是指特定领域在不同时间段内出现频次极高的关键词，可揭示研究热点的变迁过程。突现词的突现强度越高，意味着该突现词在领域中具有更重要的地位和更广泛的关注度。同理，突现词的持续时间越长，表明该突现词属于研究热点的持久性越高。因此，本文利用 CiteSpace 可视化软件，在关键词共现网络基础上点击 burstness，绘制出养老产业的关键词突现知识图谱，见图 23-5。

在养老产业关键词突现知识图谱中，共出现了 22 个最具有引用激增性的突现词。从突现强度上看，强度最高的突现词为养老产业，强度高达 16.2502。其次为智慧养老，强度为 6.1375。其他强度较高的突现词有 ppp 模式、体育产业、融合发展等。随着我国人口老龄化进程的进一步加快，养老产业的发展质量和运转效率至关重要，而体育产业的良好发展，可以为老年人的身心健康保驾护航，体育产业与养老产业的协调融合可以达到事半功倍、互利共赢的效果[15]。从持续时间上看，突现词养老金融的持续时间最长，为 5 年，时间跨度是 2020—2024 年。国务院办公厅印发《关于发展银发经济增进老年人福祉的意见》，提出丰富发展养老金融产品，支持金融机构依法合规发展养老金融业务，提供养老财务规划、资金管理等服务，推进专属商业养老保险发展等，为养老产业金融发展提供了有力的政策保障。持续时间排在第二位的突现词包括体育产业、智慧养老、乡村振兴，持续时间均为 4 年。从研究趋势上看，

关键词	年份	强度	开始年	终结年	2012—2024
养老产业	2012	16.2502	2012	2014	
人口老龄化	2012	2.9055	2012	2013	
养老服务	2012	1.8925	2014	2015	
产业	2012	3.2254	2015	2017	
对策	2012	3.2211	2015	2017	
旅游养老	2012	2.5725	2015	2016	
人才培养	2012	2.0119	2016	2018	
养老产业链	2012	2.0128	2016	2017	
养老模式	2012	1.8768	2016	2017	
对策建议	2012	2.1856	2017	2019	
发展	2012	2.9206	2017	2019	
产业链	2012	2.3734	2018	2019	
ppp模式	2012	4.9371	2018	2020	
路径	2012	2.8229	2018	2019	
发展路径	2012	1.8822	2018	2020	
粤港澳大湾区	2012	1.9092	2019	2020	
体育产业	2012	3.259	2019	2022	
养老金融	2012	2.5547	2020	2024	
金融支持	2012	2.9973	2021	2022	
乡村振兴	2012	2.1403	2021	2024	
智慧养老	2012	6.1375	2021	2024	
融合发展	2012	3.663	2022	2024	

图 23-5　关键词突现知识图谱

近年来出现的突现词养老金融、乡村振兴、智慧养老和融合发展一直持续到 2024 年，表明相关研究已形成学术前沿。

23.4　研究结论

本文利用 CiteSpace 可视化软件，从科学计量学的角度对养老产业研究文献进行数据整理以及可视化分析，包括文献发文量，作者合作网络、关键词共现、关键词聚类、关键词突现等，系统梳理了该领域研究的前沿热点与演进发展印记，为我国养老产业研究前沿和方向提供经验借鉴，研究结果表明：

第一，当前养老产业的研究热度逐渐上升，关注度显著提高。从文献发文数量上看，国内养老产业的研究数量整体呈现上升趋势。2002—2012 年属于起步阶段，大部分年份发文量在个位数。2013—2018 年为快速发展阶段，发文量显著上升。2019—2024 是深入探索阶段，发文量小幅下降。从作者数量上看，养老产业的高产作者数量较多，但作者发文量差距较小，发文量较为靠前的作者有彭婷婷、杜学峰、陈雪钧、聂梅生等。从作者合作网络上看，作者间合作较为分散，仅产生 11 个小规模研究团队，尚未形成明确的核心作者群。

第二，养老产业的研究内容主要聚焦智慧养老产业、养老产业转型、老龄化、地区等方面，而养老产业、人口老龄化、智慧养老、老龄化、养老服务等关键词共现频次较多。在关键词聚类上，众多关键词共生成了 9 个聚类，主要包括 #0 路径、#1 体育产业、#2 人口老龄化、#3 协同发展、#4 养老模式、#5 智慧养老、#6 养老、#7 对策、#8 健康养老。在关键词分布上，养老产业的关键词首次出现于 2009 年，2009—2015 年新增关键词数量较少，多数关键词集中出现在 2016 年及以后。在关键词突现上，突现词养老产业、智慧养老、ppp 模式的强度较高，养老金融、体育产业、乡村振兴的持续时间较长，同时，养老金融、乡村振兴、智慧养老和融合发展等研究内容近期在被持续关注。

参考文献

[1] 杨博维, 薛晓. 我国养老产业发展的思考与对策 [J]. 天府新论, 2013 (1): 77-81.

[2] 刘昌平, 殷宝明. 发展养老产业助推老龄经济 [J]. 学习与实践, 2011 (5): 25-31.

[3] 孙静, 张新宇, 尹兵, 等. 我国居家养老产业发展现状 [J]. 全科护理, 2010, 8 (29): 2684-2685.

[4] 向甜. 我国人口老龄化对养老产业发展的影响 [J]. 劳动保障世界（理论版）, 2012 (6): 18-21.

[5] 张少芳. 互联网养老产业发展现状、机遇及路径选择 [J]. 河北学刊, 2016, 36 (4): 212-216.

[6] 姜媛媛, 陈宏宇, 李文辉. 我国智慧健康养老产业运营模式探究 [J]. 中国经贸导刊, 2016 (11): 49-50.

[7] 卫界岑, 魏大慧, 刘言, 等. 浅析近年来养老产业的发展状况 [J]. 北方建筑, 2017, 2 (6): 83-86.

[8] 苏昌贵, 魏晓, 刘雨婧, 等. 产业融合视域下健康养老产业发展研究——以郴州市为例 [J]. 经济地理, 2018, 38 (1): 135-141.

[9] 吴琬婷, 杜学峰. 上海人口老龄化背景下养老产业发展研究 [J]. 山西大同大学学报（社会科学版）, 2017, 31 (1): 12-16.

[10] 李莉, 陈雪钧. 旅游养老产业的构成体系与发展动力机制研究 [J]. 经济研究导刊, 2018 (15): 67-70, 96.

[11] 张博, 韩俊江. 人口老龄化背景下发展智慧养老产业研究 [J]. 云南民族

大学学报（哲学社会科学版），2018，35（4）：125-128.

［12］张新生，王剑锋，张静. 我国养老产业转型和优化发展的思考［J］. 湖南科技大学学报（社会科学版），2015，18（3）：111-115.

［13］赵婷. 人口老龄化背景下我国养老产业发展探讨［J］. 辽宁经济职业技术学院. 辽宁经济管理干部学院学报，2021（6）：12-14.

［14］陈雪钧，李莉，付业勤. 旅游养老产业发展的国际经验与启示［J］. 开发研究，2016（5）：122-126.

［15］郭晓光. 体育产业与养老产业融合发展研究概述［J］. 当代体育科技，2023，13（25）：103-106.

后 记

本书以 CiteSpace 可视化软件为主要分析工具，系统梳理了卫生事业管理领域的研究发展脉络，揭示了卫生事业管理领域的研究热点、演进趋势与学术前沿，不仅为学者提供了全面、系统的研究图景，也为政策制定者和卫生管理实践者提供了科学依据与决策参考，有助于推动"健康中国"战略的深入实施与卫生治理体系现代化进程的稳步加快。

一、研究缘起

本书的创作始于对卫生事业管理研究方法论的反思。卫生事业管理是政府根据卫生事业的规律和特点，以保障和增进人民健康为目的，通过合理配置卫生资源，将最佳卫生服务提供给全体居民，对卫生组织体系、系统活动和社会措施进行计划、组织和控制的过程。作为保障公众健康、提升社会福祉的关键领域，卫生事业管理研究既涉及医疗资源的宏观配置、卫生政策的制定与实施、公共卫生体系的构建与改革等战略层面的重大议题，又兼顾医疗机构的微观运营管理、医疗服务质量控制、医患关系协调、卫生人力资源配置等现实运行中的关键问题。其研究内容贯穿健康治理的全过程，涵盖预防、治疗、康复和健康促进等多个环节，既需要融合管理学、经济学、社会学、医学等多学科知识，也需要紧密结合国家政策导向与社会发展需求。在"健康中国"战略不断推进的背景下，卫生事业管理研究的现实价值日益凸显。其不仅为优化卫生资源配置、提升医疗服务效率提供理论支持，还为制定科学合理的健康政策、健全公共卫生体系提供决策依据。然而，通过对现有研究进行系统梳理，国内关于卫生事业管理领域的研究成果虽日益丰富，但整体上仍存在研究碎片化、研究视角单一化等问题，缺乏系统的文献整合与演化路径梳理。与此同时，卫生事业管理的学科体系和理论框架也在不断完善和创新，因此，如何科学、系统地分析卫生事业管理这一领域的研究动态与发展脉络，成为亟待解决的关键问题。

二、研究方法

近年来引入的科学知识图谱工具为解决上述问题提供了重要支撑。科学知识图谱主要以科学知识为计量研究对象，用图形方式显示其发展进程与结构关系，具有"图"和"谱"的双重性质与特征。科学知识图谱作为对科学知识及其关系可视化所得出的结果，具有较为直观、定量、简单与客观等优点，是一种有效的、综合性的可视化分析方法和工具，已在科学计量学、管理学、科学学和情报学等领域广泛应用。

后 记

　　科学知识图谱的起源能够追溯到20世纪50年代，当时信息科学领域开始探索如何有效地组织和表示大量的科学知识。随着计算机技术的快速发展，人们意识到如果能够以结构化的方式表示知识，将极大地提高知识的可访问性、可理解性和可重用性。而科学知识图谱发展至今可以划分为三个阶段：起源阶段：1955—1977年。在这一阶段，引文网络分析逐渐成为一种研究当代科学发展脉络的常用方法，但尚未形成完整的知识图谱谱系；技术发展阶段：1977—2012年。随着计算机技术的飞速发展与大数据时代的到来，语义网得到快速发展，"知识本体"的研究开始成为计算机科学的一个重要领域，知识图谱吸收了语义网、本体在知识组织和表达方面的理念，使得知识更易于在计算机之间和计算机与人之间交换、流通和加工，知识图谱的构建也更加高效、准确。繁荣阶段：2012年至今。2012年谷歌提出Google Knowledge Graph，知识图谱正式得名，谷歌通过知识图谱技术改善了搜索引擎性能。在人工智能的蓬勃发展下，科学知识图谱涉及到的知识抽取、表示、融合、推理、问答等关键问题得到一定程度的解决和突破，使得其在各个领域均展现出了巨大的应用潜力。

　　目前最为流行的科学知识图谱绘制工具则为CiteSpace可视化软件。CiteSpace又名引文空间，是一款着眼于分析科学分析中蕴含的潜在知识，并在科学计量学、数据和信息可视化背景下逐渐发展起来的一款多元、分时、动态的引文可视化分析软件，利用CiteSpace可视化软件绘制出的图谱既是可视化的知识图形，又是序列化的知识谱系，显示了知识元和知识群之间的网络、互动、交叉、演化或衍生等诸多复杂关系。CiteSpace可视化软件是由美国雷德赛尔大学信息科学与技术学院的陈超美博士与大连理工大学的WISE实验室联合开发的科学文献分析工具。其基本功能是对文献进行基本分析，如分析引文与文献发表总量、重点学科和期刊、权威机构研究和合作情况、核心作者分析等；也可以进行聚类和突现分析，如分析关键词频数、关键词聚类以及时区图等。近年来，随着CiteSpace可视化软件的引入，我国各领域的学者也对其进行运用，使不同领域的研究得到了发展与进步。

　　CiteSpace可视化软件的理论基础包括：

　　（1）托马斯·库恩的科学发展模式理论。库恩的科学革命结构是CiteSpace可视化软件设计的哲学基础。科学发展是科学革命的历史过程，库恩认为，科学的推进是建立在科学革命上的一个往复无穷的过程。这个过程中会出现一个又一个的科学革命，人们的认识通过科学革命而接纳新的观点。库恩的理论提供了一个具有指导意义的框架，如果科学进程真像库恩所洞察的那样，那我们就应该能从科学文献中找出范式兴衰的足迹。

　　（2）普赖斯的科学前沿理论。普莱斯受到贝尔纳关于科学发展总的模式与其说像树，不如说更像网的启发，预言人们可以借助于图论和矩阵的方法来研究。在其后《科学论文的网络》一文中将此变为现实。前沿理论是贝尔纳的创意、加菲尔德的发明、普莱斯的破解三者的结晶，CiteSpace 可视化软件正是基于此，形成了从"知识基础"映射到"研究前沿"的概念模型。

（3）罗纳德·伯特结构洞理论。结构洞理论认为处于结构洞未知的个体通过信息过滤获得更多竞争优势与创新能力。CiteSpace 可视化软件基于此理论开发出知识网络中关键节点及关键位置的发现技术，即发现知识转折点。同时，结构洞理论的思想在 CiteSpace 可视化软件中也体现为寻找具有高度中介中心性的节点。这样我们不再拘泥于具体论文的局部贡献，而放眼于他们在学术领域的整体发展中的作用。这恰恰是系统性学术综述所追求的飞跃。

（4）彼得·皮罗利的信息觅食理论。该理论认为人们进行信息搜索时就像人类和动物捕获猎物倾向于能量消耗最小化。具体来说，信息觅食理论主要用来解释和模拟人们在网络环境中的信息搜寻行为，通过模型的建立，模拟用户的信息搜寻过程，并对获取信息的效率进行计算，以其最小搜索成本获取最大利益。CiteSpace 可视化软件将该理论融入科学发现中，揭示科学网络中的结构与时间属性，从发现知识转折点及其连接的角度，开发了一套探寻知识演变路径的独特方法和技术。

三、研究挑战

在实际研究过程中，我们面临的较大挑战是如何将 CiteSpace 可视化软件的诸多功能与卫生事业管理的学科特性深度结合。首先，在数据获取方面，由于卫生事业管理研究既包括医疗资源配置、服务体系优化、政策制度设计等宏观管理问题，也包括医疗服务质量、患者满意度、卫生人力资源管理等微观运行机制，导致其文献关键词呈现高度分散性。为了保证研究数据的准确性和科学性，我们选取了中国知网数据库作为主要数据来源。然而，由于数据筛选策略和检索逻辑的复杂性，如何设置关键词、限定时间跨度、排除无关文献，均需反复试验与斟酌，为此，我们通过优化检索策略，进行多次人工筛选等方式，逐步构建起符合卫生事业管理研究逻辑的分析框架，以此保证研究数据的准确性，同时避免遗漏重要信息。

其次，在 CiteSpace 可视化软件的使用方面，尽管其操作界面较为友好，但真正要挖掘出有价值的信息，需要对其背后的算法逻辑有较为深入的理解。比如在聚类命名、时间切片、节点选择、突现检测等方面，任何一个参数的微调都可能影响最终绘制的图谱效果。因此，我们从 CiteSpace 可视化软件的安装和配置开始，逐步学习各个功能的使用方法。同时，通过阅读相关操作手册、观看教学视频和参加线上培训，我们不断地摸索和实践，基本掌握了 CiteSpace 可视化软件的操作技巧。此外，我们还向有经验的学者请教，经过反复尝试和调整，最终能够熟练运用 CiteSpace 可视化软件进行各种可视化分析，并逐步绘制出较为清晰、合理的知识图谱。这一过程不仅是对软件工具的深入探索，更是对卫生事业管理知识体系的重新解构与认知。

四、研究发现

本书主要涵盖 23 个章节，各个章节均利用 CiteSpace 可视化软件，从科学计量学的视角系统梳理了中国知网数据库中的卫生事业管理研究的相关文献，绘制并分析了年度发文量、作者合作网络、机构合作网络、关键词共现、关键词聚类、关键词时区、关键词突现、关键词战略等知识图谱，揭示了卫生事业管理领域的研究力量、前沿热点与发展动态，进而为我国未来的卫生事业管理相关研究提供参考与借鉴。各个章节的研究结论如下：

第一章：卫生档案管理。本章通过梳理 2000—2024 年卫生档案管理的研究文献发现，卫生档案管理研究数量总体呈现先升后降的态势。研究内容主要围绕档案管理、医疗卫生、信息化、健康档案等四个方面。研究聚类主要包括#0 措施、#1 卫生系统、#2 突发公共卫生事件等 8 个聚类。而在关键词突现方面，突现强度较高的突现词有档案管理、档案与公共卫生等，持续时间较长的突现词则包括档案、现状与社区卫生服务等。

第二章：卫生改革。本章对 2000—2024 年中国知网数据库中的 1041 篇卫生改革研究文献进行可视化分析，研究表明，卫生改革相关文献数量波动趋势较为明显，研究作者数量较多，且作者间合作非常紧密。研究内容主要集中在医疗卫生改革、公共卫生、医疗卫生服务、医疗机构等方面，高频关键词包括卫生改革、改革、社区卫生服务、医药卫生体制改革等。从突现词来看，卫生改革研究的突现词数量较多，其中，卫生改革的突现强度最高，医改的持续时间最长。

第三章：卫生技术人员。本章通过对 2010—2024 年间中国知网收录的卫生技术人员相关文献进行可视化计量分析，研究结果表明，卫生技术人员研究的发文数量先显著上升后波动下降，研究机构数量较多，但机构间的合作有待提升。研究内容主要关注卫生人力资源、医疗卫生机构、继续医学教育、定性研究方法四个方面。同时，卫生资源配置、基尼系数、集聚度等内容有潜力成为未来卫生技术人员研究领域的重点研究内容。

第四章：卫生健康。本章整理了 21 世纪以来卫生健康的相关研究，并绘制相关知识图谱，研究结论如下。卫生健康领域研究热度显著走高，表现为研究数量不断增加，研究力量较为集中。研究热点主要包括新型冠状病毒肺炎、公共卫生服务、全民健康、卫生治理等。在关键词演进上，卫生健康领域的大部分关键词出现在 2019 年以后。近期出现的关键词有高质量发展、健康公平、新质生产力等。在突现词上，健康教育的持续时间最长，人类卫生健康共同体的突现强度最高。

第五章：卫生事业发展。本章以卫生事业发展的核心期刊文献作为研究对象，研究发现，卫生事业发展领域的关注度明显上升。该领域的研究重心主要在于医疗卫生事业、健康发展、农村卫生与高质量发展，且多数关键词出现于 2011—2019 年。从突现词来看，持续时间最长的突现词是健康中国，突现强度最高的突现词则是卫生健康事业。

第六章：卫生资源配置。本章基于 2000—2024 年中国知网数据库中发表的卫生资源配置相关文献，绘制相关知识图谱发现，卫生资源配置研究数量持续增长，作者数量较多，并形成了良好的合作关系。研究内容主要围绕卫生资源、人力资源、资源配置效率、医疗卫生服务等展开，同时关键词共生成 8 个聚类，且聚类出现时间较为集中。

第七章：药品质量管理。本章运用 CiteSpace 可视化软件对所选定的药品质量管理研究文献的显性特征和潜在内容进行可视化分析，研究表明，药品质量管理的研究发文数量逐年增加，研究整体呈现较为集中的特征，不同学科之间的学术联系较强。研究内容可归纳为质量管理、药品生产企业、风险管理、药品检验等四个方面，同时，大部分关键词集中出现在 2001—2009 年及 2019—2024 年。从突现词来看，药品经营质量管理规范、药品管理的强度较高，管理与医院的持续时间比较靠前。

第八章：医疗卫生机构。本章利用 Citespace 可视化软件对医疗卫生机构文献进行定量分析，研究发现，医疗卫生机构的研究发文数量呈现先平稳发展后快速增长的趋势，核心作者数量较多，但尚未形成大规模的合作团体。研究内容主要聚焦基层医疗卫生机构、基本药物制度、会计制度、内部管理等方面。突现结果表明，内部控制、突发公共卫生事件、服务能力等有可能成为医疗卫生机构领域的研究重点。

第九章：医疗卫生事业。本章对中国知网数据库中 2010—2024 年医疗卫生事业相关期刊文献进行系统梳理，结果表明，医疗卫生事业研究的文献数量整体表现出先升后降的发展趋势。核心作者数量较多，且合作较为紧密。研究热点主要集中在医院、医疗卫生、财务管理、健康中国等方面。该领域关键词于 2010 年首次出现，且每年关键词出现数量较为平均。从突现词上看，近期出现的红衣精神、医学生、高质量发展等，逐步成为该领域的研究重点。

第十章：医院感染管理。本章将 2000—2024 年间医院感染管理的相关主题文献进行梳理分析，研究发现，医院感染管理研究的发文数量呈现先升后降的整体走势。研究机构数量较多，但机构间合作尚待加强。研究热点主要关注医院感染、感染防控、抗菌药物、医疗机构等内容。同时，该领域关键词共生成#0 现患率、#1 现况调查、#2 风险评估等 7 个主要集群。

第十一章：应急管理。本章对中国知网数据库的应急管理研究的文献进行统计，结果表明，应急管理研究文献数量呈现分阶段递增的趋势，作者间形成的合作关系网较大，多数作者是合作研究状态。研究内容主要聚焦在应急管理体系、突发公共卫生事件、公共应急管理、数字赋能等方面，且关键词主要分布在 2007—2019 年，此外，突发公共卫生事件、应急管理体系、公立医院将会进一步受到应急管理研究者的广泛关注。

第十二章：初级卫生保健。本章利用 CiteSpace 可视化软件归纳总结初级卫生保健的研究现状和热点，研究结果表明：初级卫生保健研究的发文趋势呈现明显的阶段性特征，核心作者占比较高，且联系非常紧密。研究的主要内容有社区卫生服务、全科医学、卫生改革、农村卫生等。在关键词战略中，大部分关键词位于低频次、低中心性的第三象限。而在关键词突现中，全科医生、院校等突现词的突现强度较高，农村、全科医学等持续时间较长。

第十三章：公共卫生管理。本章对公共卫生管理研究领域的热点话题以及研究前沿进行分析并发现，公共卫生管理的研究数量呈现明显的上升趋势，研究关注度较高。研究重点主要集中于公共卫生、突发公共卫生事件、公共卫生服务、应急管理等内容，同时，关键词共生成了#0 公共卫生管理、#1 存在问题、#2 公共卫生事件等 7个聚类。在关键词突现结果中，管理的持续时间最长，应急管理的突现强度最高。

第十四章：社区卫生服务。本章梳理了中国知网数据库中 2000—2024 年社区卫生服务研究的核心文献与演进趋势，研究表明，社区卫生服务研究文献数量呈现先递增后递减的趋势，核心作者数量较多，且合作相对紧密。研究内容主要聚焦于社区卫生服务中心、分级诊疗、医院管理、养老模式等方面。关键词共产生 8 个聚类，具体包括#0 对口支援、#1 卫生服务、#2 社区卫生等。同时，各年份关键词出现数量较为平均。

第十五章：突发公共卫生事件。本章借助 Citespace 可视化软件对 2000—2024 年的突发公共卫生事件相关文献绘制知识图谱，研究结果表明，突发公共卫生事件研究关注度显著上升，研究内容日渐丰富，包括公共卫生、流行病学、应急管理、新型冠状病毒肺炎等方面，多数关键词集中出现在 2019 年以后。而传染病疫情、风险评估、扎根理论等逐渐成为突发公共卫生事件的研究重点。

第十六章：居家养老。本章梳理了 21 世纪以来居家养老领域的研究现状与研究重点，研究结论如下：居家养老的研究数量呈现稳步发展—快速上升—逐渐走低的发展趋势。研究重点主要集中于居家养老、养老服务、社区养老、农村养老等内容。关键词共生成了#0 高质量发展、#1 社会养老服务、#2 机构养老等 8 个聚类。在突现词中，社会养老的持续时间最长，居家养老的突现强度最高。

第十七章：社区养老。本章通过梳理二十多年来社区养老研究的前沿与热点，结果表明，社区养老研究的文献数量总体呈现上升的态势。研究机构数量较多，但合作相对分散。研究内容包括主要聚焦社区养老服务、居家养老、养老机构、养老模式等方面。而智慧养老、社区居家养老服务、互助养老与高质量发展等逐渐成为社区养老领域的研究重点。

第十八章：农村养老。本章通过全面回顾中国知网数据库来中农村养老的相关文献，研究表明，农村养老的文献数量整体呈现出向上发展的趋势，核心作者数量较多，但作者间形成的合作关系网较小。研究内容主要涵盖农村老年人、农村养老保险、农村互助养老、农村社会保障等方面。该领域关键词在1998年首次出现，且各年份关键词分布较为平均。从关键词突现上看，养老保险的持续时间最长，社会养老保险的突现强度最高。

第十九章：养老机构。本章通过梳理2000—2024年中国知网数据库中关于养老机构的学术期刊文献并发现，养老机构的研究文献数量呈现先上升后下降的趋势，研究内容包括养老机构、养老模式、养老服务、养老护理员等方面。关键词共生成了#0效度、#1长期照护、#2养老产业等9个聚类，且关键词主要集中出现在2001—2011年及2022—2024年。而突现词质性研究、综述、农村养老、高质量发展仍属于近期养老机构领域的研究热点内容。

第二十章：互助养老。本文利用CiteSpace可视化软件对互助养老研究进行文献计量分析，研究表明，互助养老的研究文献数量整体表现出上升的态势，核心作者数量较多，但相互间缺少合作。研究内容主要围绕时间银行、农村互助养老、养老模式以及老龄化等。关键词共生成包括#0农村养老、#1农村、#2养老方式在内的7个聚类。在突现词中，养老模式与养老的持续时间最长，乡村振兴的突现强度最高。

第二十一章：养老服务。本章通过整理近二十年中国知网数据库中关于养老服务的学术期刊文献发现，养老服务的发文数量表现出明显的上升趋势，核心作者数量较多，但作者合作网络较为分散。研究内容主要关注养老服务、居家养老、社区养老、智慧养老等方面。在突现词中，社区居家养老服务、居家养老与影响因素的持续时间最长，居家养老的突现强度最高。

第二十二章：养老保障。本章对2000—2024年中国知网中关于养老保障研究的2139篇文献进行数据整理与信息挖掘，发现养老保障研究的文献数量表现出先快速上升后缓慢下降的发展态势。核心作者数量较多，但相互间合作程度较低。研究内容主要关注社会保障制度、农村养老保障、养老保险、经济增长四个方面。关键词共生成了7个聚类，包括#0国际比较、#1新型农村社会养老保险、#2影响因素等。

第二十三章：养老产业。本章对中国知网数据库中发表的关于养老产业的学术期刊文献进行分析，结果发现，养老产业的研究热度逐渐上升，研究关注度显著提高。研究内容主要聚焦智慧养老产业、养老产业转型、老龄化、地区等方面。养老产业的关键词首次出现于2009年，但多数关键词集中出现在2016年及以后。在突现词中，养老产业的突现强度最高，养老金融的持续时间最长。

五、研究展望

随着"健康中国"战略的持续推进以及医疗卫生体系改革的不断深化，卫生事业管理作为保障全民健康和提升公共服务效能的重要支撑，其研究不仅面临更高的现实需求，也承担回应人口老龄化、疾病负担转型、区域发展不平衡等重大挑战的时代使命。因此，如何提升医疗资源配置效率、优化服务体系运行机制、推动政策精准落地，已成为亟待破解的关键问题。我们需要以更前瞻的视野、更精准的方法，推动卫生事业管理研究纵深发展，为构建高质量医疗卫生服务体系提供坚实支撑。

未来的研究能够从以下几个方面进行拓展：一是结合 CNKI、PubMed、Web of Science 等多个数据库资源，构建更加全面的中文与国际文献数据体系，增强研究的广度与普适性；二是引入 VOSviewer、BibExcel、Gephi 等多种科学知识图谱工具进行多平台对比与交叉验证，提升分析的系统性与准确性；三是进一步细化研究主题，如聚焦基层医疗改革、健康信息化管理、卫生绩效考核机制等具体领域，开展专题性知识图谱研究，以增强研究结果的针对性和实践指导意义；四是深化跨学科融合分析，未来可利用 CiteSpace 可视化软件进一步探索卫生事业管理与信息技术、社会学、心理学等学科间的交叉融合趋势，识别数字健康管理、人工智能在医疗服务中的应用等新兴交叉领域，为构建更加全面的卫生事业管理理论体系提供支持。

回望本书的整个写作过程，我们既有思维受限的踟蹰，也有豁然开朗的欣喜，本书或仍有疏漏不足之处，尚祈广大读者批评指正。希望本书的出版，能够为学界提供一个系统、全面的卫生事业管理研究的分析框架，激发更多学者的思考与探索，共同推动卫生事业管理领域的进一步发展。

全体作者
2025 年 7 月 21 日